中等职业教育护理专业“双元”新形态教材

丛书总主编　陈嘉

健康评估

湖南省医学教育科技学会护理教育专业委员会 组织编写

主编 ⊙ 王秀华　陈琼妮

中南大學出版社
www.csupress.com.cn
·长 沙·

图书在版编目(CIP)数据

健康评估 / 王秀华，陈琼妮主编. —长沙：中南大学出版社，2024.8

ISBN 978-7-5487-5812-9

Ⅰ. ①健… Ⅱ. ①王… ②陈… Ⅲ. ①健康—评估 Ⅳ. ①R471

中国国家版本馆 CIP 数据核字(2024)第 083312 号

健康评估

JIANKANG PINGGU

王秀华　陈琼妮　主编

□**出 版 人**　林绵优
□**责任编辑**　李　娴
□**责任印制**　唐　曦
□**出版发行**　中南大学出版社
社址：长沙市麓山南路　　邮编：410083
发行科电话：0731-88876770　　传真：0731-88710482
□**印　　装**　湖南省众鑫印务有限公司

□**开　　本**　787 mm×1092 mm　1/16　□**印张** 17.75　□**字数** 441 千字
□**互联网+图书　二维码内容**　字数 6 千字　图片 653 张
□**版　　次**　2024 年 8 月第 1 版　□**印次** 2024 年 8 月第 1 次印刷
□**书　　号**　ISBN 978-7-5487-5812-9
□**定　　价**　62.00 元

图书出现印装问题，请与经销商调换

中等职业教育护理专业“双元”新形态教材

丛 书 编 审 委 员 会

◇ 主任委员

陈　嘉

◇ 副主任委员（按姓氏拼音排序）

何咏梅　黄　辉　黄文杰　雷芬芳

李春艳　廖红伍　席明霞　曾谷清

◇ 秘　书

肖雪玲

本书编委会

◇ 主　编

王秀华　长沙博雅卫生中等专业学校

陈琼妮　中南大学湘雅二医院

◇ 副主编

廖红伍　核工业卫生学校

孙　玫　中南大学湘雅护理学院

罗碧华　中南大学湘雅二医院

◇ 编　者(以姓氏笔画为序)

王冬梅　衡阳科技职业学院

王秀华　长沙博雅卫生中等专业学校

占　莉　长沙博雅卫生中等专业学校

石佳鹭　长沙卫生职业学院

孙　玫　中南大学湘雅护理学院

孙军妹　桂林市卫生学校

张　晓　贵州护理职业技术学院

张克美　常德市第一人民医院

李德娟　中南大学湘雅三医院

陈琼妮　中南大学湘雅二医院

罗明洁　新疆医科大学护理学院

罗碧华　中南大学湘雅二医院

莫辛欣　邵阳学院护理学院

黄思婷　中南大学湘雅医院

黄晓毅　中南大学湘雅二医院

总序

PREFACE

在当今健康事业蓬勃发展的时代，医疗服务正在向老年、社区、居家等领域拓展，国家卫生健康委和国家中医药局聚焦人民群众日益增长的多元化护理服务需求，要求临床基础护理不断加强，护理质量明显提高，护理服务持续改善，护理内涵更加丰富，护理领域拓展延伸，服务模式日益创新，覆盖全人群全生命周期的护理服务更加优质、高效、便捷。基层护理人员作为卫生领域的关键支撑，其重要性日益凸显，培养高素质、技能精湛的基层护理专业人才，是满足社会对优质医疗服务需求的迫切任务。

湖南省医学教育科技学会护理教育专业委员会，专注于护理教育、护理科技以及两者交叉领域，为优化中等职业教育护理专业教学内容，创新教学模式，优化提升教学质量，以岗位需求为导向、以岗位胜任力为核心，组织学校与医疗机构深度合作编写本套“双元”教材。为学生构建了一个完整、系统且高效的学习体系。

本套中等职业教育护理专业“双元”新形态教材，范围涵盖护理专业的基础课程和核心课程，包括但不限于《生理学基础》《病理学》《护理药理》《护理学基础》《内科护理》《外科护理》《妇产科护理》《儿科护理》《健康评估》《急救护理》《老年护理》《社区护理》《护士人文修养》等。

教材编写适应中等职业教育改革和发展的要求，坚持“三基五性”，特色鲜明。

校企“双元”，共同开发　教材由学校与医疗机构紧密合作，共同确定教材内容、结构和编写要求，确保教材内容的实用性和针对性。编写人员主要是国家级重点中等职业学校护理专业的骨干教师，以及三甲医院临床一线的护理专家，教师们拥有丰富的教学经验，能够准确把握教学重点和难点；而临床专家则带来了最新的临床实践经验和行业动态，确保教材内容与实际工作紧密衔接。

书证融通，案例教学　一方面，注重理论知识的系统性和科学性。从人体的生理结构到疾病的发生机制，从基础护理的原理到专科护理的要点，每一个知识点都经过精心梳理和编排，力求准确、清晰地传达给学生，为他们奠定坚实的专业理论基础。另一方面，实践导向是本套教材的鲜明特色。我们深知，护理是一门实践性极强的学科，只有通过大量的实践操作和临床体验，学生才能真正掌握护理技能。因此，我们将护士执业资格考试的知识、技能和素养要求通过教材融入到课堂教学中，使教材体系既满足学历教育的要求，又涵盖护士职业技能等级证书的考核要点。通过丰富的实践案例和操作指导，引导学生完成学习任务，提高学生的实践能力和综合素质，建立“教、学、做”一体化的教学模式。

数字融合，配套丰富 新形态的呈现方式为教材注入了新的活力。随着信息技术的飞速发展，数字化教学资源成为教育领域的新趋势。本套教材不仅有传统的纸质版本，还配备了丰富的数字资源，如电子课件、微课视频等，支持线上线下混合式教学，方便学生随时随地进行学习和巩固。

活页设计，便于更新 全套教材采用活页式设计，便于根据行业发展和技术进步及时更新教材内容，保持教材的先进性和时效性；便于师生根据自己的需要，分类、整理和添加学习材料，有助于复习和巩固知识点。

本套教材适合各类卫生中职学校护理、助产等专业的学生使用，也可供临床护理人员参考。我们希望通过系统的理论和实践训练，使学生掌握扎实的护理基本理论和基本技能，成为实用型护理人才；通过培养职业道德、职业情感和人文关怀能力，使学生成为具有高度责任感和使命感的护理人才。

中等职业教育护理专业“双元”新形态教材是校企合作的结晶，是护理专业教育改革与创新的成果。在未来的日子里，我们也将持续关注护理领域的发展动态，不断更新和完善教材内容，使其始终保持先进性和适应性，以适应不断变化的社会需求和行业要求。我们相信，在广大师生的共同努力下，这套教材必将为培养更多高素质、技能型的护理人才发挥重要作用。同时，我们也期待更多的学校和医院加入到这一行列中来，共同推动护理专业教育的繁荣发展。

祝愿每一位使用本套教材的学子都能在护理专业的学习道路上取得优异的成绩，成为一名优秀的护理工作者，为健康中国的建设贡献自己的力量。

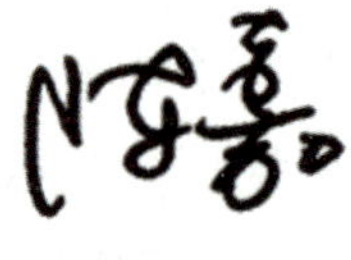

前言

FOREWORD

为深入贯彻教育部关于中国特色高水平高职学校和高水平专业建设的战略部署以及《“十四五”职业教育规划教材建设实施方案》的具体要求，湖南省积极响应，致力于培养具备高水准护理技能与职业道德的护理人才，以满足社会对健康服务日益增长的需求。在此背景下，湖南省医学教育科技学会护理教育专委会携手中南大学出版社，共同策划并编写了这套针对中职教育护理专业的“双元”新形态教材。本书是该系列教材之一。

《健康评估》不仅是护理学专业学生的基础与必修课程，更是连接医学与护理学基础知识和临床护理实践的桥梁课程。本教材全面涵盖了健康评估的核心理念、方法与技能，内容包括健康史评估、常见症状评估、身体评估、心理社会状况评估、实验室检查、心电图检查、影像学检查、护理诊断、护理病历书写及实训指导等多个方面，确保了健康评估知识体系的完整性与系统性。

在编写过程中，我们始终坚持以学生为中心，致力于提升他们的职业道德素养与实践能力，帮助他们更好地适应未来的职业挑战。因此，本教材具有以下几个显著特点：①强调基础性。我们充分考虑了中等卫生职业学校学生的实际情况，重点强调了基础知识、基本理论与基本技能的学习。各章节均设有明确的学习目标与测试，旨在帮助学生系统掌握重点知识，并通过课后习题加深理解。②把握护考导向。本教材紧密贴合2024年全国护士执业资格考试的考试大纲，对考点进行提示，并穿插了历年考试真题，帮助学生熟悉考试题型，明确学习方向。③体现实用性。通过引入临床案例与思考题，本教材努力将学生带入真实的临床情境中，培养他们解决问题的能力。同时，对关键实操环节进行了详尽的讲解与指导，力求内容全面而精炼，图文并茂，易于理解与学习。④丰富学习资源。除了传统的案例、习题与真题外，本教材还配备了丰富的数字资源，如PPT等，学生可通过扫描二维码轻松获取，便于对知识进行梳理与巩固。

本教材由业内专家与护理骨干共同编写，确保了内容的权威性与准确性。其中，王秀华负责绪论与健康史评估的编写；王冬梅、张晓、孙玫、莫辛欣、孙军妹、陈琼妮、黄晓毅、张克美、李德娟、罗明洁、罗碧华、石佳鹭、黄思婷等专家分别负责各自擅长领域的章节编写；实训指导则由占莉负责。本教材理念正确、内容完整、难易适中、形式新颖，适合中等卫生职业教育护理专业的学生学习，同时，对准备参加全国护士执业资格考试的学生而言也是一本良好的参考书。

本教材在编写过程中，得到了中南大学出版社领导及编辑的精心指导，得到了主编单位、各位编者及其单位的大力支持和帮助，在此一并表达诚挚的谢意。限于编者的能力和水平，加之时间仓促，本教材难免存在错误和疏漏之处，恳请使用本教材的师生、读者和护理界同仁谅解，并惠于指正。

王秀华　陈琼妮

2024 年 6 月

扫码获取本书PPT

目录
CONTENTS

第一章 绪论

学习目标

知识目标： 能解释健康评估的概念、描述健康评估的学习内容与方法。
能力目标： 能选择适合自己的学习方法，主动学习健康评估相关知识与技能。
素质目标： 表现出良好的学习态度、职业自豪感。

案例导入

案例

病人，女，36 岁，公务员。右侧腰部酸痛 3 天，发热 1 天。3 天前无明显诱因出现右侧腰部酸痛，无大腿内侧及外阴放射痛，当时无畏寒、寒战、发热。无咳嗽咳痰，无肉眼血尿及泡沫尿，无全身关节痛，未重视、未予治疗。今晨起出现发热，自测体温 39.8℃，伴头痛、恶心、呕吐，遂来院就诊。查尿常规：蛋白(-)，白细胞680/uL，镜检白细胞3+。门诊以“急性肾盂肾炎”收入院治疗。

思考

1. 该病人病史资料中包含了健康评估的哪些内容？
2. 病人入院后还需要从哪些方面对该病人进行评估？

一、健康评估的概念及重要性

健康评估是从护理的角度动态地收集和分析护理对象的健康资料，包括主观资料和客观资料，以确定其护理需求的基本理论、基本技能和临床思维方法的学科。健康评估也被称为护理评估。

近代护理学和护士教育创始人弗洛伦斯·南丁格尔(Florence Nightingale)十分注重对病人的评估，在护理实践过程中，她体会到了病情观察和护患交流更能全面地了解病人的状况、发现病人的需求，因此，她将病情观察和护患交流视为评估。随着护理事业的不断发展，护理工作范围逐渐扩大，护理工作的内涵也越来越丰富。1955 年，美国护理专家莉迪亚·霍尔(Lydia Wall)首次提出了“护理程序”的概念，几十年来，经过不断完善，目前，护理程序被划分为评估、诊断、计划、实施和评价 5 个阶段，且呈不断循环的动态过程。评估是整个护理程序的首要环节，足见健康评估的重要地位。

随着人们健康观念的转变，医学模式已由"以疾病为中心"转变为"以病人为中心"。新模式体现了以人为本的整体护理理念，这就要求健康评估需从病人生理、心理、社会等方面全面展开，显示出评估的系统性。健康评估是现代护理人员必备的核心能力，包括采集病史、交流沟通、体格检查、临床分析与判断等技能。国际护理学会(International Council of Nurses, ICN)认为护士拥有护理评估技能是高质量护理的标准之一。学习和应用健康评估能及时、准确地发现病人的健康问题，为医疗护理提供准确信息，从而提高救护水平及病人的生命质量。因此，正确的健康评估无论对护士还是病人都极其重要。

在护理人才培养中，课程体系建设发挥着重要作用。20 世纪 70 年代，美国已开始将健康评估的内容引入教学计划中，以培养护士采集健康资料和进行全面身体评估的技巧。我国于 2001 年将健康评估课程正式纳入护理专业全国规划教材体系，并定位于专业主干课程。健康评估还是一门链接基础与临床的桥梁课，是护理专业学生学习了医学基础课程之后，过渡到临床各专科护理课程学习的必修课。通过该课程所习得的知识和技能，将成为后续临床课学习的重要工具。

二、健康评估的主要内容

健康评估主要内容包括健康史评估、常见症状评估、身体状况评估、心理-社会状况评估、实验室检查、辅助检查、健康评估记录等。

1. 健康史评估

健康史是病人目前及既往的健康状况、影响健康状况的相关因素，以及病人自己对健康状况的认识与反应等主观资料。健康史包括一般资料、主诉、现病史、既往健康史、用药史、婚育史、家族健康史等。健康史可通过与病人交谈即问诊获得。

2. 常见症状评估

症状是病人主观感受到的生理功能变化和病理形态改变，如头痛、咳嗽、皮疹。一般来说，此感受只有病人本人体会最早、最清楚，因此，它是病人就医的主要原因。症状评估可通过问诊获得信息，即与病人交谈，听取其陈述，了解各种症状的发生、发展过程，以及由此而引起的身、心等方面的反应。通过症状评估了解病人的整体情况，对形成护理诊断、指导临床护理实践发挥着极其重要的作用。

【护考真题链接】2020 年-A1 型题

护理程序的第一步，且贯穿护理程序全过程的是(　　)

A. 评估　　B. 诊断　　C. 计划　　D. 实施　　E. 评价

考点：健康评估的重要性

【答案解析】护理程序分为五个步骤，即护理评估、护理诊断、护理计划、护理实施、护理评价。评估是护理程序的第一步，评估的准确与否直接影响护理诊断的确定、护理计划的制订和实施，影响护理目标的实现。评估还是一个连续的过程，贯穿于护理程序的整个过程(A 对)。

3. 心理评估与社会评估

心理、社会评估是护士运用心理学与社会学的相关知识和方法对病人心理状态和社会关系及其功能所作的评估。根据 WHO 提出的健康概念，健康不仅是没有病和不虚弱，而且是身体、心理、社会适应三方面的完满状态。身体的健康状况可影响其心理及社会适应，而心理问题及社会适应不良同样影响人的生理健康，因此，通过对病人心理、社会的评估，可全面了解病人疾病在其心理及社会方面的反应，以及心理与社会因素对疾病的影响。

4. 身体评估

身体评估又称体格检查，是指护士运用自己的感官（眼、手、耳、鼻）或借助简便的检查工具（听诊器、血压计、体温表等）对病人进行系统的观察和检查，以客观发现其机体是否有异常征象的评估方法。通过体格检查发现的异常征象称为体征，如扁桃体肿大、心脏杂音等，是护士获取护理诊断依据的重要手段。体格检查是护士必备的基本技能，不仅要求检查者手法规范、步骤正确、获得满意的检查结果，还需要检查者对检查结果进行识别和判断，这就需要护士反复练习、不断实践，才能熟练掌握这项技能。

5. 实验室检查

实验室检查是通过物理、化学和生物学等实验室方法对病人的血液、体液、分泌物、排泄物、细胞取样和组织标本等进行检查，从而获得病因、病理变化、器官功能状态等客观资料的评估方法。实验室检查结果对协助诊断、观察病情、判断预后均有十分重要的意义，因此，护士需要掌握常用实验室检查标本的采集方法，并熟悉这些检查项目的正常值及临床意义。

6. 辅助检查

辅助检查包括心电图检查、影像学检查（X 线检查、超声检查、CT 检查等），用以了解相应器官的病理改变或功能状态。其中心电图检查是一种常规检查方法，不仅对心脏疾病，而且对其他疾病的诊断和病情判断以及重症监护都有很重要的作用，因此，护士须掌握心电图检查方法以及正常心电图表现，熟悉常见异常心电图图形及其临床意义。对影像学检查护士主要应掌握临床常用检查的检查前准备、检查中配合及注意事项。

7. 护理诊断

护理诊断是护士针对护理对象（个人、家庭、社区）现存的或潜在的健康问题或护理需求所作出的判断，它是选择护理措施的前提。北美护理诊断协会（North American Nursing Diagnosis Association，NANDA）设立了标准的护理诊断，旨在为护士提供一个科学、规范的方法，确定护理对象健康问题或健康促进因素，以便实施正确的护理措施，满足护理需求。

8. 健康评估记录

健康评估记录是将采集到的健康史、症状评估、身体评估、心理社会评估、实验室及其他辅助检查结果、护理过程中观察到的情况等资料，经过临床思维整理后形成的书面记录。它既是医疗活动的重要文件，也是病人病情的法律文件，而且，书写的质量是衡量护理专业水平和护理质量的标志，因此，必须高度重视。健康评估记录有其规范性，各种记录的格式与内容均有严格的要求，必须真实、规范、完整地记录。

三、健康评估的学习方法与要求

健康评估是一门实践性很强的课程，学习方法除了课堂听课，还需在实验室进行技能操作训练和在医院进行临床见习，因此，学生必须要掌握好健康评估的基础理论、基本知识、基本技能以及临床思维，以发现病人的健康问题，提出护理诊断。技能操作是一种技艺性较强的评估方法，必须反复练习，或通过各种模型教具、教学视频等进行学习，只有勤学苦练，才能熟能生巧、学以致用。同时，还必须学会与病人交流沟通，做到关心、体贴病人，一切以病人为中心。课程学习的基本要求如下。

1）坚持以病人为中心的护理理念，树立爱岗敬业、严谨慎独的职业精神，尊重、关心、爱护病人。

2）掌握本课程各部分的基本概念、基本知识，熟练掌握基本技能操作。

3）能熟练地运用沟通技巧与病人交流，收集健康史资料，并熟悉常见症状的评估。

4）熟悉心理评估与社会评估的基本方法和内容。

5）掌握身体评估的基本方法，熟悉身体评估的内容、结果判断及其临床意义。

6）能正确采集常用实验室检查项目的标本，熟悉常用实验室检查的参考值及其临床意义。

7）能正确操作心电图机，能对正常心电图及常见异常心电图图形进行初步分析。

8）病人进行常规影像学检查时能做好准备和配合。

9）能对健康评估资料进行综合分析，作出初步的护理诊断。

10）能按照健康评估记录的要求，正确记录病人的健康评估资料。

11）学习健康评估过程中，温习之前学习过的医学基础课程的知识，如解剖学、生理学、病理学等，同时，关注健康评估的新知识、新技术，做到理论联系实际，不断提升自己的综合能力。

案例分析

1. 该病人病史资料中包含的内容有：①一般资料。女性，36 岁，公务员。②主诉。右侧腰部酸痛 3 天，发热 1 天。③现病史。3 天前无明显诱出现右侧腰部酸痛，未向大腿内侧及外阴放射，当时无畏寒、寒战、发热。无咳嗽咳痰，无肉眼血尿及泡沫尿，无全身关节痛，未重视，未予治疗。今晨起出现发热，伴头痛、恶心、呕吐。④体格检查。体温 39.8℃。⑤实验室检查。尿常规：蛋白(-)，白细胞 680/uL，镜检白细胞 3+。

2. 病人入院后需要从如下几方面对该病人进行评估：①详细的健康史询问，以补充一般资料、既往健康史、用药史、婚育史、家族健康史、心理及社会状况等；②进行系统、全面的体格检查，重点注意有无肾区叩击痛，同时注意是否合并双下肢水肿及颜面部水肿；③完善相关实验室检查，包括血常规、尿常规、肝肾功能、血脂、血糖、电解质、24 小时尿蛋白、尿培养+药敏试验等；④完善相关辅助检查，包括泌尿系统和腹部的超声检查、尿路的影像学检查等。

【本章小结】

第一章思维导图

【自 测 题】

一、单选题

A1/A2 型题

1. 护士在从事护理工作时，首要的义务是(　　)

A. 维护病人的利益　　B. 维护护士的利益
C. 维护护士的声誉　　D. 维护医院的利益
E. 维护医院的声誉

2. 健康评估的最终目的是(　　)

A. 收集病史资料　　B. 与病人交流沟通
C. 分析病史资料　　D. 观察病情
E. 提出病人的护理诊断

3. 护理程序的顺序是(　　)

A. 评价-评估-诊断-计划-实施
B. 评估-诊断-计划-实施-评价
C. 诊断-计划-实施-评价-评估
D. 计划-实施-评估-诊断-评价
E. 诊断-计划-评估-评价-实施

4. 女性，16 岁，腹痛 3 小时，以右下腹为甚。对该病人评估时首先是(　　)

A. 身体评估　　B. 实验室检查
C. 症状及健康史评估　　D. 超声检查
E. 心理评估

5. 男性，78 岁，诉反复咳嗽、咳痰 2 年，发热、呼吸困难 1 天，听诊肺部有湿啰音。下列哪项不是症状(　　)

A. 咳嗽　　B. 咳痰
C. 发热　　D. 呼吸困难
E. 肺部湿啰音

6. 学习健康评估的目的最重要的是(　　)

A. 提升护士能力　　B. 提高护理质量
C. 为后续课程学习打基础　　D. 为了应对考试
E. 为了找工作

二、填空题

1. 近代护理学的创始人是__________。

2. 现代医学模式已由__________转变为__________。

三、简答题

1. 什么是健康评估？

2. 简述健康评估主要学习内容。

（王秀华）

第二章 健康史评估

学习目标

知识目标：能叙述健康史评估的内容与方法。
能力目标：能运用问诊的方法、技巧与病人进行交流沟通，采集准确的健康史资料。
素质目标：具有同理心，具有尊重和爱护病人的意识以及严谨求实的科学态度。

第一节 健康史的内容

案例导入

案例

张某，男性，30岁，反复上腹痛1年，间断呕吐2个月，入院诊断为十二指肠球部溃疡，幽门梗阻。

思考

1. 如何系统地收集该病人的健康史资料？
2. 护士与病人进行沟通的首要原则是什么？

健康史是指病人目前及过去的健康状况、影响健康状况的有关因素及病人对自己健康状况的认识与反应等主观资料。这些资料由病人本人提供更可靠。健康史主要包括以下内容：

一、一般资料

一般资料包括姓名、性别、年龄、民族、籍贯、婚姻状况、职业、文化程度、宗教信仰、工作单位、家庭住址及联系电话、医疗费支付形式、入院日期、入院方式、资料收集日期、病史陈述者及可靠程度等。性别、年龄及职业可为疾病诊断提供重要的信息；民族、籍贯可以帮助护士了解病人的生活习惯，作为诊断某些疾病的参考；文化程度、宗教信仰有助于了解病人对自己健康状态的认知和反应；家庭住址及联系方式有利于后续健康管理；入院方式包括步行入院、扶送入院和平车入院，据此可初步评估病人疾病的严重程度。若资料来源不是病人本人，则应注明与病人的关系，以便掌握健康史的可靠性。

二、主诉

主诉是促使病人本次就诊的最明显的症状或体征及持续时间。如“心前区疼痛 2 小时”。注意症状或体征写在时间的前面。主诉不是病人的原话，而是符合病人原意的医学术语。如病人自述一个多月来吃东西发噎，越来越厉害，主诉为“进行性吞咽困难 1 月余”。主诉尽可能反应病人的症状，一般不采用诊断用语(病名)，如不能写“患糖尿病 1 年”，而应描述其症状或体征，即“多饮、多尿、多食伴消瘦 1 年”。不同时间出现的症状，需注意时间先后顺序，先出现的症状写前面，如“反复咳嗽 6 个月，呼吸困难伴下肢浮肿 3 天”。若病人确实没有症状，可描述体征，比如，某病人 3 个月前体检时发现血压升高，没有任何相关症状，主诉应为“发现血压升高 3 个月”。主诉描述很简洁，一般不超过 20 个字，并能初步反应病人某系统疾病信息以及病情轻重与缓急。

三、现病史

现病史是围绕主诉展开的关于病人患病后疾病发生发展的全过程，包括疾病的发生、发展、演变、诊治和护理经过等，是病史的主体部分，包括下列内容。

1. 起病情况及患病时间

本次发病的时间、地点、起病缓急、有无病因或诱因。患病时间是指从起病到就诊或入院的时间，与主诉时间一致。

2. 主要症状特点

包括主要症状出现的部位、性质、持续时间、程度、发作频率、缓解或加剧的因素，有无伴随症状。对慢性病病人以及旧病复发者，应详细询问第一次主要症状情况和本次症状特点，注意有无变化。

3. 伴随症状

伴随症状为在主要症状的同时或随后出现的其他症状。注意伴随症状出现的时间、特点和演变情况、与主要症状之间的关系。可能出现伴随症状而实际上没有出现，称为“阴性症状”。如咳嗽、无痰，“无痰”则属于阴性症状，也应记录，以备进一步观察。

4. 病情的发展与演变

病情的发展与演变指在患病过程中主要症状加重、减轻或出现新的症状情况。

5. 诊治和护理经过

诊治和护理经过指发病后接受诊疗与护理的经过。包括就诊的时间、医疗机构、检查方法及结果、诊断与治疗、护理措施及其效果。

6. 病程中的一般情况

病程中的一般情况包括病人患病后的精神、体力、体重、食欲、食量、睡眠与大小便的情况。

7. 健康问题及其影响

健康问题及其影响指病人对自己目前健康状况的评价及疾病对生理、心理、社会各方面的影响。

四、既往史

既往史包括病人既往一般健康状况和曾经患过的疾病(包括传染病)史、预防接种史、外伤史、手术史、输血史，以及食物、药物过敏史和长期用药史等，尤其是与现病史有密切关系的疾病。例如：冠心病和脑血管意外的病人应询问过去是否有过高血压病、高脂血症等。诊断明确者可用病名并加引号；诊断不明确，可简述其症状、时间和转归，注意按患病时间顺序排列进行记录。另外，注意评估用药史，即是否用过药物，如果是，需了解药名、剂型、用法、用量、效果及不良反应等。

五、成长发展史

成长发展史反映个体健康状况及成长发展任务，包括以下内容。

1. 生长发育史

根据病人所处的生长发育阶段，判断其生长发育是否正常。对于儿童，可通过其家长了解出生时的情况及生长发育情况。

2. 个人史

个人史主要指病人生活及社会经历。包括出生地、居住地区及居留时间、所到地方(尤其是疫源地和地方病流行区)、生活习惯、烟酒嗜好及其时间和量，以及其他异嗜物、麻醉药品和毒品使用情况等，个人职业、工作环境、有无毒物接触史，有无重大精神创伤史、不洁性生活史，是否患过性病等。

3. 月经史

了解月经初潮年龄、月经周期、行经天数、经血的量和颜色、气味，有无痛经、血块，白带及量和气味，末次月经时间、闭经日期及绝经年龄等。记录格式如下：

$$\text{初潮年龄}\ \frac{\text{行经期(天)}}{\text{月经周期(天)}}\ \text{末次月经时间(LMP)或绝经年龄}$$

例如：

$$12\ \frac{3\sim5\ \text{天}}{27\sim30\ \text{天}}\ 2024\ \text{年}\ 3\ \text{月}\ 10\ \text{日(或}\ 50\ \text{岁)}$$

4. 婚姻史

对成年男女均需询问婚姻状况、结婚年龄、夫妻关系、性生活情况、配偶健康状况等。

5. 生育史

结婚后的女性应询问初孕年龄、妊娠和生产次数，有无流产、早产、难产、死产、产后出血史，有无产褥热，有无影响生育的疾病。男性病人也应询问是否患有影响生育的疾病。

六、家族史

家族史主要了解病人父母、兄弟姊妹、子女的健康情况，特别应询问有无与遗传有关的疾病或与病人类似疾病的病史，如已死亡，了解其原因及时间，必要时，追问其祖父母及外祖父母、舅父、表兄等健康情况。

七、心理-社会状况

心理-社会状况主要了解病人的感知能力、认知功能、情绪状态、应激与应对、价值观与信念、对所患疾病的认识，询问其生活与居住环境、经济负担、家庭社会关系等。具体内容及评估方法见第五章心理与社会状况评估。

【护考真题链接】2020 年-A1 型题

考点：健康史资料采集

为入院患者评估时收集资料的方法不正确的是(　　)

A. 通过医生查体获得资料

B. 通过观测病人非语言行为获得资料

C. 通过与病人、家属交谈获得资料

D. 通过阅读病人病历获得病史资料

E. 通过查阅护理文献记录获得资料

【答案解析】病人入院进行评估时多由护理人员来完成，此时还不涉及医生的查体(A 错，为本题正确答案)；评估患者时，收集资料可以直接通过病人本人的主诉获得，还可通过与病人关系密切者获得，如病人家属、朋友、同事或者病人的医师、营养师等；另外从目前或既往的健康记录或病历及医疗、护士观察到的病人的状态、护理有关的文献记录也可获得病人资料。

第二节　健康史评估的方法

健康史评估的主要方法是问诊。问诊是护士通过与病人或有关人员有目的、有顺序地交谈和询问，以获取病人病史资料的过程。问诊是健康评估的首要环节，通过问诊，护士可全面了解病人所患疾病的发生、发展、诊治及护理经过，既往身心健康状况以及疾病在病人生理、心理和社会方面的反应，为发现护理问题、制定护理措施提供依据。

一、问诊的重要性

1. 问诊是建立良好护患关系的桥梁

问诊是护患沟通的开端，是建立良好护患关系的最重要时机。正确的问诊方法和良好的沟通技巧，可使病人感到护士的关爱，主动配合治疗及护理工作，有利于护士获得重要的医疗信息，这不仅有利于病人恢复健康，还能建立互信的护患关系。

2. 问诊是获得诊断依据的重要手段

通过问诊获取的健康资料对护理诊断具有极其重要的意义。一个具有深厚医学知识和丰富临床经验的护士，通过问诊一方面能对常见疾病作出正确的评判，如感冒、支气管炎、心绞痛、消化性溃疡、糖尿病等；另一方面能对病人提出准确的护理诊断，包括现存的和潜在的健康问题；此外，深入的问诊有时能补充解答医疗中的护理难题，如病人血糖控制不理想，原来是病人夜间悄悄起床吃东西，而不是降糖药剂量不足。

3. 问诊是了解病情的主要方法

通过问诊可全面了解病人所患疾病的发生、发展、病因、诊治经过及既往健康状况，为疾病的救治和科学护理提供重要信息，如房颤病人突然出现一侧肢体功能障碍，很可能是出现血栓脱落引起了脑栓塞。了解病人的心理、社会状况及其对疾病的影响，有利于全面了解病人的健康型态及家庭社会资源，对健康促进和健康维护具有十分重要的作用。

二、问诊的基本方法

（一）问诊前营造宽松和谐的氛围

开始正式问诊前，护士应先向病人作自我介绍，与病人作简短而随和的交谈，语言亲切、态度友善，使病人情绪放松。对病人一般不宜直呼其名，可称“某某先生”“某某女士”，或其他恰当的称谓。说明此次询问的目的与要求，并向病人作出对病史内容保密的承诺，涉及病人个人和社会背景资料时，应做好解释，消除病人顾虑。

（二）按顺序进行问诊

问诊一般按照一般资料→主诉→现病史→既往史→成长发展史→家族史→心理社会情况的顺序进行，但有时也会根据具体情况做些调整，最终目的是全面、准确地收集病人的健康史资料。有时问诊从主诉开始更合乎病人的意愿，如先问：“您哪里不舒服？”“这种情况有多长时间了？”然后耐心倾听病人陈述。在其陈述过程中，护士可适当地提问，以明确症状发生的具体时间，并跟踪症状自首发至目前的演变过程，以避免遗漏重要的资料。如果病人诉说几个症状，必须明确这些症状出现的先后顺序。

现病史的问诊对于初学者来说很有难度，问诊时首先询问起病情况，即何时、何地、何种状况下起病，接着引导病人讲述主要症状的发生与发展、有无伴随症状、诊治经过怎样、起病以来精神及食欲情况如何。例如：“以后怎么样了？”“然后又……”，这样便可以了解病情发展的先后顺序。在询问现病史之后，需了解既往史、家族史等其他内容时，注意使用过渡性语言，如：“我们一直在谈论您今天来看病的目的，现在想问问您过去的病情，以便了解是否与您目前的疾病有关”“有些疾病与遗传有关，我们也想了解这方面的情况，现在我想问问您的父母、兄弟姐妹的相关健康状况”等，以使病人了解即将讨论的新项目及其理由。

（三）避免暗示性提问和重复提问

暗示性提问是一种能为病人提供带倾向性的特定答案的提问方式，很易使病人为应对护士而随声附和，如：“您的大便是黑色的吗？”正确的提问应是：“您的大便是什么颜色？”提问时还要注意系统性、目的性和必要性，避免重复提问，如问：“您对什么东西过敏吗？”病人回答：“不对任何东西过敏。”护士又问：“您对什么药物过敏？”这种重复提问表明询问者未注意倾听。

（四）避免使用医学术语

术语即外行难懂的专业性用语或隐语。问诊时语言要通俗，避免使用特定意义的医学术语，如鼻衄、隐血、谵语、里急后重、湿性咳嗽等，必须用常人易懂的词语代替难懂的医学术语，如："你在夜间睡眠时，有无突然憋醒的情况？"而不能问："你有夜间阵发性呼吸困难吗？"

（五）及时核实有疑问的情况

问诊过程中对病人不确切、含糊不清、存在疑问或矛盾的陈述内容，应及时核实，以提高病史的准确性。核实的方法有复述、澄清、反问、质疑、解析。复述可以重复叙述病人要表达的意思，也可要求病人详细描述、重复说明，如："您说您有上腹部疼痛，饿的时候明显，吃了东西后好些，是这样的吗？"澄清是要求病人对模糊不清的内容进一步解释说明，如："您说您常有胸痛，请您确切地说明一下是怎样的感受？"病人说："我对青霉素过敏。"此时应反问："您怎么知道过敏？"以核实情况是否确实如他所说。当病人所说的与护士观察到的不一致时，应提出质疑，如："您说您已经戒烟了，可怎么又抽烟呢？""您说您没有什么顾虑，可为什么您情绪一直不好呢？"解析是对病人所提供的信息进行分析和推论，病人可对护士的解析加以确认、否认或提供另外的解释等，如一位64岁男性病人诉说有"心绞痛"，问诊后确认病人为胸骨后疼痛，每次约半小时，每天3~5次不等，已持续2周。与病人确认这种疼痛与体力活动没有明显关系，喝茶后或者躺着时疼痛明显。因此，病人是不是"心绞痛"还需进一步检查评估。

（六）根据情况采取封闭式提问或开放式提问

1. 封闭式提问

是指使用一般疑问句，病人仅以"是"或"否"即可回答。如问："您疼痛是不是好些了？"只要求病人回答"是"或"不是"；或者对提供的答案作出选择，如："您的疼痛是绞痛还是刺痛？"封闭式提问简洁明了，病人易于回答，节省时间，但因要回答的内容已包含在问句中，护士难以得到问句以外的更多信息，且这种提问有较强的暗示性。

2. 开放式提问

是指使用特殊疑问句，病人需将自己的实际情况加以详细描述才能回答。如问："您到底担心什么？"病人不能用"是"或"否"来回答，而要讲述引起担忧的具体事情才能回答完全。开放式提问问句中不包含要回答的内容，病人必须提供更为详细的信息，这样可以获得较多的资料，且提问不具有暗示性。但开放式提问要求病人具有一定的语言表达能力，护士也要花较多的时间耐心倾听。

采取何种提问方式应视不同情况而定，一般来说，为了获得更多的健康史资料，问诊中宜多采用开放式提问，但注意避免责难性提问，如："你为什么要吃那样不干净的东西呢？"这样会使病人产生防御心理，以至于问诊难以继续。

（七）恰当运用鼓励、赞扬语言

对病人的陈述给予适当的正面评价，以鼓励病人表达自己的想法和感受，往往能获得更多的信息，特别是对不善言谈的病人或问某些病人觉得难以启齿的隐私，如"那您肯定承受了许多压力，很不容易""您能成功减肥，非常棒""您能告诉我这些，我完全能理解您的感受""很好，继续说"等，这样能增加病人回答问题的信心。

（八）结束语

问诊结束时，应对病人的合作表达谢意，并告知下一步该做什么、需要哪些准备等，同时，介绍医院环境及入院注意事项，对病人进行健康教育及心理安慰，告知病人若遇到问题如何寻求医护人员的帮助等。

三、问诊的注意事项

（一）树立良好形象

在询问病史时，护士的一言一行都会影响与病人沟通、交流的效果。护士妆容得体、举止端庄、态度诚恳，可以使病人对护士产生信赖感，不仅可促进良好护患关系的建立，而且有利于病人倾诉病情，从而使护士获得全面、可靠的病史资料。床旁问诊时护士可稍稍俯下身子，或与病人处在同一高度，并耐心倾听，切忌高高在上或无精打采、不停地看手表、受其他事情干扰等，问诊语气平和、语速合适。

（二）选择合适的时间与环境

问诊依据病人情况选择合适的时间，一般病人入院后即可进行详细问诊，但对病情危重者，先做简要的问诊和重点评估后立即进行抢救，待病情平稳后再补充相关病史资料。病人情绪不稳定时，可以先进行安抚，待病人心情平复时再进行问诊。为了保护病人隐私，最好在专设的接诊室进行问诊，或选择无其他人员在场的环境，若条件不允许，需注意病人周围情况，不要当着陌生人询问，注意交谈的声音大小。

（三）保障有效沟通

有时问诊会遇到特殊病人，如交流困难者、情绪低落者、老年人、儿童、精神病病人等，需要采用相应的交流技巧。如对听力损害者或聋哑人，可用简单明了的手势或其他体语，或请病人亲属、朋友解释或代述，同时注意病人表情，必要时作书面提问和书面交流。对沉默不语的病人，可使用恰当的肢体语言增加病人信任感，鼓励其叙述病史。老年人因体力、视力、听力减退而反应缓慢，问诊时注意用简单清楚、通俗易懂的一般性问题提问，减慢语速，使之有足够时间思索、回忆。小儿多不能完整清楚地自述病史，须由家长或保育人员代述，应体谅家长因子女患病引起的焦急心情。对缺乏自知力的精神病病人，应向病人家属或相关人员进行询问，但由于不是本人的患病经历和感受，所提供的资料可能杂乱无章，需结合医学知识综合分析、归纳、整理后记录。总之，获取完整的病史资料需注意沟通的有效性。

四、体现对病人的尊重

护士与病人进行沟通的首要原则是尊重。不同文化背景的病人在沟通方式上存在差异，问诊时应充分体现对病人的理解和尊重，应有同理心。不得在病人陈述过程中使用惊叹、惋惜、埋怨的语气，这会增加病人的心理负担，同样，语言生硬、粗鲁、轻蔑也会引起病人的反感，甚至可能引发护患纠纷。此外，还应注意沟通的艺术性、规范性、科学性、目标性。

【护考真题链接】2021 年-A2 型题

考点：健康史

学生，女，22 岁，腹痛剧烈，由同学陪护去医院，医护人员说可能是宫外孕，病人情绪激动，极力否认。该情况属于影响沟通的(　　)

A. 隐秘因素　　B. 环境因素　　C. 化学因素

D. 物理因素　　E. 生理因素

【答案解析】人际沟通的效果受多种因素影响，主要包括环境因素和个人因素(生理及心理因素)。环境因素主要包括噪声、距离和隐秘性。当沟通内容涉及个人隐私时，若有其他人员在场信息将会被泄露，影响沟通的深度和效果。答案 A 对，BCDE 错。

案例分析

1. 该病例中只呈现了病人性别、年龄和主诉。要全面、系统地收集该病人的健康史，还应通过问诊补充如下内容：①一般资料中需完善：民族、籍贯、婚姻状况、职业、文化程度、宗教信仰、工作单位、家庭住址及联系电话、入院方式等；②详细询问现病史、既往史、成长发展史、家族史、心理社会状况。

2. 护士与病人进行沟通的首要原则是：尊重性。在与病人的沟通过程中，护士应将对病人的尊重、恭敬、友好置于第一位，这是确保沟通顺利进行的首要原则。切记不可伤害病人的尊严，更不能侮辱病人的人格。基本原则还包括艺术性、规范性、科学性、目标性。

【本章小结】

第二章思维导图

【自 测 题】

一、单选题

A1/A2 型题

1. 获取健康史的重要手段是(　　)

A. 问诊　　B. 体格检查

C. 实验室检查　　D. 器械检查

E. 影像学检查

2. 男性，78 岁，入院第二天护士在查房时与其交谈。下列属于开放式提问的是(　　)

A. “您今天感觉怎么样?”

B.“服药后，您还觉得头痛吗？”
C.“您这是第一次住院吗？”
D.“您今天吃药了吗？”
E.“昨天的检查结果是阴性，您知道了吗？”

3. 女性，38 岁，入院诊断为系统性红斑狼疮。下列健康史内容中属于现病史的是(　　)

A. 关节痛 1 月余，发热 2 天　　B. 发热过程中饮食、睡眠欠佳
C. 12 年前患甲型肝炎　　D. 出生在本地，未到过外地
E. 母亲患有糖尿病 8 年

4. 下列哪项属于现病史(　　)

A. 家族史　　B. 个人史
C. 社会经历　　D. 本次起病情况及患病时间
E. 药物过敏史

5. 下列内容中，不属于问诊范围的是(　　)

A. 身体评估　B. 一般资料　C. 主诉　D. 现病史　E. 既往史

6. 护士对病人进行健康史评估，下列哪项属于暗示性提问(　　)

A.“您哪儿不舒服？”　　B.“您的尿液是红色的吗？”
C.“什么情况下疼痛加重？”　　D.“多在什么情况下发病？”
E.“发病后用过哪些药物？”

7. 下列主诉表述不正确的是(　　)

A. 反复右上腹部疼痛 10 天　　B. 发热 2 天
C. 发现颈部肿块半个月　　D. 双下肢水肿 3 天，劳累后心悸 2 年
E. 畏寒、发热、咳嗽 3 天，加重伴右胸痛 1 天

8. 下列问诊正确的是(　　)

A.“您是否有铁锈样痰？”
B.“除了腹部疼痛外还有其他部位疼痛吗？”
C.“大便时有里急后重的感觉吗？”
D.“用这种药后病情好多了，对吧？”
E.“你为什么那么不讲究卫生呢？”

9. 男性，55 岁，初中文化。因头晕、头痛 2 天在妻子和女儿的陪同下入院。入院后护士收集病人资料的主要来源应该是(　　)

A. 病人妻子　B. 病人本人　C. 接诊医生　D. 病人女儿　E. 病历资料

10. 病人：“我每天都要喝一点酒。”护士：“请问您每天具体喝多少？”护士使用的沟通技巧是(　　)

A. 重述　B. 倾听　C. 澄清　D. 反映　E. 反馈

11. 男性，65 岁。10 年前体检发现血压高，近 2 年，经常发作头痛、胸闷不适。病人诉已经服用“降压药”。护士应详细了解用药相关情况，下列哪项不是重要信息(　　)

A. 药名　　B. 用法及用量
C. 用药后效果　　D. 不良反应

E. 在哪家医院购买的

12. 男性，65 岁，农民，小学文化。胃癌术后第 1 天，护士就减轻术后疼痛的方法与其进行交谈时，恰逢病人的亲属来探望。此时病人感到伤口阵阵疼痛，略显烦躁，导致谈话难以继续。导致此次交谈困难的最主要的生理因素是病人(　　)

A. 高龄、身体衰弱　　B. 伤口疼痛

C. 情绪烦躁　　D. 饥饿

E. 无法起床活动

13. 女性，35 岁。近 1 个月来出现外阴瘙痒，检查见外阴充血、肿胀，阴道分泌物异常，评估诱因时应重点询问(　　)

A. 饮食习惯　　B. 职业习惯

C. 睡眠习惯　　D. 运动习惯

E. 卫生习惯

14. 女性，26 岁，已婚，小学文化，农民。入院诊断为慢性肾衰竭。病人无医保，夫妻关系不好，情绪低落，不愿交流。采集健康史资料时交流沟通技巧是(　　)

A. 采取封闭式提问　　B. 采取开放式提问

C. 重复提问　　D. 采用肢体语言安抚病人

E. 要求并催促病人讲述

二、填空题

1. 健康史的内容包括__________、__________、__________、__________、__________、__________、__________。

2. 婚姻史主要包括__________、__________、__________、__________、__________。

三、简答题

1. 什么是主诉？

2. 简述封闭式提问与开放式提问的区别。

3. 简述现病史的主要内容。

（王秀华）

第三章 常见症状评估

学习目标

知识目标：能叙述常见症状的临床表现及评估要点，能列举常见症状的病因。

能力目标：能识别常见症状并对病人进行评估，能提出针对性护理诊断。

素质目标：在评估过程中学会关爱病人。

第一节 发热

案例导入

案例

病人，男性，18岁。2天前因受凉后出现畏寒、发热、咳嗽，自服“连花清瘟胶囊”效果不佳。今日出现症状加重，高热，自测体温39.5℃，遂来院就诊。

思考

1. 如何对该病人的发热进行评估？
2. 该病人目前的主要护理诊断是什么？

人体由于有下丘脑体温调节中枢调控，使体内产热和散热过程保持动态平衡，因此，体温一般恒定在36~37℃ 。任何原因导致机体内产热增多，散热减少，体温超过正常值时称为发热。腋下、舌下、直肠内温度分别超过37℃、37.2℃、37.7℃为发热。

一、病因

根据病因不同分为感染性发热和非感染性发热两大类，其中以感染性发热多见。

（一）感染性发热

感染性发热是由各种病原体如细菌、病毒、支原体、真菌、寄生虫等引起的感染导致的发热。是引起发热的最主要原因。

(二)非感染性发热

1. 无菌性坏死物质的吸收

包括内出血、大手术后、大面积烧伤、心肌梗死、恶性肿瘤等。

2. 变态反应性疾病

如风湿热、药物热、结缔组织病等。

3. 内分泌与代谢疾病

如甲状腺功能亢进、重度脱水等。

4. 皮肤散热障碍

如广泛性皮炎、鱼鳞癣等。

5. 体温调节中枢功能障碍

如中暑、安眠药中毒、脑外伤、脑出血等。

6. 自主神经功能紊乱

属于功能性发热,多为低热。如夏季低热、生理性低热、精神紧张以及剧烈运动后出现的发热。

二、评估要点

(一)健康史

询问有无与发热有关的病因或诱因,如各种感染性疾病、有无传染病接触史、有无脏器梗死或手术史,有无受凉、环境温度过高等诱因,了解起病时间、季节以及起病缓急、体温情况等。

(二)临床表现

1. 发热程度

根据口腔温度,发热可分为:①低热:37.3~38℃;②中度热:38.1~39℃;③高热:39.1~41℃;④超高热:41℃以上。

2. 发热过程

发热一般分为三个阶段。

(1)体温上升期:此期产热大于散热。主要表现为疲乏无力、皮肤苍白、肌肉酸痛、畏寒或寒战等。体温上升方式有骤升型和缓升型,前者是指体温在数小时内超过39~40℃,常伴有寒战,小儿易发生惊厥。常见于疟疾、大叶性肺炎、败血症、流行性感冒、急性肾盂肾炎、输液反应等。后者是指体温逐渐上升,数日内才达高峰,多不伴寒战,常见于伤寒、结核病等。

(2)高热持续期:此期产热与散热过程在较高水平上保持相对平衡,体温已达高峰,持续时间长短不一,数小时(如疟疾)、数天(如大叶性肺炎)、数周(如伤寒)不等,临床表现为皮肤潮红,呼吸加快变深,寒战消失,出汗开始并逐渐增多,严重者可出现惊厥、谵妄。

(3)体温下降期:此期散热大于产热,临床表现为出汗多,皮肤潮湿。体温下降时,病人大量出汗可出现血压下降，甚至休克。体温下降分为骤降型和渐降型两种方式，前者体温于数小时内迅速降至正常，常见于疟疾、急性肾盂肾炎、肺炎球菌肺炎及输液反应等。后者体温于数日内逐渐降至正常，常见于伤寒、风湿热等。

3. 常见热型

（1）稽留热：体温维持在 39～40℃以上，24 h 内体温波动范围不超过 1℃（图 3-1-1）。常见于大叶性肺炎高热期、伤寒等。

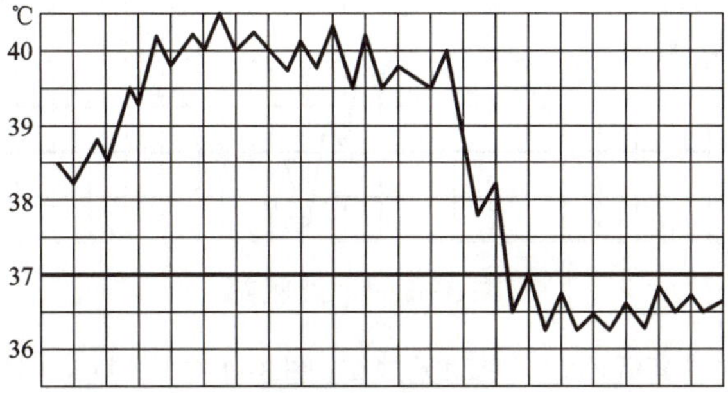

图 3-1　稽留热

（2）弛张热：体温高达 39℃以上，24 小时内波动范围超过 2℃ ，但都在正常水平以上（图 3-1-2）。常见于败血症、化脓性炎症、风湿热、结核病等。

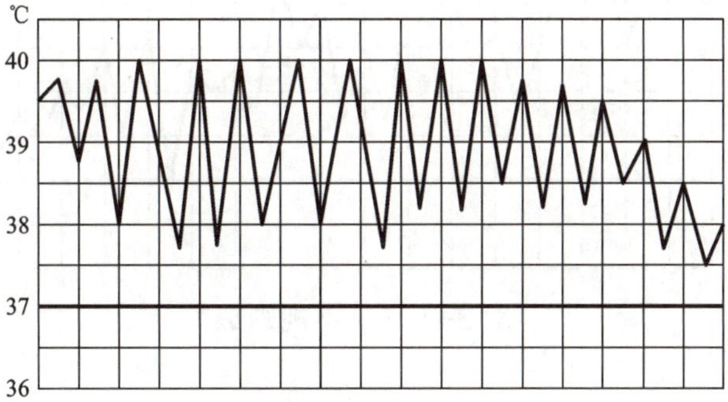

图 3-1-2　弛张热

（3）间歇热：体温骤升达高峰后持续数小时，又骤降至正常水平，无热期（间歇期）可持续 1 天或数天，高热期与无热期交替出现，如此反复发作（图 3-1-3）。常见于疟疾、急性肾盂肾炎等。

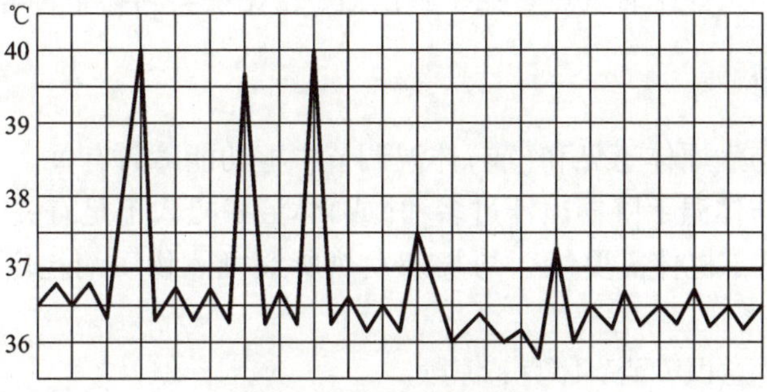

图 3-1-3　间歇热

(4)波状热：体温逐渐上升至39℃或以上，数天后又逐渐下降至正常水平，持续数天后又逐渐升高，如此反复多次(图3-1-4)。常见于布氏杆菌病等。

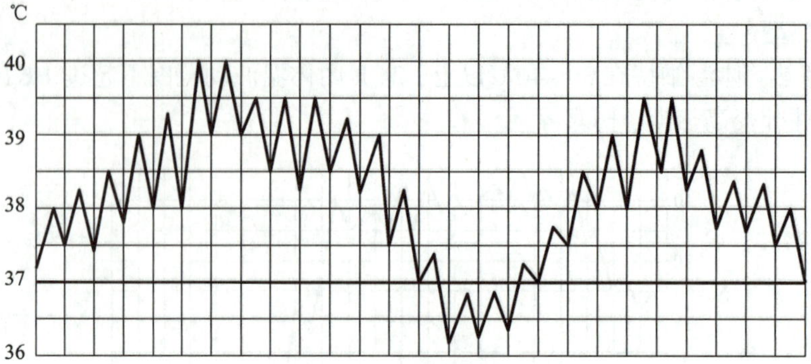

图3-1-4 波状热

(5)不规则热：发热高低不定，变动无规律(图3-1-5)。见于结核病、风湿热、支气管肺炎等。

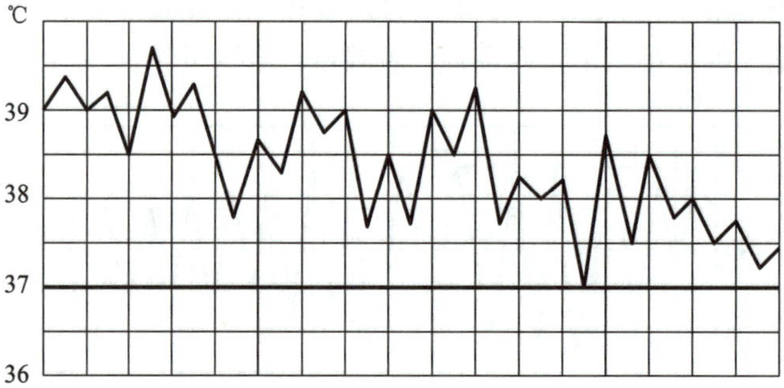

图3-1-5 不规则热

4. 伴随症状

发热伴寒战，见于大叶性肺炎、败血症、胆囊炎、急性肾盂肾炎、急性溶血或输血反应等。发热伴口唇单纯疱疹，见于大叶性肺炎、流行性感冒等。发热伴淋巴结肿大，见于淋巴结结核、局部化脓性感染、白血病、淋巴瘤、转移癌等。发热伴肝脾肿大，见于病毒性肝炎、胆道感染、白血病等。发热伴昏迷，先发热后昏迷者见于流行性乙型脑炎、流行性脑脊髓膜炎、中暑等。先昏迷后发热者见于脑出血、巴比妥类药物中毒等。

三、护理诊断

1. 体温过高　与病原体感染和(或)体温调节中枢功能障碍有关。

2. 体液不足　与体温下降期出汗过多和(或)体液量摄入不足有关。

3. 营养失调：低于机体需要量　与长期发热所致机体物质消耗增加和(或)营养物质摄入不足有关。

4. 潜在并发症：意识障碍；休克；惊厥。

【护考真题链接】2016 年-A2 型题

考点：热型判断

病人，男，26 岁。以肺炎入院，给予抗生素治疗。一周以来体温一直维持在 39~40℃，24 小时波动范围不超过 1℃，此热型属于(　　)

A. 稽留热　　B. 弛张热　　C. 间歇热　　D. 不规则热　　E. 药物热

分析：题中病人肺炎，而稽留热的特点：体温持续升高达 39.0~40.0℃，持续数天或数周，24 小时波动范围不超过 1℃，与其相符，答案 A 对，BCDE 错。

案例分析

1. 需要从健康史、发热的程度、热型、伴随症状等对该病人的发热进行评估，并动态观察病人临床表现，以判断发热过程所处的阶段，为护理诊断提供依据。

2. 该病人目前的主要护理诊断包括：

(1) 体温过高　与病原体感染有关。

(2) 体液不足的危险　与体温下降期出汗过多、液体量摄入不足有关。

第二节　疼痛

案例导入

案例

病人，男性，80 岁。自诉 20 余年前无明显诱因出现上腹部疼痛，发病当时于外院行超声检查提示“胆囊结石、胆囊炎”，遂予药物治疗(具体用药不详)，经治疗腹痛缓解，此后腹痛症状反复发作，均自服药物后缓解，未作进一步诊治。1 天前，病人腹痛症状再发，且较前加剧，难以忍受，无畏寒、发热、恶心、呕吐等不适，为求诊治遂来院就诊，门诊拟“胆囊结石伴胆囊炎”收入我院肝胆外科。

思考

1. 如何区别胆结石与阑尾炎的疼痛特点？

2. 如何用数字评定量表评估病人疼痛的程度？

疼痛是临床上常见的症状之一，已被现代医学列为第五大生命体征。疼痛是一种与组织损伤或潜在损伤相关的不愉快的感觉和情绪体验。疼痛是机体对有害刺激的一种保护性防御反应，提示机体做出保护性行为，避免受到进一步的损伤。但剧烈或持久的疼痛也会导致生理功能紊乱，严重影响生活质量。

一、头痛

头痛是指头颅内外如额、顶、颞及枕部的疼痛，大多无特异性。但反复发作或持续的头痛可能是某些器质性疾病的信号。

(一)病因

1. 颅脑病变

常见于颅内感染，如脑膜炎，脑脓肿；血管病变，如蛛网膜下腔出血、脑出血、脑梗死；脑外伤，如脑震荡、颅内血肿、脑外伤后遗症；颅内占位性病变，如脑肿瘤等。

2. 颅外病变

常见于颈部疾病、神经痛以及眼、耳、鼻疾病所致的头痛。

3. 全身性疾病

常见于急性感染，如流行性感冒、肺炎等发热性疾病；心血管疾病，如高血压、心力衰竭；中毒，如乙醇、一氧化碳、有机磷农药中毒等。

(二)评估要点

1. 健康史

询问有无与头痛有关的疾病史或诱因，如有无高血压、颅脑病变、感染、中毒等，有无劳累过度、情绪波动、睡眠不足等诱因，了解起病缓急、持续时间、疼痛评分；有无因疼痛影响睡眠、休息、日常生活、工作和社会交往；有无因疼痛导致情绪改变。

2. 临床表现

不同病因引起的头痛其临床表现也不同。如蛛网膜下腔出血可出现急剧、持续性头痛，并有不同程度的意识障碍；高血压引起的头痛多在额部或整个头部，为经常性的头部紧压感伴搏动性痛；颅内肿瘤所致头痛多为头深部痛，呈缓慢进行性发作，咳嗽、打喷嚏、摇头、俯身可使头痛加剧；偏头痛为一侧剧烈性疼痛，可长期反复发作；紧张性头痛表现为头部双侧呈压迫性或紧箍样疼痛，可伴有精神紧张、抑郁或焦虑不安，好发于青年女性。

3. 伴随症状

头痛伴剧烈呕吐，常见于颅内压增高；头痛在呕吐后减轻见于偏头痛；头痛伴发热，常见于颅内或全身性感染；头痛伴眩晕，见于小脑肿瘤、脑供血不足；慢性进行性头痛，出现精神症状，可能有颅内肿瘤；头痛并出现脑膜刺激征，提示有脑膜炎或蛛网膜下腔出血；头痛突然加剧并有瞳孔改变及意识障碍，提示脑疝。

(三)护理诊断

1. 疼痛　与各种伤害性刺激作用于机体引起的不适有关。
2. 焦虑　与头痛发作剧烈、反复发作有关。
3. 睡眠型态紊乱　与头痛有关。

二、胸痛

胸痛是临床上常见的症状，主要由胸部疾病所致。

(一)病因

(1)胸壁疾病：如皮下蜂窝织炎、带状疱疹、肋骨骨折、肋间神经炎等。

(2)呼吸系统疾病：如自发性气胸、支气管炎、支气管肺癌等。

(3)心血管疾病：常见于心绞痛、心肌梗死、主动脉夹层动脉瘤等。

(4)其他：如食管炎、食管癌、肝脓肿等。

(二)评估要点

1. 健康史

询问有无与胸痛有关的疾病史或诱因，如有无冠心病、胸部外伤、感染性疾病、肺部疾病、食管疾病等。

2. 临床表现

不同病因所致的胸痛临床表现各异。其主要特点如下。

(1)部位：胸壁、肋骨等疾病所致的胸痛多局限于病变部位，局部伴有压痛。心绞痛及心肌梗死引起的疼痛多在胸骨后和心前区或剑突下，可向左肩和左臂内侧放射。自发性气胸胸痛位于患侧腋下、锁骨下等处，有时向同侧肩、背或上腹部放射。带状疱疹疼痛常沿病变侧肋间神经分布，不超过体表中线。食管癌疼痛位于胸骨后。

(2)性质与程度：心绞痛及心肌梗死引起的疼痛呈阵发性、绞窄样痛，心肌梗死的疼痛多有濒死感；主动脉夹层常突然发生胸背部撕裂样剧痛或刀割样胸痛伴窒息感、濒死感，随夹层血肿波及范围可延至腹部、下肢、臂及颈部，极为剧烈，止痛药常无效；支气管肺癌所致胸痛剧烈、持续；带状疱疹呈刀割样或灼热样剧痛，疼痛呈单发或沿一两个肋间走行；胸膜炎疼痛常呈隐痛、钝痛和刺痛；食管炎多呈烧灼痛。

(3)持续时间：心绞痛发作时间短暂(持续1~5分钟)，心肌梗死疼痛持续数小时或更长，且不易缓解。炎症、肿瘤、栓塞或梗死所致疼痛呈持续性。

(4)诱发与缓解因素：胸壁、肋骨等疾病所致胸痛可因咳嗽、深呼吸或运动加重；支气管肺癌所致疼痛因咳嗽或呼吸而加剧。食管疾病的疼痛常于吞咽食物时发作或加剧；心绞痛可在劳累或精神紧张时诱发，休息或含服硝酸甘油后缓解，而心肌梗死所致疼痛则无明显诱因，休息和服用硝酸甘油不能缓解。

3. 伴随症状

胸痛伴咳嗽、咳痰，常见于气管、支气管和肺部疾病。胸痛伴呼吸困难，提示有大叶性肺炎、自发性气胸等。胸痛伴咯血，主要见于支气管肺癌。胸痛伴大汗、血压下降或休克，多见于心肌梗死。

(三)护理诊断

1. 急性疼痛：胸痛　与心肌缺血有关。
2. 恐惧　与剧烈疼痛造成的濒死感有关。
3. 焦虑　与担心疾病预后有关。

【护考真题链接】2022 年–A2 型题

考点：胸痛病因

病人，女，68 岁。高血压、心绞痛病史 10 年，出现心前区疼痛时常自行服用硝酸甘油缓解。今晨起床后，无明显诱因突发上腹部疼痛，恶心、呕吐，血压下降，伴大汗、烦躁，含服硝酸甘油无效。该病人可能发生的疾病是(　　)

A. 急性胰腺炎　　B. 急性胆囊炎　　C. 急性心肌梗死

D. 急性胃肠炎　　E. 细菌性痢疾

分析：题干病人有高血压、心绞痛病史，今晨无明显诱因突发上腹部疼痛，恶心、呕吐，血压下降，伴大汗、烦躁，含服硝酸甘油无效，可能与冠状动脉血供急剧减少或中断，使相应的心肌发生严重持久的缺血导致心肌坏死有关，且临床表现与急性心肌梗死临床表现相符，故考虑该病人为急性心肌梗死(C 对)；急性胰腺炎是多种病因导致胰酶在胰腺内被激活后引起胰腺组织自身消化、水肿、出血甚至坏死的炎症反应。临床上以急性上腹痛、恶心、呕吐、发热和血胰酶增高等为特点(A 错)；急性胆囊炎是胆囊管梗阻和细菌感染引起的炎症，表现为右上腹部疼痛，开始时仅有胀痛不适，逐渐发展至阵发性绞痛；常在饱餐、进食油腻食物后或夜间发作，疼痛可放射至右肩及右肩下部(B 错)；急性胃肠炎是胃肠黏膜的急性炎症，临床表现主要为恶心、呕吐、腹痛、腹泻、发热等(D 错)；细菌性痢疾是由志贺菌属引起的肠道传染病。中毒性细菌性痢疾是急性细菌性痢疾的危重型，临床以突发高热、嗜睡、反复惊厥、迅速发生休克和昏迷为特征(E 错)。(C 对，ABDE 错)

三、腹痛

腹痛是临床常见症状，多由腹部脏器疾病所致，也可由腹腔外疾病引起。一般按起病缓急、病程长短分为急性腹痛和慢性腹痛。

(一)病因

1. 急性腹痛

(1)感染性疾病：如急性胆囊炎、胆管炎、胰腺炎、阑尾炎、肝脓肿、急性盆腔炎、急性胃肠炎等。

(2)出血性疾病：如腹部外伤所致肝脾破裂，异位妊娠或囊肿破裂出血，过敏性紫癜等。

(3)空腔脏器梗阻：如肠梗阻、肠套叠，结石或蛔虫症引起的胆道梗阻，泌尿系结石。

(4)缺血性疾病：如肠扭转、卵巢囊肿扭转等。

2. 慢性腹痛

常见于腹腔脏器慢性炎症，如慢性胃炎、胆道感染、溃疡性结肠炎；消化性溃疡。

(二)评估要点

1. 健康史

询问有无与腹痛有关的疾病史或诱因，如有无腹腔脏器的急、慢性炎症，有无消化性溃疡，有无暴饮暴食等。

2. 临床表现

不同疾病的疼痛表现各异。

(1)部位：腹痛部位多在病变所在的部位。急性阑尾炎疼痛在右下腹；胆石症、肝脓肿等疼痛多在右上腹；结肠疾病的疼痛偏于下腹或左下腹；异位妊娠破裂疼痛也在下腹部。

(2)性质与程度：上腹部持续性钝痛或刀割样疼痛呈阵发性加剧，多为急性胰腺炎；胆石症或泌尿系统结石常为阵发性绞痛，疼痛剧烈；中上腹持续性隐痛多为慢性胃炎或胃、十二指肠溃疡；阵发性剑突下钻顶样疼痛是胆道蛔虫病的典型表现；突发的刀割样痛多见于胃十二指肠溃疡穿孔；突发全腹持续性剧痛伴腹肌紧张提示急性弥漫性腹膜炎。

(3)起病情况与诱发及缓解因素：起病急骤或缓慢，有无饮食、酗酒、手术等诱因。胆囊炎或胆石症发作前常有进油腻食物史；急性胰腺炎发作前常有酗酒、暴饮暴食史；腹部受暴力作用引起剧痛并有休克者，可能是肝、脾破裂。

3. 伴随症状

(1)伴寒战、高热：见于急性胆道感染、肝脓肿、腹腔外感染性疾病。

(2)伴呕吐、反酸：呕吐量大提示胃肠道梗阻，反酸、嗳气提示消化性溃疡。

(3)伴休克：腹腔脏器破裂如肝、脾破裂，异位妊娠破裂，急性胃肠穿孔等。

(4)伴黄疸：常见于胆道系统及胰腺疾病。

(5)伴血尿：可能为泌尿系统结石，急性膀胱炎。

(三)护理诊断

1. 疼痛：腹痛　与腹部炎症、腹腔脏器梗阻有关。

2. 焦虑　与疼痛反复发作有关；与长期慢性疼痛有关。

四、疼痛评估工具

为了更好地判断疼痛程度，很多方法可进行疼痛评分，最常用的是视觉模拟评估法、数字评估法、语言评分法，这些方法易于操作。

1. 视觉模拟评估法

在一张纸上画一条10cm长的横线，两端分别标记“0”和“10”，分别表现无痛和剧痛，中间部分表现不同程度的疼痛。受检者在横线上标记出最能代表其疼痛强度的点，测量0点到标出点的距离即为疼痛强度评分。

2. 数字评估法

受检者从0到10中选择最能代表其疼痛强度的数字，数字越大表示越痛。0表示无痛，1~3表示轻度疼痛；4~7表示中度疼痛；7~10表示重度疼痛，即是难以忍受的疼痛。

3. 语言评分法

通常用5级分级评定。

0级：无疼痛；

1级：轻度疼痛，可忍受，能正常生活、睡眠；

2级：中度疼痛，轻度干扰睡眠，需用止痛药；

3级：重度疼痛，干扰睡眠，需用麻醉止痛剂；

4 级：剧烈疼痛，干扰睡眠较重，伴有其他症状；

5 级：无法忍受，严重干扰睡眠，伴有其他症状或被动体位。

【护考真题链接】2020 年-A2 型题

考点：腹痛病因

患儿，男，10 岁。突发剑突下钻顶样剧烈疼痛而入院，自诉疼痛呈间歇性，发作时疼痛剧烈，辗转不安，大汗淋漓，可突然自行缓解，缓解期无任何症状。查体示剑突下有轻度深压痛，WBC 11.5×10^9/L。根据该病人的临床表现，应考虑为(　　)

A. 急性胆囊炎　　B. 急性胆管炎　　C. 胆囊穿孔

D. 胆道蛔虫症　　E. 慢性胆囊炎

分析：(1)症状为突发性剑突下阵发性“钻顶祥”剧烈绞痛，可向右肩背部放射。发作时辗转不安，呻吟不止，大汗淋漓，可伴有恶心、呕吐或呕吐蛔虫。疼痛可突然缓解，间歇期宛如正常人。(2)体征：剑突下或偏右有轻度深压痛”(D 对，ABCE 错)。

案例分析

1. 胆结石与阑尾炎的疼痛区别：①胆结石引起的疼痛：部位位于右上腹，可放射至右背与右肩胛部，常伴有黄疸、发热，肝可触及或 Murphy 征阳性。②阑尾炎引起的疼痛：部位在右下腹，常伴有恶心、呕吐、腹泻、便秘，肠鸣音增强。

2. 告知病人疼痛程度从 0 到 10，数字越大表示越痛。0 表示无痛，10 表示剧痛(难以忍受的疼痛)，你现在的疼痛是几？根据病人的表达判断其疼痛程度：1~3 表示轻度疼痛；4~7 表示中度疼痛；7~10 表示重度疼痛，即是难以忍受的疼痛。

第三节　水肿

案例导入

案例

病人，女，50 岁，半年前无明显诱因出现晨起眼睑与颜面部水肿，无其他明显不适，后发现尿液有泡沫，自觉感冒或劳累后症状加重，休息后可自行好转，未予诊治。2 周前发现双侧足背浮肿，呈对称性、凹陷性，逐渐向上蔓延，伴食欲减退，间断恶心、呕吐，尿量减少，夜尿次数增多，泡沫尿较前明显，3 天前出现胸闷、气促，为进一步诊治而来院就诊。

思考

1. 问诊时应重点收集哪些信息？

2. 如何从该病人水肿的特点来判断其水肿的类型？

水肿是指人体组织间隙有过多的液体积聚使组织肿胀，可分为全身性与局部性水肿。

一、病因

1. 全身性水肿

(1)心源性水肿：见于右心衰竭、缩窄性心包炎等。

(2)肾源性水肿：见于急性和慢性肾小球肾炎、肾病综合征等。

(3)肝源性水肿：肝硬化是最常见的原因。

(4)营养不良性水肿：慢性消耗性疾病、长期营养缺乏、蛋白质丢失过多等致低蛋白血症者。

(5)其他：如经前期紧张综合征、特发性水肿、药物性水肿、黏液性水肿。

2. 局部水肿

见于炎症性水肿，静脉回流障碍性水肿，如静脉曲张、血栓性静脉炎等。

二、评估要点

(一)健康史

询问有无与水肿发生有关的疾病史，如心脏病、肾病、肝脏疾病、慢性消耗性疾病等；有无剧烈运动、劳累、精神紧张、感染；女性病人水肿是否与月经周期及体位有关；有无使用激素类药物。

(二)临床表现

1. 心源性水肿

水肿首先出现于身体低垂部位，非卧床者最早出现于下肢，尤以踝内侧和胫前区明显，而后可向上延及全身，发展速度缓慢；经常卧床者以腰骶部更明显，严重者可发生全身性水肿；颜面一般不出现水肿。水肿为对称性、凹陷性。

2. 肾源性水肿

多从眼睑及颜面部开始，蔓延至全身，发展较快，肾病综合征病人水肿常呈中度或重度水肿，指压凹陷明显，常伴有积液。

3. 肝源性水肿

主要表现为腹腔积液，也可首先出现踝部水肿，逐渐向上蔓延，但头、面部及上肢常无水肿。

4. 营养不良性水肿

水肿常从足部开始，逐渐蔓延至全身。

5. 黏液性水肿

呈非凹陷性，下肢胫骨前、眼睑和口唇处水肿最明显。

(三)伴随症状

(1)伴心脏增大、心脏杂音、肝大、颈静脉怒张：常为心源性水肿。

(2)伴高血压、尿常规异常、肾功能损伤：常为肾源性水肿。

(3)伴肝功能减退及门静脉高压的表现：常为肝源性水肿。

(4)伴消瘦、贫血者：常见于营养不良。

三、护理诊断

1. 体液过多　与右心功能不全所致水钠潴留有关；与肾脏疾病所致水钠潴留或大量蛋白尿致血浆白蛋白浓度下降有关等。

2. 皮肤完整性受损或有皮肤完整性受损的危险　与水肿所致组织、细胞营养不良有关。

3. 活动无耐力　与胸、腹腔积液所致呼吸困难有关；与心功能不全所致容量负荷过重有关。

4. 潜在并发症：急性肺水肿。

【护考真题链接】2019 年-A2 型题

考点：水肿病因

患者，男，62 岁。咳嗽 30 年，近日咳大量脓痰，常感憋气，伴下肢水肿。下肢水肿应考虑的原因是

A. 肺源性心脏病合并右心衰竭

B. 低蛋白血症

C. 摄盐过多

D. 下肢静脉血栓

E. 合并肾炎

分析：慢性肺源性心脏病(简称肺心病)主要是由慢性支气管炎并发阻塞性肺气肿而引起的，据题干可知该患者咳嗽 30 年且有慢性阻塞性肺疾病(COPD)病史，长此以往可导致肺动脉高压，加重右心负荷而发生肺心病。肺心病病人肺、心功能失代偿期的心力衰竭以右心衰竭为主，可有心悸、气促加重、乏力、食欲下降、上腹胀痛、恶心及少尿等表现；同时伴有颈静脉怒张、下肢水肿、心率增快、心律失常、肝大且有压痛、肝颈静脉回流征阳性等体征，重者还可有腹水，与题中患者的情况相符，故应考虑患者下肢水肿是由肺源性心脏病合并右心衰竭导致(A 对，BCDE 错)。

案例分析

1. 问诊时应重点收集：①水肿发生的时间、初始部位、程度、诱因及原因。②有无心悸、乏力、头晕、血尿、蛋白尿等伴随症状，有无活动受限、强迫体位及呼吸困难。③每天水、钠摄入量，尿量与体重的变化；④有无皮肤溃破和继发感染等改变；⑤是否使用利尿剂，药名、剂量、疗效和不良反应。

2. 该病人水肿的特点是晨起从眼睑及颜面部肿胀开始，伴尿少、夜尿次数增多，属于肾源性水肿。

第四节 咳嗽与咳痰

案例导入

案例

病人，男，78 岁。3 日前受凉后出现鼻塞、流涕，伴有咳嗽、咳白痰，痰量较多。体温 37.2℃。听诊：呼吸音粗。病人既往有慢性支气管炎病史 7 年，无其他基础疾病及药物、食物过敏史。

思考

1. 如何对该病人的咳嗽、咳痰进行评估？
2. 导致病人此次咳嗽、咳痰加重的原因是什么？

咳嗽是呼吸道受到刺激后发生的紧跟在短暂吸气后的一种保护性反射动作。通过咳嗽可以清除呼吸道过多的分泌物及异物。但剧烈而频繁的咳嗽会导致不适，影响休息和睡眠，也可导致呼吸道出血，甚至诱发自发性气胸。借助咳嗽将气道内过多的分泌物或肺泡内的渗出物排出体外的过程称为咳痰。

一、病因

(1) 呼吸系统疾病：呼吸道感染是咳嗽、咳痰最常见的原因，如咽喉炎、慢性支气管炎、支气管扩张症。理化因素如灰尘，异物，冷、热空气及化学性气体对呼吸道黏膜的刺激也是引起咳嗽的常见原因。

(2) 胸膜疾病：各种原因所致的胸膜炎、气胸等。

(3) 循环系统疾病：心包炎、二尖瓣狭窄或其他原因致左心衰竭而引起肺水肿时，肺泡及支气管内有渗出物，可引起咳嗽和咳痰。

(4) 其他：药物因素，如血管紧张素转换酶抑制剂可引起慢性咳嗽，胃食管反流也可引起咳嗽。

二、评估要点

(一) 健康史

询问有无与咳嗽、咳痰相关的疾病史；有无可致咳嗽的药物使用史；有无吸烟史及粉尘接触史；与气候变化有无关系等。了解咳嗽出现和持续时间、性质、音色、与体位和睡眠的关系，咳嗽、咳痰对机体的影响。

(二) 临床表现

1. 咳嗽

(1) 咳嗽的性质：咳嗽无痰或痰量极少，称为干性咳嗽，表现为短促、间断、高调性咳嗽，常见于急性或慢性咽喉炎、急性支气管炎初期、胸膜疾病以及二尖瓣狭窄等。咳嗽伴有咳痰称为湿性咳嗽，常呈连续性，常见于慢性支气管炎、肺炎、支气管扩张症、肺脓肿等。

(2)咳嗽的时间与规律：突发性咳嗽多由于吸入刺激性气体或异物、气管或支气管分叉部受压迫等引起。发作性咳嗽可见于百日咳、支气管结核及支气管哮喘等。长期慢性咳嗽多见于慢性呼吸道疾病。夜间咳嗽常见于左心衰竭和肺结核病人。慢性支气管炎、支气管扩张所致的咳嗽往往于清晨或夜间改变体位时加剧。

(3)咳嗽的音色：咳嗽声音嘶哑见于喉返神经麻痹、喉炎、喉癌等；咳嗽无声或声音低微见于极度衰弱或声带麻痹；高亢呈金属音咳嗽见于纵隔肿瘤、主动脉瘤或支气管肺癌压迫气管；鸡鸣样咳嗽见于百日咳、会厌、喉部疾病或气管受压。

2. 咳痰

(1)痰的性状：痰的性状可分为黏液性、浆液性、脓性和血性等。黏液性痰多见于急性支气管炎、支气管哮喘及大叶性肺炎初期，也可见于慢性支气管炎、肺结核等；浆液性痰见于肺水肿；脓性痰常见于肺炎、支气管扩张症；血性痰是呼吸道黏膜受侵害、损害毛细血管或血液渗入肺泡导致。

(2)痰量：痰量一般以 24 小时为准，痰量少时仅数毫升，见于呼吸道炎症；痰量多时达数百毫升，静置后可出现分层现象：上层为泡沫，中层为浆液或黏液，下层为坏死物质，常见于支气管扩张或肺脓肿。

(3)颜色和气味：白色或无色黏液痰见于慢性咽炎、急性支气管炎、慢性支气管炎、支气管哮喘等；铁锈色痰为典型肺炎链球菌肺炎的特征；粉红色泡沫痰是肺水肿的特征；黄色脓痰见于呼吸道化脓性感染；绿色痰见于铜绿假单胞菌感染；恶臭痰提示有厌氧菌感染。

(三)伴随症状

(1)伴发热：多见于急性呼吸道感染、肺结核等。

(2)伴胸痛：常见于肺炎、胸膜炎、支气管肺癌、自发性气胸等。

(3)伴呼吸困难：见于喉水肿、支气管哮喘、慢性阻塞性肺疾病、重症肺炎、肺结核、大量胸腔积液、气胸及气管、支气管异物等。

(4)伴咯血：见于支气管扩张症、肺结核、支气管肺癌、二尖瓣狭窄等。

三、护理诊断

1. 清理呼吸道无效　与痰液黏稠有关；与极度衰竭、咳嗽无力有关。
2. 有窒息的危险　与呼吸道分泌物增多、无力排痰、意识障碍等有关。
3. 睡眠型态紊乱　与夜间频繁咳嗽有关。
4. 潜在并发症：自发性气胸。

【护考真题链接】2022 年–A2 型题

考点：护理诊断

患者，男，76 岁。有慢性支气管炎病史 24 年，主诉发热、咳嗽、咳黄色黏液痰 5 天，自觉咳嗽无力，痰液黏稠不易咳出。吸烟 40 年，20 支/天，难以戒除。查体：精神萎靡，皮肤干燥，体温 38.7℃，肺部听诊可闻及干、湿性啰音。该患者的主要护理问题是(　　)

A. 清理呼吸道无效 与呼吸道炎症、痰液黏稠、咳嗽无力有关

B. 体温异常 呼吸道炎症导致

C. 活动无耐力 呼吸道炎症，氧供应减少引起

D. 知识缺乏

E. 组织灌注量不足 与发热、皮肤干燥有关

分析：该患者自觉咳嗽无力，痰液黏稠不易咳出，容易引起窒息危及生命，所以主要的护理问题是清理呼吸道无效，与痰液黏稠、咳嗽无力有关（A 对，BCDE 错）。

案例分析

1. 需要评估咳嗽与咳痰相关的疾病史或诱发因素；咳嗽的性质、音色、时间与规律性；咳痰的性状、量、颜色、气味、黏稠度，能否有效咳嗽、咳痰；伴随症状等临床表现；治疗、护理经过，措施及效果；咳嗽、咳痰对机体的影响等，并动态观察病人临床表现，为护理诊断提供依据。

2. 慢性支气管炎病人晨间咳嗽较重，痰多为白色黏液或泡沫状，当感染时，痰量可增多，往往清晨起床或体位变动时较明显，急性发作时肺啰音可增多。据题干可知该病人年老，既往有慢性支气管炎病史 7 年，近日受凉后有鼻塞、流涕、咳嗽及咳白痰、痰量较多的表现，因此，导致咳嗽、咳痰加重的原因是合并了感染。

第五节　呼吸困难

案例导入

案例

病人，男，65 岁。进行性劳力性呼吸困难 2 个月。昨夜睡眠中突感胸闷、憋气而被迫坐起，面色发绀、大汗。家人呼叫 120，急诊入院。端坐卧位，交替脉，心尖区闻及舒张期奔马律，双肺底满布细湿啰音。

思考

1. 导致病人呼吸困难的原因是什么？
2. 该病人目前的呼吸困难属于什么程度？

呼吸困难是因通气需要量超过呼吸器官的通气能力，病人主观上感觉呼吸费力，客观上表现为呼吸用力，严重时可出现张口呼吸、鼻翼扇动、端坐呼吸甚至发绀，辅助呼吸肌参与呼吸运动，伴有呼吸频率、节律和深度的改变。

一、病因

1. 呼吸系统疾病

（1）气道阻塞：如慢性阻塞性肺疾病，支气管哮喘，气管、支气管的炎症、水肿或异物等。

（2）肺部疾病：如肺炎、肺脓肿、肺结核、肺水肿等。

（3）胸廓及胸膜腔疾病：如严重胸廓畸形、肋骨骨折、大量胸腔积液、气胸等。

（4）膈肌运动障碍：如大量腹水、腹腔巨大肿瘤、妊娠晚期等导致膈肌上抬，影响呼吸运动。

2. 循环系统疾病

左心衰竭和严重的右心衰竭均可以引起呼吸困难，以左心衰竭所致的呼吸困难更为严重和多见。

3. 中毒

主要见于代谢性酸中毒、药物中毒、有机磷农药中毒、急性一氧化碳中毒等。

4. 血液系统疾病

主要见于重度贫血、高铁血红蛋白血症，使红细胞携氧量减少，组织缺氧。

5. 神经精神性疾病

脑出血、颅内肿瘤、脑膜炎等颅脑疾病引起呼吸中枢功能障碍；精神因素所致呼吸困难的疾病见于焦虑症、癔症等。

二、评估要点

（一）健康史

询问有无明确的诱因；有无与呼吸困难发生相关的心、肺等基础疾病史；有无感染、接触过敏原；有无化学毒物接触史；有无吗啡等用药史；有无吸烟史；是否为精神因素引起的呼吸困难等。了解起病急缓、是突发性还是渐进性，严重程度及是否对日常生活活动产生影响等。

（二）临床表现

1. 肺源性呼吸困难

肺源性呼吸困难最常见。

（1）吸气性呼吸困难：表现为吸气显著困难，吸气时间延长，严重者吸气时胸骨上窝、锁骨上窝和肋间隙明显凹陷，称为“三凹征”，并伴有干咳。常见于喉、气管等大气道的狭窄和阻塞。

（2）呼气性呼吸困难：表现为呼气费力、缓慢、呼气时间显著延长，常伴有呼气期哮鸣音。常见于慢性阻塞性肺疾病、支气管哮喘等疾病，由肺组织弹性减弱或终末细支气管的狭窄与阻塞所致。

(3)混合性呼吸困难：表现为吸气与呼气均感费力，呼吸频率增快、深度变浅。常见于重症肺炎、重症肺结核、大量胸腔积液、气胸等。由大面积肺部病变使有效肺呼吸面积减少导致换气功能障碍所致。

2. 心源性呼吸困难

(1)左心衰竭：左心衰竭所致的呼吸困难因肺淤血的程度不同而有不同的表现。

1)劳力性呼吸困难：活动时呼吸困难出现或加重，休息时减轻或消失。

2)端坐呼吸：肺淤血达到一定程度时，病人不能平卧，被迫采用半坐位或端坐位呼吸。

3)夜间阵发性呼吸困难：急性左心衰竭时常出现夜间睡眠中突感胸闷、憋气而被迫坐起，轻者数分钟或数十分钟缓解；重者可见端坐呼吸、面色发绀、大汗、咳粉红色泡沫痰，听诊可有奔马律、肺部湿啰音。

(2)右心衰竭：严重时也可引起呼吸困难，但程度较轻，肝脏肿大有腹腔积液时呼吸运动受限。

3. 中毒性呼吸困难

代谢性酸中毒时因血中酸性代谢产物增多对呼吸中枢产生强烈刺激，出现深长而规则的呼吸，可伴有鼾声，称为酸中毒深大呼吸。巴比妥类药物和有机磷中毒时，可抑制呼吸中枢，使呼吸缓慢、变浅，伴有呼吸节律异常的改变，如潮式呼吸。

4. 血源性呼吸困难

重度贫血使血氧含量降低，组织缺氧而出现气短、急促，伴心率增快。急性大出血或休克时，缺氧和血压下降，呼吸中枢受到刺激表现为呼吸加快。

5. 神经精神性呼吸困难

颅内压增高和供血减少刺激呼吸中枢，使呼吸慢而深，常伴有呼吸节律的改变，如双吸气样呼吸。癔症病人表现为呼吸浅而快，伴有叹息样呼吸，因呼吸性碱中毒可出现手足抽搐。

(三)伴随症状

(1)伴发热：多见于肺炎、肺结核、急性心包炎等。

(2)伴哮鸣音：多见于支气管哮喘、自发性气胸等。

(3)伴一侧胸痛：见于大叶性肺炎、急性心肌梗死、支气管肺癌等。

(4)伴咳嗽、咳痰：见于慢性阻塞性肺疾病、肺炎、支气管扩张症；伴咳粉红色泡沫痰见于急性左心衰竭。

(5)伴意识障碍：见于脑出血、脑膜炎、糖尿病酮症酸中毒、急性中毒等。

(6)伴严重发绀、皮肤湿冷、脉搏细速及血压下降：提示病情严重。

(四)呼吸困难的分度

(1)轻度：可在平地行走，登高及上楼时气急，中度或重度体力活动后出现呼吸困难。

(2)中度：平地慢步行走中途需休息，轻体力活动时出现呼吸困难，完成日常生活活动需他人帮助。

(3)重度：洗脸、穿衣，甚至休息时也感到呼吸困难，日常生活活动完全依赖他人帮助。

三、护理诊断

1. 低效性呼吸型态　与呼吸道梗阻有关；与心肺功能不全有关；与大量胸腔积液有关。

2. 活动无耐力　与呼吸困难所致能量消耗增加和缺氧有关。

3. 气体交换受损　与心肺功能不全、肺部感染等引起有效肺组织减少、气体交换面积减少等有关。

4. 自理能力缺陷　与呼吸困难致日常生活活动能力受限有关。

5. 语言沟通障碍　与严重喘息及辅助呼吸有关。

【护考真题链接】2019 年-A2 型题

考点：呼吸困难评估

某病人吸气时胸骨上窝、锁骨上窝及肋间隙可出现明显凹陷，可判断该病人的呼吸型态为(　　)

A. 吸气性呼吸困难

B. 劳力性呼吸困难

C. 呼气性呼吸困难

D. 中毒性呼吸困难

E. 神经精神性呼吸困难

分析：据题干可知在该病人吸气时可见胸骨上窝、锁骨上窝及肋间隙处有明显凹陷，属于明显三凹征，与吸气性呼吸困难的临床表现相符(A 对)；劳力性呼吸困难表现为活动后出现呼吸困难(B 错)；呼气性呼吸困难表现为病人呼气费力，呼气时间显著长于吸气时间(C 错)；中毒性呼吸困难因血中酸性代谢产物增多，对呼吸中枢的刺激强烈而发生酸中毒深大呼吸，临床表现为出现深长而规则的呼吸，可伴有鼾声(D 错)；神经精神性呼吸困难主要是由于颅内压增高和供血减少可刺激呼吸中枢，使呼吸慢而深，常伴有呼吸节律的改变(E 错)。

案例分析

1. 病人出现劳力性呼吸困难 2 个月，并出现睡眠中突感胸闷、憋气而被迫坐起，端坐呼吸、面色发绀、大汗，听诊可有奔马律、肺部湿啰音，与急性左心衰竭所致的夜间阵发性呼吸困难的表现相符。故而其呼吸困难属于心源性呼吸困难，为急性左心衰竭导致肺水肿所致。

2. 该病人呼吸困难逐渐加重，由劳力性呼吸困难至夜间阵发性呼吸困难，目前为端坐呼吸，即休息时也感到呼吸困难，属于重度呼吸困难。

第六节　咯血

案例导入

案例

病人，男，38 岁。咳嗽、咳痰 5 年余。近 1 个月来咳嗽、咳痰加重，咳嗽在晨起或夜间卧床时加重，痰量多时可达 400 mL，痰静置后分为三层。伴有多次咯血。今日下午散步时突然咯血不止，量约 300 mL，面色苍白，紧张不安。

思考

1. 如何评估该病人的咯血量？
2. 病人咯血的可能原因是什么？

喉及喉部以下呼吸道和肺组织出血，经口腔咯出称为咯血。

一、病因

（1）呼吸系统疾病：为咯血常见原因。常见的有支气管疾病，如支气管扩张症、支气管肺癌、支气管内膜结核；肺部疾病，如肺结核、肺脓肿、肺炎等，我国引起咯血的首要原因为肺结核。

（2）心血管疾病：见于二尖瓣狭窄、左心衰竭、肺栓塞等。

（3）血液病：如白血病、血小板减少性紫癜、再生障碍性贫血等。

（4）其他：流行性出血热、系统性红斑狼疮、子宫内膜异位症等。

二、评估要点

（一）健康史

询问年龄、居住史、结核接触史、粉尘接触史、吸烟史、心肺疾病史；咯血前有无用力、感染等诱发因素；有无应用抗凝药物及毒物等。了解是初次发生，还是反复发生，持续时间及频率。

（二）临床表现

（1）咯血先兆：咯血前多有喉部痒感、胸闷、咳嗽等先兆症状。

（2）年龄：青壮年咯血主要见于肺结核、支气管扩张症；中老年人咯血可见于支气管肺癌。

（3）咯血量：咯血量多少不等，咯血量与病情严重程度、病变范围有时不一致。每日咯血量在 100 mL 以内为小量咯血，仅表现为痰中带血，见于肺炎、支气管肺癌；每日咯血量在 100~500 mL 为中等量咯血；每日咯血量>500 mL 或一次咯血>100 mL 为大量咯血，如出现咯血突然减少或中止，表情紧张、惊恐、大汗淋漓，两手乱动或指喉头，为窒息的表现，是大咯血的严重并发症，主要见于肺结核、支气管扩张症。

（4）颜色和性状：肺结核、支气管扩张症所致咯血，颜色为鲜红色；二尖瓣狭窄所致咯血多为暗红色；左心衰竭所致咯血为浆液性粉红色泡沫痰；铁锈色血痰见于肺炎链球菌肺炎；肺栓塞引起的咯血为黏稠暗红色血痰。咯血多伴有泡沫或痰，呈碱性，咯血后数日常有血痰。

（三）伴随症状

（1）伴发热：多见于肺结核、肺炎、支气管肺癌等。

（2）伴胸痛、呼吸困难：多见于肺炎链球菌肺炎、肺结核、支气管肺癌等。

（3）伴慢性咳痰、脓痰：多见于支气管扩张症、肺脓肿、肺结核继发细菌感染等。

（4）伴皮肤黏膜出血：可见于血液病、风湿病、流行性出血热等。

（5）伴杵状指（趾）：多见于支气管扩张症、肺脓肿、支气管肺癌等。

三、护理诊断

1. 有窒息的危险　与大咯血引起气道阻塞有关。
2. 恐惧　与大量咯血或咯血不止有关。
3. 体液不足　与大量咯血引起循环血量减少有关。
4. 焦虑　与反复咯血久治不愈有关。
5. 潜在并发症：窒息、肺不张、肺部继发感染、失血性休克。

【护考真题链接】2015 年-A2 型题

考点：咯血评估

病人，男，65 岁，支气管扩张症。今日劳作后出现恶心、胸闷，反复咯血，24 小时出血量约 800 mL。该病人的咯血程度属于（　　）

A. 痰中带血丝　　B. 微小量咯血　　C. 小量咯血
D. 中等量咯血　　E. 大量咯血

分析：少量咯血为<100 mL/d；中量咯血为 100～500 mL/d；大量咯血为>500 mL/d，题中 24 小时咯血量达 800 mL（E 对，ABCD 错）。

案例分析

1. 病人短时间内咯血 300 mL，并出现面色苍白，紧张不安，属于大咯血。

2. 病人为青壮年。慢性咳嗽、咳痰，痰量多且静置后分层，符合支气管扩张症的表现。病人咯血为支气管扩张症，感染后诱发。

第七节　发绀

案例导入

案例

患儿，男，3岁。出生后不久即出现青紫，活动后明显。平时玩耍时蹲踞。患儿入院当天因剧烈哭闹出现阵发性呼吸困难、烦躁和青紫加重，并出现晕厥。查患儿生长发育明显迟缓，口唇、鼻尖、耳垂、指(趾)明显发绀，伴杵状指。听诊胸骨左缘闻及Ⅲ级收缩期杂音，肺动脉第二心音减弱。心电图示右心室肥大。

思考

1. 如何对该患儿发绀进行评估？

2. 该患儿的发绀属于哪种类型？

发绀是指血液中还原血红蛋白增多，使皮肤和黏膜呈青紫色改变。常发生在口唇、鼻尖、颊部、指(趾)、甲床等皮肤较薄、色素较少和毛细血管丰富的部位。

一、病因

1. 中心性发绀

包括肺性发绀和心性发绀。肺性发绀多由肺部疾病引起通气与换气功能障碍、肺氧合作用不足使动脉血氧饱和度降低而导致，如气管、支气管阻塞、肺炎、慢性阻塞性肺疾病、急性呼吸窘迫综合征等。心性发绀是由于心血管畸形导致未经氧合的静脉血分流入体循环动脉血液中，当分流量超过心排血量的1/3时，即可出现发绀，常见于法洛四联症。

2. 周围性发绀

由周围循环血流障碍或周围血管收缩、组织缺氧所致。常见于右心衰竭、缩窄性心包炎、严重休克、血栓闭塞性脉管炎等。

3. 高铁血红蛋白血症

见于伯氨喹啉、苯胺、亚硝酸盐、磺胺类药物中毒，或进食大量含有亚硝酸盐的变质蔬菜等。

二、评估要点

(一) 健康史

询问有无与发绀相关的疾病史；有无心、肺疾病病史；用药及饮食情况，如有无摄入可引起发绀的药物、化学品或变质蔬菜。了解发病年龄、起病时间，有无呼吸困难，有无焦虑、恐惧等负性情绪等。

（二）临床表现

1. 中心性发绀

表现为全身性发绀，除四肢、颜面以外，也可累及舌、口腔黏膜和躯干皮肤，发绀部位皮肤温暖，常伴有杵状指（趾）及红细胞增多。

2. 周围性发绀

发绀常出现于肢体的末端与下垂部位，发绀部位皮肤是冷的。给予按摩或加温使皮肤转暖，发绀可减轻或消退。

3. 混合性发绀

中心性发绀与周围性发绀并存。常见于心力衰竭。

4. 高铁血红蛋白血症

特点为起病急，病情危重，静脉血呈深棕色，经氧疗发绀不能改善，若静脉注射亚甲蓝或大剂量维生素 C，可使发绀消退。

（三）伴随症状

伴头晕、头痛，多为缺氧所致；伴呼吸困难，常见于慢性心功能不全、急性呼吸道梗阻、气胸等；伴杵状指（趾），主要见于发绀型先天性心脏病及某些慢性肺部疾病；伴意识障碍，主要见于某些药物或化学物质中毒、休克、急性肺部感染或急性心功能衰竭等。

三、护理诊断

1. 活动无耐力　与心、肺功能不全导致机体缺氧有关。
2. 气体交换障碍　与心、肺功能不全所致肺淤血有关。
3. 低效性呼吸型态　与呼吸系统疾病所致肺通气、换气、弥散功能障碍有关。
4. 焦虑　与缺氧所致呼吸困难有关。

【护考真题链接】2016 年-A2 型题

考点：首优护理诊断

病人，男，40 岁。汉族，教师。以“心慌、气短、疲乏”为主诉入院，护士入院评估：P 120 次/分，BP 70/46 mmHg，脉搏细弱，口唇发绀、呼吸急促，病人自制力差、便秘。此外还收集了病人的既往病史、家庭关系、排泄等资料。病人应该优先解决的问题是

A. 低效性呼吸型态：发绀、呼吸急促

B. 语言沟通障碍

C. 便秘

D. 营养失调

E. 潜在并发症：心律不齐

分析：护士根据所收集的资料确定多个护理诊断，按轻、重、缓、急设定先后次序，使护理工作能够高效、有序地进行。优先解决直接危及生命、需立即解决的问题。根据题目可知该病人目前口唇发绀、呼吸急促，会直接危及病人的生命，需要立即解决（A 对，BCDE 错）。

案例分析

1. 需要从健康史、发绀的特点、严重程度、伴随症状以及发绀对患儿的影响等方面进行评估。

2. 该患儿的发绀属于中心性发绀。中心性发绀多由心、肺疾病引起呼吸功能衰竭、通气与换气功能障碍、肺氧合作用不足，导致血氧饱和度降低所致。表现为全身性发绀，除四肢、颜面以外，也可累及舌、口腔黏膜和躯干皮肤，发绀部位皮肤温暖。

第八节 呕血与黑便

案例导入

案例

病人，男，55 岁，肝硬化病史 5 年。2 天前因进食较硬食物后，感上腹部不适，呕鲜血约 300 mL，伴头晕、乏力，脉搏 104 次/min，呼吸 24 次/min，血压 110/68 mmHg。

思考

1. 如何评估病人的出血量？
2. 该病人呕血的原因可能是什么？

呕血是指上消化道疾病(屈氏韧带以上的消化道，包括食管、胃、十二指肠、肝、胆、胰腺疾病)或全身性疾病导致的上消化道出血，血液经口腔呕出。黑便是指上消化道出血时，部分血液经肠道排出，因血红蛋白在肠道内与硫化物结合成硫化亚铁，粪便呈黑色。

一、病因

呕血的病因中，以消化性溃疡最常见，其次为食管-胃底静脉曲张破裂出血。

(一)消化系统疾病

(1)食管疾病：如反流性食管炎、食管癌、食管异物等。

(2)胃、十二指肠疾病：如消化性溃疡(最常见)、应激性溃疡、急性糜烂性出血性胃炎、胃癌等。

(3)肝、胆疾病：如肝硬化门静脉高压所致的食管-胃底静脉曲张破裂、胆道结石、胆道蛔虫等。

(4)胰腺疾病：如急性胰腺炎合并脓肿、囊肿等。

(二)血液系统疾病

如再生障碍性贫血、白血病、血友病、特发性血小板减少性紫癜等。

（三）其他

如钩端螺旋体病、败血症、系统性红斑狼疮等疾病，使用抗凝药物等。

二、评估要点

（一）健康史

询问有无与呕血有关的病因，如消化性溃疡、肝硬化等；有无与呕血有关的诱因，如大量饮酒、服用糖皮质激素、非甾体抗炎药（如阿司匹林、布洛芬）等。

（二）临床表现

1. 呕血的特点

呕血前多有上腹部不适，随后呕吐血性胃内容物，继而排出黑便。呕血的颜色与出血量多少、血液在胃内停留时间的长短、出血部位有关。出血量大或在胃内停留时间短，呕出的血液呈鲜红色或暗红色；出血量小或在胃内停留时间长，呕出的血液则呈咖啡色或棕褐色。呕血的同时部分血液经肠道排出体外，可致便血或黑便。

2. 出血量

观察呕血与黑便的次数、量、颜色及性状变化、周围循环状况（表 3-8-1），可估计出血量。粪便隐血试验阳性者提示出血量大于 5 mL；出现黑便提示出血量在 50～70 mL 或以上；呕血提示胃内积血量达 250～300 mL。

表 3-8-1　出血量估计

内容	轻度	中度	重度
全身症状	皮肤苍白、头晕、畏寒等	出冷汗、四肢湿冷、心悸等	脉搏细弱、呼吸急促、休克等
血压	正常	下降	显著下降
脉搏	正常或稍快	100～110 次/分	>120 次/分
尿量	减少	明显减少	尿少或尿闭
出血量	<500 mL	800～1000 mL	>1500 mL
占全身总血量比例	10%～15%	20%	30%

（三）伴随症状

（1）伴慢性、周期性、节律性上腹痛：常见于消化性溃疡。
（2）伴无明显规律的上腹痛、进行性消瘦或贫血：常见于胃癌。
（3）伴脾大、腹壁静脉曲张或腹腔积液：常见于肝硬化。
（4）伴皮肤黏膜出血：常见于血液系统疾病、急性传染病等。

三、护理诊断

1. 外周组织灌注无效　与上消化道出血所致的血容量不足有关。
2. 活动无耐力　与上消化道出血所致的贫血有关。
3. 恐惧　与大量呕血和黑便有关。
4. 潜在并发症：休克。

【护考真题链接】2018 年-A2 型题

考点：呕血病因

病人，男，56 岁。肝硬化病史 5 年，今日饮酒后突然大量呕血，伴神志恍惚、四肢湿冷、血压下降，医嘱予以输血、补液。该病人发生大量呕血最可能的原因是（　　）

A. 胃溃疡累及血管　　B. 食管-胃底静脉曲张

C. 门脉高压导致胃淤血　　D. 肝淤血所致

E. 胃穿孔所致

分析：据题干可知该病人有肝硬化病史，饮酒后突然大量呕血，伴神志恍惚、四肢湿冷、血压下降，与食管-胃底静脉曲张破裂的临床表现相符，答案 B 对，ACDE 错。

案例分析

1. 病人出现呕鲜血，提示胃内积血量达 250～300 mL，且出现头晕、乏力、心率稍快，血压正常，评估出血量<500 mL，占全身总血量 10%～15%。

2. 该病人既往有肝硬化病史 5 年，因 2 天前进食较硬食物后出现上腹部不适、呕血。呕血原因应考虑肝硬化病人食管-胃底静脉曲张破裂出血。

第九节　腹泻

案例导入

案例

病人，男性，43 岁，因“反复腹泻 1 年余，加重 4 个月”入院。病人 1 年多前无明显诱因下出现大便次数增多，2~3 次/天，有时不成形，未予重视。近 4 个月来排便频率较前明显增多，5~6 次/天，多为糊状或黄色稀水样便，有时可伴脐周或下腹部不适，便后可缓解，无里急后重，无黏液血便。起病以来，精神差、情绪不稳、睡眠不佳，体重减轻 6 kg。

思考

1. 请评估病人腹泻类型。
2. 该病人目前的主要护理诊断是什么？

腹泻是指排便次数增多，粪质稀薄，或带有黏液、脓血、未消化的食物及脱落的肠黏膜等异常成分。病程不足2个月者为急性腹泻，超过2个月者为慢性腹泻。

一、病因

(一)急性腹泻

(1)肠道疾病：如细菌、病毒、真菌、寄生虫等感染所引起的肠炎、急性出血坏死性肠炎等。

(2)急性中毒：如食用毒蕈、河豚、鱼胆等，或砷、磷、铅、汞等中毒。

(3)全身性感染：如败血症、伤寒或副伤寒等。

(4)其他：如变态反应性肠炎、过敏性紫癜等。

(二)慢性腹泻

(1)胃肠道疾病：如慢性细菌性痢疾、肠结核、溃疡性结肠炎；慢性萎缩性胃炎、胃大部切除术后等。

(2)肝、胆、胰腺疾病：如慢性胰腺炎、胰腺癌、肝硬化、胆囊切除术后等。

(3)全身性疾病：甲状腺功能亢进症、肾上腺皮质功能减退症、尿毒症等。

(4)药物性腹泻：如服用利血平、甲状腺素、洋地黄、某些抗肿瘤药物等。

(5)神经功能紊乱：如肠易激综合征等。

二、评估要点

(一)健康史

询问有无与腹泻有关的病因，如胃肠道疾病、肝胆胰腺疾病、全身性疾病等；有无食用不洁饮食、过敏等诱因；了解起病缓急、病程长短，腹泻次数、量、颜色、性状等。

(二)临床表现

(1)急性腹泻：起病急骤，病程较短，排便次数增加，每天可达数十次，粪便稀薄，可呈糊状或水样便，少数为脓血便，多为感染或食物中毒所致；重者可引起脱水、电解质紊乱、代谢性酸中毒等。

(2)慢性腹泻：起病缓慢，病程较长，粪便稀薄，可含黏液、脓血，常见于慢性感染、非特异性炎症、消化功能障碍等。

(三)伴随症状

(1)伴发热：常见于细菌性痢疾、伤寒、肠结核、溃疡性结肠炎等。

(2)伴腹痛：常见于细菌性痢疾、伤寒、溃疡性结肠炎等。

(3)伴里急后重：常见于细菌性痢疾、直肠炎等。

(4)伴明显消瘦：常见于胃肠道恶性肿瘤、胃大部切除术等。

三、护理诊断

1. 腹泻 与肠道感染、炎症有关。
2. 体液不足/有体液不足的危险 与腹泻所致体液丢失过多有关。
3. 营养失调：低于机体需要量 与长期慢性腹泻有关。
4. 有皮肤完整性受损的危险 与排便次数增多及排泄物对肛周皮肤刺激有关。
5. 焦虑 与慢性腹泻迁延不愈有关。

【护考真题链接】2015 年-A2 型题

考点：腹泻的护理诊断

患儿，女，3 个月，轻型腹泻，家长主诉给患儿清洁臀部时哭闹明显。护士进行健康教育评估时要特别注意患儿的

A. 体温 B. 呼吸 C. 尿量

D. 肛周皮肤 E. 每日大便次数

分析：患儿由于腹泻，给患儿清洁臀部时哭闹明显，说明此时患儿臀部皮肤已有损伤，而腹泻病人常见护理诊断：有皮肤完整性受损的危险 与排便次数增多及排泄物对肛周皮肤刺激有关。所以，护士应重点评估和观察患儿皮肤状况，避免受压、溃烂。答案 D 对，ABCE 错。

案例分析

1. 病人因“反复腹泻 1 年余，加重 4 个月”入院，病程大于 2 个月，属于慢性腹泻。
2. 该病人目前的主要护理诊断包括：

(1) 腹泻 与肠道感染、炎症有关。
(2) 营养失调：低于机体需要量 与长期慢性腹泻有关。
(3) 体液不足/有体液不足的危险 与腹泻所致体液丢失过多有关。
(4) 有皮肤完整性受损的危险 与排便次数增多及排泄物对肛周皮肤刺激有关。
(5) 焦虑 与慢性腹泻迁延不愈有关。

第十节 黄疸

案例导入

案例

病人，男，48 岁。近半个月来出现乏力、食欲减退、厌油腻，体重减轻 2kg。近 5 天来出现皮肤、巩膜黄染，伴皮肤瘙痒，尿色加深，近 3 天来出现恶心、呕吐，因皮肤瘙痒，睡眠欠佳，遂来院就诊。

思考

1. 该病人的黄疸属于什么类型？

2. 胆汁淤积性黄疸主要有哪些临床表现？

黄疸是由于血清胆红素浓度增高，使皮肤、黏膜、巩膜黄染。正常血清总胆红素浓度为3.4~17.1 μmol/L，当血清总胆红素浓度为17.1~34.2 μmol/L时，临床不易察觉，称隐性黄疸；当超过34.2 μmol/L时，出现临床可见的黄疸，即显性黄疸。

胆红素主要来源于血红蛋白。正常红细胞的平均寿命约120天，血液中衰老的红细胞经单核-吞噬细胞系统破坏和分解，在组织酶的作用下转变为游离胆红素，又称为非结合胆红素、间接胆红素，因其不能溶于水，不能从肾小球滤过，所以在尿液中不会出现非结合胆红素。

非结合胆红素经血液循环转运至肝脏，在肝细胞内经葡萄糖醛酸转移酶的催化作用，与葡萄糖醛酸作用，形成结合胆红素（直接胆红素）。结合胆红素为水溶性，可通过肾小球滤过从尿液排出。结合胆红素随胆汁排入肠道，经肠内细菌分解与还原，形成尿胆原，大部分尿胆原从粪便排出，称为粪胆原；小部分尿胆原被肠黏膜吸收入血，经门静脉回流到肝脏，其中大部分再次转变为结合胆红素，又随胆汁进入肠道内，形成“胆红素的肠肝循环”。小部分被肠道重吸收的尿胆原进入体循环，由肾脏排出（图3-10-1）。

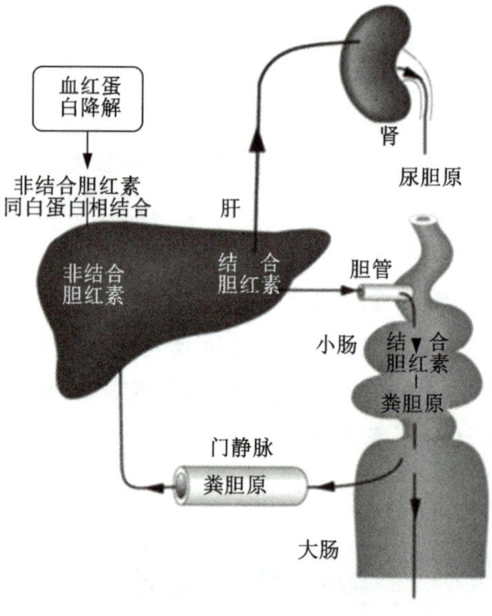

图3-10-1　胆红素正常代谢

一、病因

胆红素生成过多，肝细胞对胆红素的摄取、结合、排泄障碍，或肝内、肝外胆道阻塞等，均可致血清总胆红素浓度增高而发生黄疸。根据黄疸的发生机制不同，分为以下3种类型：

(一)溶血性黄疸

由于大量红细胞被破坏，形成的非结合胆红素增加，超过了肝细胞的摄取、结合与排泄能力。同时，溶血所致的贫血、缺氧及红细胞破坏产物的毒性作用，导致肝细胞对胆红素的代谢能力下降，使非结合胆红素在血液中潴留，超过正常水平而出现黄疸。主要见于：①先天性溶血性贫血，如海洋性贫血、遗传性球形红细胞增多症等；②后天性溶血，如自身免疫性贫血、新生儿溶血、不同血型输血后的溶血以及蛇毒、毒蕈、蚕豆病等引起的溶血。

(二)肝细胞性黄疸

由于各种疾病所致肝细胞严重损伤，使其对胆红素的摄取、结合和排泄能力降低，血中非结合胆红素增加。而未受损的肝细胞仍能将部分非结合胆红素转化为结合胆红素，但因肝细胞肿胀、坏死及胆小管内胆栓形成等原因，使胆汁排泄受阻，部分结合胆红素反流入血，导致血中结合胆红素也增加而出现黄疸。主要见于各种导致肝细胞严重损害的疾病，如病毒性肝炎、中毒性肝炎、肝硬化等。

(三)胆汁淤积性肝炎

由于各种原因引起胆道阻塞，使阻塞上方胆管内压力增高、胆管扩张，最终导致小胆管与毛细胆管破裂，胆汁中的胆红素反流入血，使血中结合胆红素升高。也可因胆汁分泌功能障碍、毛细胆管的通透性增加而引起黄疸。肝内性胆汁淤积，主要见于肝内泥沙样结石、癌栓、寄生虫病等；肝外性胆汁淤积，主要见于胆总管结石、狭窄、炎症水肿及蛔虫阻塞等(图3-10-2)。

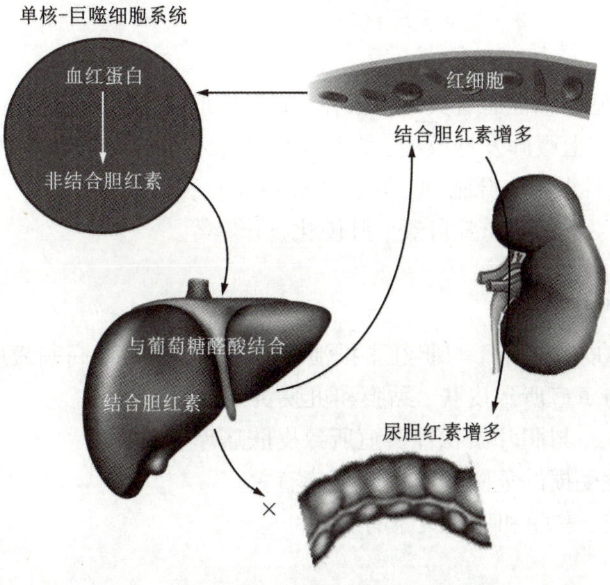

图3-10-2　胆汁淤积性黄疸的胆红素代谢示意图

二、评估要点

(一)健康史

询问有无与黄疸有关的病因，如溶血性贫血、肝胆疾病等；有无进食过多胡萝卜、橘子等含胡萝卜素的食物，有无长期服用呋喃类等含黄色素的药物；了解起病缓急、持续时间、黄染的部位、尿液和粪便的颜色等。

(二)临床表现

1. 溶血性黄疸

一般黄疸程度较轻，皮肤黏膜呈浅柠檬色，不伴皮肤瘙痒。急性溶血时可有发热、寒战、头痛、腰痛等，伴有不同程度的贫血和血红蛋白尿(尿液呈浓茶色或酱油色)，病情严重者可出现肾功能衰竭。慢性溶血伴有贫血、黄疸和脾大。溶血性黄疸主要以非结合性胆红素增加为主，结合胆红素基本正常，尿结合胆红素定性试验阴性。

2. 肝细胞性黄疸

皮肤、黏膜呈浅黄色至深金黄色，可有皮肤瘙痒，常伴乏力、食欲缺乏、肝区不适或疼痛，严重者可有出血倾向、腹腔积液等。肝细胞性黄疸结合胆红素与非结合胆红素均增加，尿结合胆红素定性试验阳性，有胆红素尿(尿呈深黄色)。

3. 胆汁淤积性黄疸

黄疸程度相对较重，皮肤呈暗黄色，胆道完全梗阻者呈深黄色，甚至呈黄绿色，伴有皮肤瘙痒及心动过缓。尿液颜色为浓茶色，粪便颜色变浅或呈白陶土色。胆汁淤积性黄疸以结合胆红素增加为主，尿结合胆红素定性试验阳性，有胆红素尿，尿胆原和粪胆原减少或缺如。

(三)伴随症状

(1)伴发热：常见于急性胆管炎、肝脓肿、病毒性肝炎等。

(2)伴腹痛：伴右上腹阵发性绞痛，常见于胆道结石、胆管蛔虫等；持续性右上腹胀痛或钝痛，常见于病毒性肝炎、肝脓肿、原发性肝癌等。

(3)伴腹腔积液：常见于重症肝炎、肝硬化、肝癌等。

三、护理诊断

1. 舒适度减弱：皮肤瘙痒　与胆红素排泄障碍，血中胆盐增高刺激皮肤有关。
2. 体像紊乱　与黄疸所致皮肤、黏膜和巩膜黄染有关。
3. 睡眠型态紊乱　与胆汁淤积性黄疸所致皮肤瘙痒有关。
4. 有皮肤完整性受损的危险　与皮肤瘙痒有关。
5. 焦虑　与皮肤、黏膜和巩膜黄染有关。

【护考真题链接】2011 年–A2 型题

病人，男，50 岁，患肝硬化入院。自诉“皮肤瘙痒，睡觉的时候把皮肤挠破”。皮肤瘙痒的原因最可能是(　　)

考点：黄疸临床表现

A. 叶酸缺乏　B. 凝血时间延长　C. 胆红素水平提高
D. 高钾血症　E. 低蛋白血症

分析：部分肝硬化病人可有黄疸，部分黄疸可伴皮肤瘙痒，黄疸和皮肤瘙痒均由血中胆红素水平提升引起，答案 C 对，ABDE 错。

案例分析

1. 病人近半个月出现乏力、食欲减退、厌油腻、恶心、呕吐等消化系统疾病症状，出现皮肤、巩膜黄染，皮肤瘙痒，考虑为肝脏疾病导致胆红素代谢障碍，引起血清总胆红素增高所致，属于肝细胞性黄疸。

2. 胆汁淤积性黄疸病人，由于胆道阻塞，阻塞上方胆管内压力增高，胆管扩张，致小胆管与毛细胆管破裂，胆汁中的胆红素反流入血，同时，胆红素不能经过胆道流入肠道，因此，病人皮肤呈暗黄色，甚至呈黄绿色，伴有皮肤瘙痒及心动过缓，尿色深，粪便颜色变浅或呈白陶土色，同时伴有肝、胆疾病相应的临床表现，如右上腹痛、发热、胆囊压痛等。

第十一节　意识障碍

案例导入

案例

病人，男，68 岁。3 小时前与家人争吵后突发左侧肢体无力，随即出现意识不清，呼之不应，急诊入院。既往有高血压病 5 年。入院查体：意识不清，呼之不应，双侧瞳孔等大等圆，各种浅反射、深反射均消失。

思考

1. 如何评估病人意识障碍程度？
2. 该病人目前的主要护理诊断是什么？

意识障碍是指人对自身状态及周围环境的识别和察觉能力出现障碍的一种精神状态。

一、病因

清醒的意识活动有赖于大脑皮质和皮质下网状结构功能的完整性，任何原因导致大脑皮质弥漫性损害或脑干网状结构损害，使意识内容改变或觉醒状态减弱，均可发生意识障碍。

1. 颅内疾病

(1)感染性疾病：如各种脑炎、脑膜炎、脑脓肿等。

(2)非感染性疾病：①脑血管疾病：如脑出血、蛛网膜下腔出血等；②脑肿瘤；③脑外伤：如脑挫裂伤、颅骨骨折等；④癫痫。

2. 颅外疾病

(1)重症感染：如败血症、伤寒、中毒性肺炎等。

(2)内分泌与代谢障碍：如甲状腺危象、甲状腺功能减退症、糖尿病酮症酸中毒等。

(3)心血管疾病：如急性心肌梗死、阿-斯综合征等。

(4)中毒：如安眠药、有机磷杀虫药、一氧化碳中毒等。

(5)物理性及缺氧性损害：如触电、高温中暑、日射病等。

二、评估要点

(一)健康史

询问有无与意识障碍有关的病因，如急性感染、高血压、糖尿病、癫痫、颅脑损伤等；了解起病缓急、发病时间、发病前有无诱因等。

(二)临床表现

(1)嗜睡：为程度最轻的意识障碍。病人处于持续睡眠状态，可被唤醒，醒后能正确回答问题和作出各种反应，但反应迟钝，当刺激停止后很快又入睡。

(2)意识模糊：是程度深于嗜睡的一种意识障碍。病人能保持简单的精神活动，但对时间、地点、人物的定向能力发生障碍，思维、语言逻辑不连贯，可有错觉、幻觉等。

(3)昏睡：是病理性的嗜睡状态。病人处于熟睡状态，一般的外界刺激不易唤醒，须经压迫眶上神经、摇动身体等强烈刺激方能被唤醒，但很快又入睡，醒时答话含糊或答非所问。

(4)谵妄：是一种以兴奋性增高为主的高级神经中枢急性活动失调状态。病人表现为意识模糊、定向力丧失、情感错乱(幻觉、错觉)、烦躁不安、语言杂乱。

(5)昏迷：是最严重的意识障碍，按其程度可分为轻度昏迷、中度昏迷、重度昏迷。

1)轻度昏迷：意识大部分丧失，无自主运动，对声、光刺激无反应，对疼痛刺激尚可出现痛苦的表情或肢体退缩等防御反应。角膜反射、瞳孔对光反射、吞咽反射、眼球运动等可存在，生命体征无明显异常。

2)中度昏迷：对周围事物及各种刺激均无反应，对剧烈刺激可出现防御反应。角膜反射减弱，瞳孔对光反射迟钝，眼球无转动，生命体征轻度异常。

3)重度昏迷：意识完全丧失，全身肌肉松弛，对各种刺激全无反应。深、浅反射均消失，或出现去大脑强直状态，生命体征明显异常。

(三)伴随症状

(1)伴发热：先发热后有意识障碍，常见于各种感染性疾病；先有意识障碍后发热，常见于急性脑血管疾病等。

(2)伴呼吸缓慢：常见于吗啡、巴比妥类、有机磷农药中毒等。

(3)伴瞳孔散大：常见于癫痫、乙醇中毒等。

(4)伴瞳孔缩小：常见于吗啡、巴比妥类药物、有机磷农药中毒等。

(5)伴心动过缓：常见于颅内压增高、吗啡中毒等。

三、护理诊断

1. 急性意识障碍　与各种原因所致大脑皮质及皮质下网状结构功能损害有关。

2. 清理呼吸道无效　与意识障碍所致咳嗽、吞咽反射减弱或消失有关。

3. 有受伤的危险　与意识障碍所致躁动不安有关。

4. 有皮肤完整性受损的危险　与意识障碍所致自主运动消失有关；与意识障碍所致排尿、排便失禁有关。

5. 照顾者角色紧张　与照顾者角色负荷过重有关。

【护考真题链接】2012 年-A2 型题

考点：意识障碍评估

病人，女，53 岁，因突起意识障碍伴右侧肢体瘫痪入院。查体：呼之不应，压眶有痛苦表情，角膜反射及瞳孔对光反射存在，护士判断该病人意识状态为(　　)

A. 嗜睡　　B. 昏睡　　C. 意识模糊　　D. 轻度昏迷　　E. 重度昏迷

分析：病人出现意识障碍，呼之不应，压眶有痛苦表情，角膜反射、瞳孔对光反射存在，而意识障碍中轻度昏迷的特点为：意识大部分丧失，无自主运动，对声、光刺激无反应，对疼痛刺激尚可出现痛苦的表情或肢体退缩等防御反应。角膜反射、瞳孔对光反射存在，答案 D 对，ABCE 错。

案例分析

1. 病人因 3 小时前与家人争吵后出现意识不清、呼之不应，各种浅反射、深反射均消失，符合重度昏迷的临床特点。

2. 该病人目前的主要护理诊断包括：

(1)急性意识障碍　与脑出血或脑梗死有关。

(2)清理呼吸道无效　与意识障碍所致咳嗽、吞咽反射减弱或消失有关。

(3)有皮肤完整性受损的危险　与意识障碍所致自主运动消失有关。

【本章小结】

第三章思维导图

【自 测 题】

一、选择题

A1/A2 型题

1. 张先生，25 岁，淋雨受凉后突发寒战、高热、咳嗽、胸痛 3 天，伴呼吸困难，口唇微绀 1 天入院。引起该病人发热的原因是(　　)

A. 感染　　B. 变态反应

C. 无菌性坏死物质吸收　　D. 自主神经功能失调

E. 内分泌代谢紊乱

2. 女性，50 岁。发热、腰痛 3 天，诊断为急性肾盂肾炎。病人体温骤升至 39℃，持续数小时后骤降至正常水平，1 天后又出现高热，高热期与无热期交替出现。此热型属于(　　)

A. 稽留热　　B. 波状热

C. 弛张热　　D. 间歇热

E. 回归热

3. 男性，47 岁，高热 1 天入院。病人精神差，皮肤潮湿，家属说发热后全身衣服湿透，暂未进食、进水。测体温 37℃，脉搏 96 次/分，血压 90/54 mmHg。该病人最可能是(　　)

A. 寒战　　B. 体温上升期

C. 体液不足　　D. 营养不足

E. 精神刺激

4. 男性，68 岁，因心前区疼痛 3 小时入院，完善相关检查后诊断为急性心肌梗死，现病人出现发热，体温 37.8℃，该病人发热的原因最可能是(　　)

A. 细菌感染　　B. 病毒感染

C. 支原体感染　　D. 无菌性坏死物质吸收

E. 变态反应

5. 高热病人体温下降期，可能发生虚脱的症状是(　　)

A. 寒战、皮肤苍白　　B. 出汗、疲倦

C. 脉搏、呼吸减慢、出汗　　D. 脉搏增快、面色潮红

E. 脉搏细速、皮肤湿冷

6. 女性，21 岁，发热后衣服潮湿，其母亲要为她更换衣服，该病人不同意，两人发生争执。护士的正确做法是(　　)

A. 请护士长出面调解　　B. 要求病人服从

C. 对家属提出批评　　D. 不予理睬

E. 耐心解释，取得合作后帮其更换

7. 疼痛数字评分法中“10 分”表示(　　)

A. 无痛　　B. 轻微疼痛

C. 中度疼痛　　D. 重度疼痛

E. 剧烈疼痛

8. 自发性气胸最常见的症状是(　　)

A. 呕吐　　B. 心悸　　C. 发热　　D. 胸痛　　E. 咳嗽

9. 病人，男，28 岁，患十二指肠溃疡病多年。于饱餐后突然出现上腹剧烈疼痛，腹肌紧张，首先应考虑并发了(　　)

A. 幽门梗阻　　B. 急性胃穿孔
C. 急性胰腺炎　　D. 急性胆囊炎
E. 癌变

10. 病人，男，45 岁，进食油腻食物后自觉上腹剧烈疼痛，伴腰背部痛，可能的原因为(　　)

A. 胆石症　　B. 急性胰腺炎
C. 胃溃疡　　D. 肠梗阻
E. 阑尾炎

11. 病人，男，62 岁。高血压、冠心病史 6 年，出现心前区疼痛时常自行服用硝酸甘油缓解。今晨起床后，无明显诱因突发上腹部疼痛，恶心、呕吐，血压下降，伴大汗、烦躁，经含服硝酸甘油无效。该病人可能发生的疾病是(　　)

A. 心绞痛　　B. 急性心肌梗死
C. 急性胰腺炎　　D. 急性胆囊炎
E. 急性阑尾炎

12. 脐周疼痛多提示(　　)

A. 小肠疾病　　B. 膀胱疾病
C. 结肠疾病　　D. 胃疾病
E. 肝脏疾病

13. 病人，男，45 岁，患十二指肠球部溃疡 5 年，今日原疼痛节律消失，变为持续上腹痛，伴频繁呕吐隔宿酵酸性食物，最可能的并发症是(　　)

A. 上消化道出血　　B. 溃疡穿孔
C. 幽门梗阻　　D. 溃疡癌变
E. 复合性溃疡

14. 病人，男，40 岁。水肿、乏力、腹胀 2 个月，有乙肝病史。查体：全身水肿，腹壁静脉曲张，腹水征(+)。该病人水肿的原因是(　　)

A. 肝源性水肿　　B. 心源性水肿
C. 肾性水肿　　D. 营养不良性水肿
E. 特发性水肿

15. 病人，男，62 岁。咳嗽 30 年，近日咳大量脓痰，常感憋气，伴下肢水肿。下肢水肿应考虑的原因是(　　)

A. 心源性水肿　　B. 肝源性水肿
C. 肾性水肿　　D. 营养不良性水肿
E. 局限性水肿

16. 下列哪项是肺水肿的特征(　　)

A. 铁锈色痰　　B. 粉红色泡沫痰
C. 脓性痰　　D. 无色透明痰
E. 绿色痰

17. 病人，女，38岁。咳嗽、咳痰5年余。近1个月来咳嗽、咳痰加重，伴有多次咯血，咳嗽在晨起或夜间卧床时加重，痰量多时可达400 mL，静置后可分为三层。该病人最可能患的疾病是(　　)

A. 慢性支气管炎　　B. 肺结核

C. 支气管扩张　　D. 肺癌

E. 以上都不是

18. 患儿，4岁。2天来无论是活动还是安静时均有阵发性、痉挛性咳嗽，其咳嗽原因可能为(　　)

A. 支气管炎　　B. 肺炎

C. 气道异物　　D. 支气管哮喘

E. 自发性气胸

19. 病人，男，20岁。淋雨后感冒，出现寒战、高热，体温39.5℃。咳出痰液为铁锈色。该病人最可能的诊断是(　　)

A. 肺结核　　B. 肺脓肿

C. 支气管扩张　　D. 急性支气管炎

E. 肺炎链球菌肺炎

20. 病人，男，89岁。患慢性支气管炎17年，近两周来急性发作入院，病人入院后出现频繁咳嗽、咳痰，痰稠不易咳出，两分钟前夜班护士发现病人剧烈咳嗽，突然呼吸极度困难，喉部有痰鸣音，表情恐怖，双手乱抓。护士判断病人最可能发生了(　　)

A. 急性心肌梗死　　B. 病人从噩梦中惊醒

C. 出现急性心力衰竭　　D. 呼吸道痉挛导致缺氧

E. 痰液堵塞气道导致窒息

21. 病人，男，16岁。因支气管哮喘发作入院。病人最可能出现哪种呼吸困难？(　　)

A. 吸气性呼吸困难　　B. 呼气性呼吸困难

C. 劳力性呼吸困难　　D. 端坐呼吸

E. 夜间阵发性呼吸困难

22. 病人，男，70岁，肺结核，大咯血过程中，咯血突然减少或中止，表情紧张、惊恐、大汗淋漓，两手乱动或指喉头，该病人首优护理诊断为(　　)

A. 体液不足　　B. 潜在并发症：窒息

C. 气体交换受损　　D. 有感染的危险

E. 焦虑

23. 严重吸气性呼吸困难最主要的特点是(　　)

A. 端坐呼吸　　B. 鼻翼扇动

C. 哮鸣音　　D. 呼吸加深加快

E. 三凹征

24. 咳嗽与咳痰疾病中，下列哪些疾病最常见(　　)

A. 中枢神经系统疾病　　B. 呼吸道疾病

C. 胸膜疾病　　D. 心血管疾病

E. 消化系统疾病

25. 病人，男，40 岁，右下肢皮肤苍白、发绀，趾甲增厚变形，疼痛，尤以夜间疼痛剧烈而无法入睡，诊断为血栓闭塞性脉管炎。该病人的发绀属于(   )

A. 肺性发绀
B. 心性发绀
C. 中心性发绀
D. 周围性发绀
E. 混合性发绀

26. 左心功能不全时出现呼吸困难主要是由于(   )

A. 体循环淤血
B. 腹水
C. 肺淤血
D. 肺小动脉压力降低
E. 横膈活动障碍

27. “三凹征”是指(   )

A. 胸骨上窝、锁骨上窝、肋间隙在吸气时明显下陷
B. 胸骨上窝、锁骨上窝、肋间隙在呼气时明显下陷
C. 胸骨上窝、锁骨上窝、纵隔在吸气时明显下陷
D. 胸骨上窝、锁骨上窝、纵隔在呼气时明显下陷
E. 胸骨上窝、锁骨下窝、纵隔在吸气时明显下陷

28. 肺性发绀见于(   )

A. 阻塞性肺气肿
B. 先天性心脏病
C. 休克
D. 血管闭塞性脉管炎
E. 重症肺炎

29. 意识完全丧失，对各种刺激均无反应及生命体征不稳定属于意识状态的(   )

A. 嗜睡
B. 意识模糊
C. 昏睡
D. 轻度昏迷
E. 重度昏迷

30. 呕血最常见的病因为(   )

A. 肝硬化
B. 食管–胃底静脉曲张破裂
C. 消化性溃疡
D. 慢性胃炎
E. 慢性肝炎

31. 病人，男，42 岁，粪便隐血试验阳性，提示消化道出血量(   )

A. >3 mL　B. >5 mL　C. >6 mL　D. >7 mL　E. >8 mL

32. 病人，男，38 岁。因“呕血、黑便 1 周”入院。今晨呕血 600 mL。目前病人最主要的护理问题是(   )

A. 紧张　B. 恐惧　C. 焦虑　D. 烦躁　E. 抑郁

33. 男性，52 岁。慢性乙型肝炎病史 6 年，1 个月前出现皮肤呈金黄色。查体：肝掌、蜘蛛痣。该病人出现黄疸最可能的原因是(   )

A. 溶血性黄疸
B. 肝细胞性黄疸
C. 胆汁淤积性黄疸
D. 先天性非溶血性黄疸
E. 药物性黄疸

34. 男性，71 岁。右上腹不适，纳差，消瘦 3 个月，近 3 天皮肤瘙痒，尿黄、粪便呈白陶土色。查体：消瘦，皮肤暗黄。腹部超声示肝内胆管结石。本病发生黄疸的原因是(   )

A. 溶血性黄疸　　B. 肝细胞性黄疸
C. 胆汁淤积性黄疸　　D. 先天性非溶血性黄疸
E. 药物性黄疸

35. 胆红素主要来源于(　　)
A. 血红蛋白　　B. 淋巴细胞
C. 单核细胞　　D. 血小板
E. 中性粒细胞

36. 以兴奋性增高为主的意识障碍类型为(　　)
A. 嗜睡　　B. 昏睡　　C. 昏迷　　D. 意识模糊　　E. 谵妄

37. 病人，男，50岁，因“意识障碍3小时”入院。查体：呼之不应，压眶有痛苦表情，角膜反射及瞳孔对光反射存在，护士判断该病人意识状态为(　　)
A. 嗜睡　　B. 昏睡
C. 意识模糊　　D. 轻度昏迷
E. 重度昏迷

38. 病人意识障碍，可唤醒，但不能准确辨别人物和地点。该种意识状态属于(　　)
A. 轻度昏迷　　B. 谵妄
C. 意识模糊　　D. 昏睡
E. 嗜睡

二、填空题

1. 发热过程的三个阶段分别是__________、__________、__________。
2. 头痛伴剧烈呕吐可见于__________等。
3. 大咯血是指每日咯血量__________或1次咯血量__________。
4. __________者呕吐物为宿食，__________梗阻的呕吐物常带粪臭味。
5. 病人出现黑便，提示出血量在__________mL以上；出现呕血，提示胃内积血量达__________mL。

三、简答题

1. 简述发热病人常见的护理诊断。
2. 简述心源性水肿的特点。
3. 简述咯血病人常见护理问题。
4. 简述急、慢性腹泻的临床表现。

（王冬梅　张晓）

第四章

身体状况评估

学习目标

知识目标：能叙述身体状况评估的方法、内容、结果判断及临床意义。

能力目标：初步学会进行身体状况评估。

素质目标：具有良好的护患交流能力和尊重、爱护病人的意识。

第一节　身体状况评估的基本方法

案例导入

案例

张女士，35 岁，因“发热、咳嗽 3 天”以“肺炎”收治入院。责任护士通过问诊已经详细了解了其健康史，现需要对其进行身体状况评估。

思考

1. 什么是身体状况评估？身体状况评估可以提供哪些健康信息？

2. 身体状况评估有哪些方法？

身体状况评估是指护士运用自己的感官（眼、耳、鼻等）或借助体温表、血压计、听诊器、手电筒和叩诊锤等简单的检查工具，客观地评估病人身体状况的最基本的检查方法。通过身体状况评估，可进一步验证问诊中所获得的有临床意义的健康信息，并发现病人可能存在的异常体征。体征作为客观资料的重要组成部分，可为最终确认护理诊断提供客观依据。身体状况评估的基本方法包括视诊、触诊、叩诊、听诊和嗅诊。

一、视诊

视诊是护士用眼睛观察病人全身或局部状态有无异常的检查方法，包括全身和局部视诊。视诊可用于全身一般状态和许多体征的检查以及呕吐物或排泄物的观察。全身视诊如年龄、性别、发育、营养、面容、表情、体位和步态等，用以了解病人的全身状况；局部视诊如皮肤与黏膜的颜色，头颅、胸廓、腹部、骨骼或关节的外形等，可了解病人身体各部分的状况。

视诊方法简单，适用范围广，可提供重要的诊断资料和线索，但必须有丰富的医学知识和临床经验，通过深入细致的观察才能发现有重要意义的临床征象，否则会出现视而不见的情况。

视诊应在充足的自然光线下进行。对于搏动与轮廓的观察常需在侧面光照下进行。通常情况下，视诊可通过护士的眼睛直接观察，但某些特殊部位，如眼底、鼓膜等，则需要借助检眼镜、耳镜等器械的帮助进行观察。

二、触诊

触诊是护士通过手与被检查部位接触后的感觉，或同时观察病人的反应来判断身体某部有无异常的检查方法。触诊可以进一步明确视诊发现的一些异常现象，还可以发现一些视诊所不能发现的体征，如体温、湿度、压痛、摩擦感等。手的不同部位对触觉的敏感度不同，其中指腹对触觉较为敏感，掌指关节的掌面对震动较为敏感，手背皮肤对温度较为敏感，触诊时可多用这些部位。触诊的适用范围很广，可遍及全身各部，尤以腹部检查最常用。

（一）触诊方法

由于触诊目的不同，施加的压力也轻重不一，因此触诊可分为浅部触诊法与深部触诊法。

1. 浅部触诊法

将一手放在被检查部位，手指并拢，指关节伸直，利用掌指关节和腕关节的协同动作，轻柔地进行滑动触摸，可触及的深度为1～2 cm。浅表触诊法适用于检查体表浅在病变，如关节、软组织，浅部的动脉、静脉、神经，阴囊和精索等部位的病变。浅表触诊一般不会引起病人的痛苦及肌肉紧张，因此，有利于评估腹部有无压痛、抵抗感、搏动、包块和某些增大的器官等（图4-1-1）。

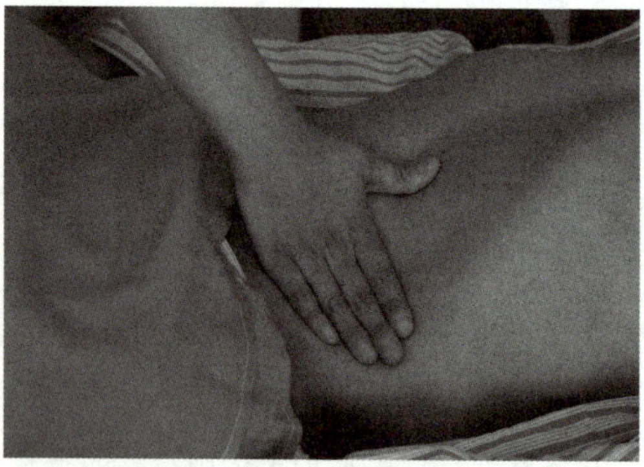

图4-1-1　浅部触诊法

2. 深部触诊法

将一手或两手重叠，由浅入深，逐渐加压以达深部，可触及的深度多大于2 cm，可达4～5 cm。深部触诊适用于检查腹腔病变和腹部器官情况，根据检查目的和手法的不同，深部触诊法（图4-1-2）又可分为四种：

（1）深部滑行触诊法：检查时嘱病人张口平静呼吸，可与病人谈话以转移注意力，尽量使病人的腹肌放松。护士以并拢的2、3、4指末端逐渐触向腹腔器官或包块，并在被触及的器官或包块上做上、下、左、右的滑行触摸。如为肠管或条索状包块，则需做与长轴

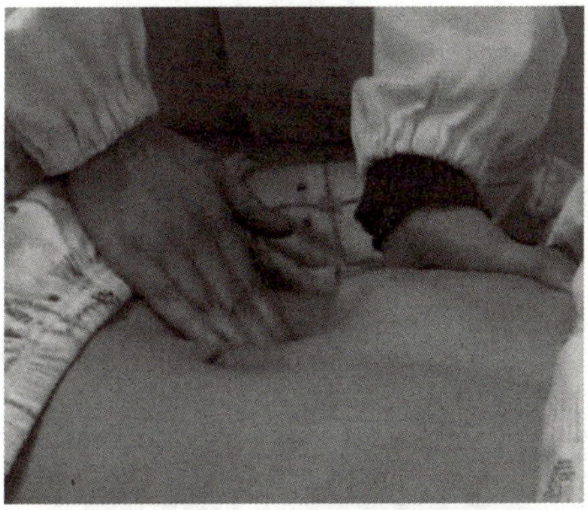

图 4-1-2　深部触诊法

相垂直方向的滑行触诊。深部滑行触诊法常用于腹腔深部包块和胃肠病变的检查。

(2)双手触诊法：将左手置于被检查器官或包块的后部，并将被检查部位推向右手方向，右手中间三指在相应部位进行触诊。此法多用于肝脏、脾脏、肾脏和腹腔肿物的触诊(图 4-1-3)。

(3)深压触诊法：以右手并拢的 2~3 个手指逐渐深压腹壁被检部位达 4~5 cm，以探测腹腔深在病变的部位或确定腹部压痛点，如阑尾压痛点、胆囊压痛点等。检查反跳痛，则是在手指深压的基础上稍停 2~3 秒，迅速将手抬起，同时询问病人有无疼痛加剧或观察其面部有无痛苦表情。

(4)冲击触诊法：又称为浮沉触诊法。检查时，右手并拢的示指、中指、环指放置于腹壁相应的部位(与腹壁成 70°~90°角)，做数次急速而较有力的冲击动作，在冲击时即会出现腹腔内器官在指端浮沉的感觉，这种方法一般只用于大量腹腔积液时肝脏、脾脏难以触及者(图 4-1-4)。因急速冲击可使腹腔积液在器官表面暂时移去，器官随之浮起，故指端易于触及肿大的肝脏、脾脏或腹腔包块。

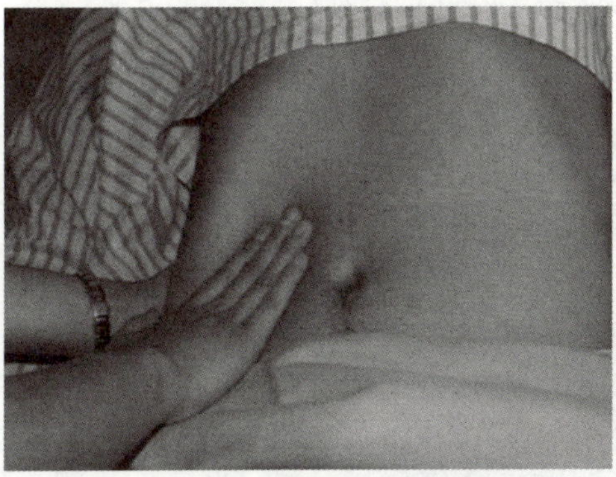

图 4-1-3　双手法肝脏触诊

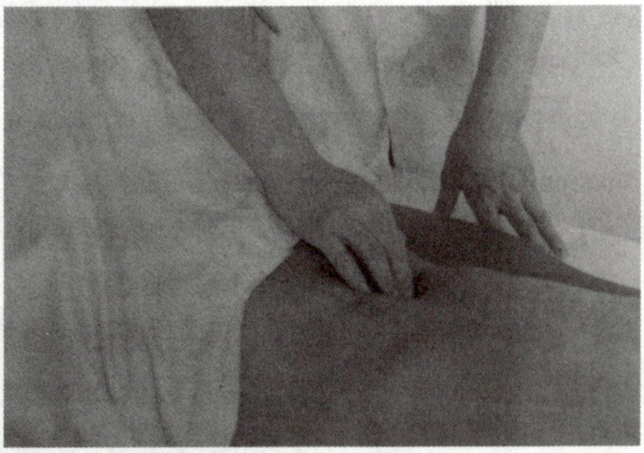

图 4-1-4　冲击触诊法

(二)触诊注意事项

(1)应熟悉脏器的正常位置、大小以及正常的变异。触诊前应向病人说明触诊的目的和配合方法，触诊时手要温暖轻柔，避免病人精神和肌肉紧张，影响触诊效果。

(2)进行腹部触诊时，可根据需要嘱病人排空大小便，以免影响触诊，或将充盈的膀胱误认为腹腔包块。检查时从健侧开始逐渐移向患侧。

(3)护士须站在病人右侧。病人一般取屈膝仰卧位，双手自然置于体侧，腹肌尽可能放松，必要时可采取半坐位、立位和侧卧位。

三、叩诊

叩诊是护士用手指叩击或手掌拍击受检部位的表面，使之振动产生音响，根据其振动和音响特点判断受检部位的脏器有无异常的检查方法。叩诊多用于分辨被检查部位组织或器官的位置、大小、形状及密度，如确定肺下界的位置、心界的大小与形状、胸腔积液和腹腔积液的有无与多少、膀胱有无充盈等，在胸、腹部检查中尤为重要。

(一)叩诊方法

根据叩诊的手法与目的的不同，叩诊分为间接叩诊法与直接叩诊法。

1. 间接叩诊法

间接叩诊法是广泛使用的叩诊方法。护士左手中指第二指节紧贴于叩诊部位，勿施压，以免影响被叩组织的震动，其他手指稍微抬起，不与体表接触；右手手指自然弯曲，以中指指端叩击左手中指第二指骨远端，叩击方向应与叩诊部位的体表垂直(图 4-1-5、图 4-1-6)，每个部位连续叩击 2~3 下；叩诊时应以腕关节与掌指关节的活动为主，避免肘关节及肩关节参加运动。多用于评估肺部病变的范围与性质、心界的大小与形状、肝脾的边界、有无腹腔积液、膀胱有无充盈等。

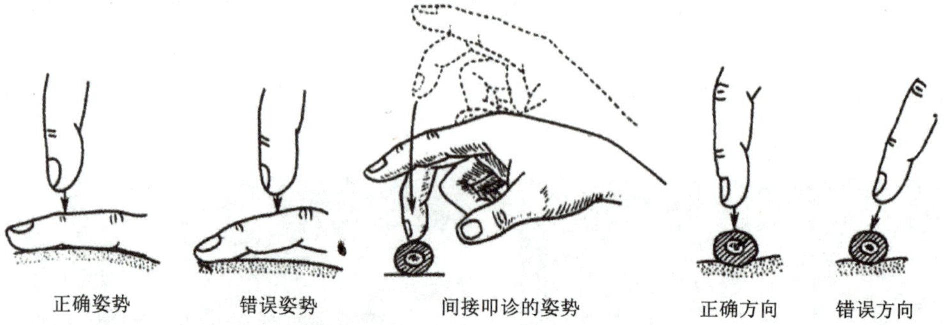

图 4-1-5　间接叩诊法示意图

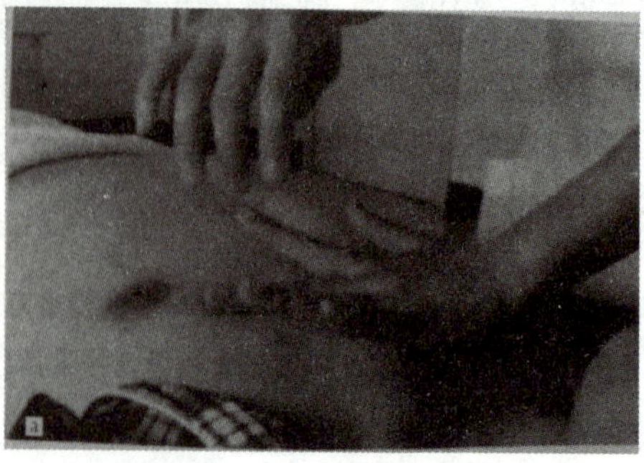

图 4-1-6　间接叩诊法

2. 直接叩诊法

直接叩诊法是采用右手示指、中指、环指并拢的掌面直接叩击被检查部位，借叩击的音响和指下的震动感来判断病变的方法。此法主要适用于检查胸部或腹部面积较广泛的病变，如大量胸腔积液或腹腔积液等。

（二）叩诊音

叩诊音即被叩击部位产生的音响。因被叩击部位组织器官的密度、弹性、含气量以及与体表的距离不同，可产生不同的音响。根据音响的强弱、频率等的不同将叩诊音分为5种，即实音、浊音、清音、过清音和鼓音。叩诊音的时限与组织密度呈负相关，实音持续时间最短，随着组织密度减小，叩诊音的时限逐渐延长。各种叩诊音的特点及临床意义（表4-1-1）如下：

表4-1-1　叩诊音特点及临床意义

叩诊音	相对强度	相对音调	相对时限	出现部位	病理情况
实音	弱	高	短	实质脏器部分	大量胸腔积液、肺实变
浊音	中等	中等	中等	心、肝被肺覆盖部分	大叶性肺炎
清音	响亮	低	长	正常肺	支气管炎
过清音	更响亮	更低	更长	正常不出现	肺气肿、肺含气量增加
鼓音	响亮	高	较长	胃泡区、腹部	大量气胸、肺空洞

（三）叩诊注意事项

（1）叩诊环境应安静，以免影响对叩诊音的判断。

（2）根据叩诊部位不同，病人采取适当体位，如叩诊胸部时取坐位或卧位；叩诊腹部时取仰卧位。叩诊时应嘱病人充分暴露被叩诊部位，并使肌肉放松。

（3）叩诊操作应规范，叩击力量的轻重应视不同的检查部位及病变组织的性质、范围大小或位置深浅等具体情况而定，注意对称部位叩诊音的比较。

四、听诊

听诊是护士直接用耳或借助于听诊器听取病人身体器官发出的声音，以识别正常与病理状态，从而判断健康与否的方法。听诊常用于心血管、肺脏及胃肠道等的检查。

（一）听诊方法

（1）直接听诊法：是将耳直接贴附于受检部位体表进行听诊的方法，这种方法所能听到的体内声音微弱，仅用于某些特殊情况或紧急情况时。

（2）间接听诊法：是指借用听诊器进行听诊的方法。此法方便，使用范围广，因听诊器对器官活动的声音有一定的放大作用，且能阻断环境中的噪音，所以听诊效果好。主要用于心脏、肺脏、腹部、血管等的听诊。

（二）听诊注意事项

（1）听诊时避免干扰：环境应安静、温暖，寒冷可引起病人肌束颤动，出现附加音，影响听诊效果。听诊时注意力要集中，听诊肺部时要摒除心音的干扰，听诊心音时要摒除呼吸音的干扰，必要时嘱病人控制呼吸配合听诊。

（2）体位合适：根据病情和听诊需求嘱病人采取适当体位，对虚弱不能起床的病人，尽量减少其翻身的痛苦。

（3）正确使用听诊器：听诊器通常由拾音部分（胸件），传导部分（胶管）及听音部分（耳件）三部分组成。听诊前应注意耳件方向是否正确，胶管管腔是否通畅；胸件切忌隔着病人衣服听诊，要紧贴于被听诊部位，避免与皮肤摩擦而产生附加音。

五、嗅诊

嗅诊是通过嗅觉判断病人的异常气味与疾病之间关系的一种检查方法。这些异常气味多来自皮肤、黏膜、呼吸道、胃肠道、呕吐物、排泄物、分泌物、脓液或血液等。嗅诊时护士用手将病人散发的气味扇向自己的鼻部，然后仔细判断气味的性质和特点。常见的异常气味及其临床意义有：

（1）汗液味：正常汗液无强烈刺激性气味。酸性汗味见于风湿热或长期服用水杨酸、阿司匹林等；狐臭味见于腋臭等。

（2）痰液味：正常痰液无特殊气味。血腥味见于大量咯血；恶臭味见于支气管扩张症或肺脓肿。

（3）呼气味：呼气呈浓烈的酒味见于饮酒后或醉酒者；刺激性蒜味见于有机磷农药中毒者；烂苹果味见于糖尿病酮症酸中毒者；氨味见于尿毒症者；肝腥味见于肝性脑病者。

（4）脓液味：无特殊气味。脓液有恶臭味可见于气性坏疽。

（5）呕吐物味：略带酸味，如酸味过浓提示食物在胃内滞留时间长，见于幽门梗阻；呕吐物呈粪臭味多见于肠梗阻。

（6）尿液味：尿液呈浓烈的氨味见于膀胱炎及尿潴留；鼠尿味见于苯丙酮尿症。

（7）粪便味：粪便有腐败性臭味多见于消化不良或胰腺功能不全；腐臭味见于膀胱癌；腥臭味见于细菌性痢疾；肝腥味见于阿米巴痢疾。

【护考真题链接】2013 年-A1 型题

肺气肿病人胸部叩诊音为（　　）

考点：胸部叩诊

A. 清音　　B. 鼓音　　C. 实音

D. 浊音　　E. 过清音　　E. 心力衰竭

分析：肺气肿病人患病后肺泡破坏融合为肺大泡，肺组织含气量增多，叩诊时为过清音（E 对）；正常人肺部叩诊音为清音（A 错）；鼓音正常情况下出现于胃泡区和腹部，是在叩诊含大量气体的空腔脏器时出现的声音（B 错）；实音主要出现于心、肝、肌肉部位；肺实变也可出现实音（C 错）；浊音出现于心或肝被肺组织的边缘覆盖的部分，与题干不符（D 错）。答案 E 对，ABCD 错。

案例分析

1. 身体状况评估是指护士运用自己的感官或借助体温表、血压计、听诊器、手电筒和叩诊锤等简单的检查工具，客观地了解和评估病人身体状况的一系列最基本的检查方法；通过身体状况评估可以进一步验证问诊中所获得的有临床意义的健康信息，并发现病人可能存在的异常体征。体征作为客观资料的重要组成部分，可为确认护理诊断提供客观依据。

2. 身体状况评估的基本方法包括视诊、触诊、叩诊、听诊和嗅诊。

第二节　一般状况评估

案例导入

案例

病人，男，62岁，柏油样便、头晕半年。查体：T 36.8℃，P 102次/分，R 22次/分，BP 90/70 mmHg。病人慢性病容，面色苍白，消瘦无力。完善相关检查后以“胃癌”收治入院。

思考

1. 如何评估病人的营养状态？
2. 该病人的营养状态如何？

一般状况评估是整个身体评估过程中的第一步，是对病人全身状态的概括性观察，以视诊为主，配合触诊、听诊和嗅诊进行评估。内容包括全身状态、皮肤和浅表淋巴结的评估。

一、生命体征

生命体征是评估生命活动存在与否及质量的重要征象，是体格检查必须检查的项目之一，其内容包括体温、脉搏、呼吸和血压。

(一)体温

体温的测量方法见《基础护理学》，体温异常的病因及临床表现见第三章第一节“发热”。

(二)脉搏

脉搏是指动脉内的压力随着心脏的收缩和舒张而发生的周期性波动所引起的动脉管壁搏动。正常成人脉搏为60~100次/分，强弱均匀，节律整齐、动脉壁柔韧具有一定弹性。儿童平均约为90次/分，婴幼儿可达130次/分。

1. 检查方法

检查脉搏时，护士以并拢的示指、中指、环指的指腹触诊病人桡动脉近手腕处，在特殊情况下也可触诊颈动脉、肱动脉、足背动脉等部位，触诊的时间至少计数30秒。注意了解脉搏的速率、节律、紧张度及动脉管壁情况，必要时还要对上、下肢脉搏进行检查对比。

2. 常见的异常脉搏及临床意义

(1)脉搏短绌：同时测量心率与脉率时，可发现脉率小于心率。由于期前收缩、心房颤动等心律失常发生时，部分心搏的心输出量显著减少，不能使周围血管产生搏动。

(2)水冲脉：检查者用右手紧握病人的手腕掌面桡动脉处，逐渐将病人前臂高举过头，感触动脉的搏动。如脉搏骤起骤落、急促有力，犹如潮水汹涌，称为水冲脉，为脉压差增大的表现，见于主动脉瓣关闭不全、甲状腺功能亢进、严重贫血等疾病。

(3)交替脉：指节律正常而强弱交替出现的脉搏。为心肌受损的表现，见于冠状动脉粥样硬化性心脏病、高血压心脏病、原发性心肌病引起的左心衰竭。

(4)奇脉：指吸气时脉搏明显减弱甚至消失，呼气时又出现或恢复原状的现象，又称吸停脉。常见于心包积液和缩窄性心包炎，是心包填塞的重要体征之一。

(5)无脉：主要见于严重休克和多发性大动脉炎，后者系由于某一部位动脉闭塞从而引起相应部位脉搏消失。

(三)呼吸

呼吸运动是借助膈肌和肋间肌的收缩和松弛来完成的。女性的呼吸以肋间肌的运动为主，称为胸式呼吸。评估呼吸时，视诊观察病人胸廓的起伏，吸气时胸廓增大，呼气时胸廓缩小。正常男性和儿童呼吸以膈肌运动为主，胸廓下部及上腹部的动度较大，称腹式呼吸。注意呼吸模式、呼吸的节律、每分钟次数。正常人安静状态下呼吸运动稳定而有节律，呼吸频率为16~20次/分。呼吸频率超过24次/分，称为呼吸过速，见于发热、疼痛、甲状腺功能亢进等。呼吸频率低于12次/分，称为呼吸过缓，常见于颅内压增高、巴比妥类药物中毒等。异常呼吸的评估见第三章第五节“呼吸困难”及《基础护理学》。

(四)血压

血压通常是指体循环动脉血压，是基本生命体征之一。

1. 测量方法

用于测量血压的工具有汞柱式血压计、弹簧式血压计和电子血压计。

(1)汞柱式血压计测量法：①病人测量血压前30分钟内禁止吸烟和饮用咖啡，并在安静环境下休息5~10分钟，告知病人不要紧张。②检查者打开并检查血压计，将血压计汞柱开关打开，汞柱凸面水平在零位。③病人可取仰卧位或坐位，被测上肢暴露、伸直并外展45°。肘部和血压计应与心脏处于同一水平。④将血压计袖带均匀紧贴皮肤缚于上臂，气囊中部应对准肱动脉，袖带松紧以恰能放进一个手指为宜，袖带下缘应距肘窝横纹2~3 cm。⑤将听诊器模型体件置于肘部肱动脉搏动处，轻压之。⑥旋紧与气囊相连的气球充气按钮，并开始充气，边充气边听诊，观察汞柱上升高度。待肱动脉搏动音消失后，汞柱再升高 20~30 mmHg。⑦松开气囊上的充气旋钮，使气囊缓慢放气，同时，检查者应水平注视缓慢下降的汞柱水平。下降速度以 2~6 mmHg/s 为宜，心率缓慢者下降速度更慢。⑧确定血压值：汞柱下降过程中，听到第一次肱动脉响亮的搏动声时的数值代表收缩压；随着汞柱下降，搏动声逐渐加强，然后搏动声突然减弱或低沉，最终声音消失。声音消失时汞柱所示数值为舒张压。用同样的方法测血压至少两次，取两次检查的平均值为血压值并记录。若收缩压或舒张压 2 次读数相差 5 mmHg 以上，应再次测量，以 3 次读数的平均值作为测量结果。⑨血压检测完毕，将气囊排空，卷好气袖并平整地放入血压计中，然后向右稍倾斜血压计，使玻璃管中汞柱完全浸入水银槽后，关闭汞柱开关和血压计。

(2)电子血压计测量法：电子血压计也是目前较为普遍的测量工具，其部件包括：①血压计本体，正面有显示屏(显示收缩压、舒张压、心率、心跳图标)、开始/停止按钮、记忆读出按钮；侧面有空气管接口、专用电池适配器接口；底面有电池盖。②袖带及空气管，包括三角标记、空气管插头、袖带、空气管。电子血压计示意图见图 4-2-1。

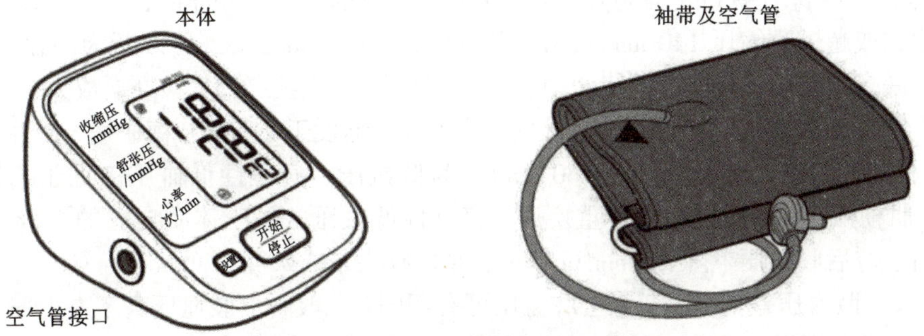

图 4-2-1　电子血压计示意图

测量方法：①病人测量血压前的准备同汞柱式血压计测量法。测量时病人取坐位，双脚平放于地面，或取平卧位。②检查者将空气管插头插入空气管接口，注意接口有无松动(有松动可能测量不准确)。③病人手臂伸入袖带，袖带下缘应距肘窝横纹约 2 cm。手掌的朝向应与袖带的空气管一致，三角标记应在中指的延长线上，袖带中心与心脏保持同一高度。④向外拉袖带的尾端，沿着手臂缠绕，调整袖带松紧度，手臂与袖带之间不要有间隙，用布扣加以固定。即使袖带倾斜，只要固定在三角标记上方，也不会影响测量结果。⑤按下开始/停止按钮，启动电源，开始自动测量。连续测量血压 2 次，取两次血压值的平均值。连续测量时，至少间隔 2 分钟。⑥确认测量结果。⑦取下袖带，按下开始/停止按钮，切断电源。

2. 血压标准

根据中国高血压基层管理指南(2014 年修订版)，18 岁以上成人的血压按不同水平进行定义和分级(表 4-2-1)。

表 4-2-1　血压水平的定义和分级(mmHg)

级别	收缩压	舒张压
正常血压	<120	<80
正常高值血压	120~139	80~89
高血压		
1 级高血压(轻度)	140~159	90~99
2 级高血压(中度)	160~179	100~109
3 级高血压(重度)	≥180	≥110
单纯收缩期高血压	≥140	<90

注：当病人的收缩压与舒张压分属不同级别时，以较高的分级为准；单纯收缩期高血压也可按照收缩压水平分为 1、2、3 级。

3. 血压变动的临床意义

(1)高血压：采用标准测量方法，当在安静、清醒的条件下经非同日至少 3 次测量，血压值均达到或超过收缩压 140 mmHg 和(或)舒张压 90 mmHg 时，可诊断为高血压。血压的测量受许多因素的影响，如情绪激动、紧张、运动等。年龄在 18 岁以上成人，高血压绝大多数是原发性高血压，5%~10%为继发性高血压，继发于心脏病、糖尿病、慢性肾炎等。

(2)低血压：成人血压低于 90/60 mmHg 为低血压。病理性低血压多见于急性失血、休克、心肌梗死、脑动脉硬化等严重疾病。直立性低血压常见于体质瘦弱的人群，从平卧位改为站立位后收缩压下降 20 mmHg 以上，并伴有头晕或晕厥。

(3)双上肢血压差别显著：双上肢血压可有不同，一般右上肢血压高于左上肢血压 5~10 mmHg，超出此范围多见于多发性大动脉炎或先天性动脉畸形等疾病。

(4)上、下肢血压差异常：正常下肢血压高于上肢血压 20~40 mmHg，如上肢血压升高，下肢血压不高或降低，形成反常的上、下肢血压差别，临床诊断应考虑多发性大动脉炎或胸腹主动脉型大动脉炎等疾病。

(5)脉压改变：收缩压和舒张压之差为脉压，脉压正常值在 30~40 mmHg。脉压增大常见于高血压、动脉硬化、甲状腺功能亢进、急性心功能不全等疾病。脉压减低常见于低血压、严重二尖瓣狭窄、严重心功能不全等疾病。

二、意识状态

意识是大脑功能活动的综合表现，即对环境及自身的知觉状态。凡能影响大脑功能活动的疾病都能引起程度不等的意识改变，称为意识障碍。判断病人的意识状态多采用问诊的方法，通过与病人的交谈了解其思维、反应、情感、计算能力、定向力等方面的情况。具体内容见本书第三章第十一节“意识障碍”。

三、发育与体型

(一)发育

一般来说，发育与遗传、内分泌、营养代谢、体育锻炼等因素密切相关。成人体格发育正常的判断指标包括：头部的长度为身高的1/7～1/8；两上肢展开的长度约等于身高；胸围约为身高的1/2；坐高约等于下肢的长度；身体的上部长度(头顶至耻骨联合上的距离)约等于下部长度(身高减去上部量或耻骨联合下缘至足底的距离)。

(二)体型

体型是身体发育的外观表现，包括骨骼、肌肉、脂肪分布的状态等，临床上将正常成人体型分为三型(表4-2-2)。

表4-2-2　成人体型的分类及特点

体型	特点
正力型(匀称型)	身体各部匀称适中，腹上角90°左右，此型多见
无力型(瘦长型)	身高肌瘦，颈长肩窄，胸廓扁平，腹上角<90°
超力型(矮胖型)	身短粗壮，颈粗肩宽，胸廓宽阔，腹上角>90°

与内分泌因素密切相关的病态发育：

(1)巨人症：发育成熟前脑垂体功能亢进可致体格异常高大，称为巨人症。

(2)侏儒症：发育成熟前脑垂体功能低下可导致体格异常矮小，称垂体性侏儒症。

(3)呆小病：甲状腺对体格发育有促进作用，发育成熟前甲状腺功能减退者，表现为体格矮小，智能低下，称为呆小病。

(4)性激素决定第二性征的发育：某些疾病如结核、肿瘤破坏了性腺分泌功能，或者脑垂体功能低下，促性腺激素释放激素水平低下，从而可出现性腺功能低下，导致第二性征改变，男性表现为“阉人”征，女性则表现为男性化。性早熟儿童患病初期可比同龄儿童体格发育快，但因骨骺早闭合会限制后期的体格发育。

四、面容与表情

面容与表情是评价个体情绪状态和身体状况的重要指标。疾病可使人的面容与表情发生变化，表现为痛苦、忧虑或疲惫等，某些疾病发展到一定程度时，可出现特征性的面容与表情(图4-2-2)。常见典型病容如下：

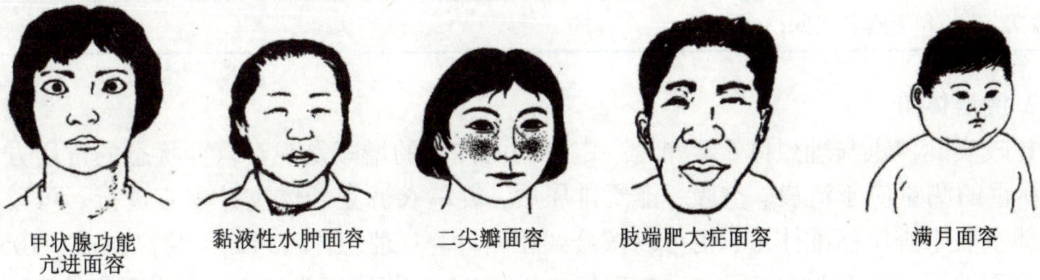

图4-2-2　面容与表情

(1)急性病容：面色潮红，呼吸急促，表情痛苦，鼻翼扇动，口唇疱疹，见于急性感染性疾病，如疟疾、大叶性肺炎等。

(2)慢性病容：面色晦暗或苍白，面容憔悴，目光暗淡，消瘦无力，见于慢性消耗性疾病，如恶性肿瘤、结核等。

(3)甲状腺功能亢进面容：眼裂增大，眼球突出，兴奋不安，烦躁易怒，呈惊愕貌，见于甲状腺功能亢进的病人。

(4)二尖瓣面容：面色晦暗、双颊紫红、口唇发绀，见于风湿性心脏瓣膜病、二尖瓣狭窄的病人。

(5)满月面容：面圆如满月，皮肤发红，常伴痤疮、小须。见于库欣综合征、长期使用肾上腺糖皮质激素者。

(6)病危面容：面色枯槁、苍白或铅灰，表情淡漠、双目无神，眼眶凹陷，鼻骨脊耸，见于大出血、严重休克、脱水、急性腹膜炎等严重疾病者。

(7)贫血面容：面色苍白，唇舌色淡，表情疲惫，见于各类型贫血的病人。

(8)肝病面容：面容晦暗，双颧骨有褐色色素沉着，见于慢性肝病病人。

五、营养状态

营养状态是指与食物摄入、消化、吸收和代谢等因素有关的健康状况。营养失调不仅包括营养缺乏，也包括营养过剩，或者用消瘦和肥胖来描述。

(一)营养状态的评价

1. 综合评价

营养状态可依据皮肤、毛发、皮下脂肪和肌肉等情况，结合年龄、身高和体重进行综合判断。营养状态通常分为良好、中等、不良三个等级。营养状态的分级与临床特点见表 4-2-3。

表 4-2-3　营养状态的分级与临床特点

分级	临床特点
良好	黏膜红润、皮肤有光泽且弹性良好，皮下脂肪丰满而有弹性，肌肉结实，指甲、毛发润泽，肋间隙及锁骨上窝深浅适中，肩胛部和股部肌肉丰满
不良	皮肤黏膜干燥，弹性降低，皮下脂肪菲薄，肌肉松弛无力，毛发稀疏，肋间隙及锁骨上窝凹陷，肩胛骨和髂骨嶙峋突出
中等	介于两者之间

2. 测量体重

比较实际体重与理想体重、测量一定时间内体重的增减是观察营养状态的常用方法之一，体重的测量应于清晨、空腹、排便排尿后，着单衣裤立于体重计中心进行。可以按照身高体重表来查出标准体重，也可以按公式粗略计算：理想体重(kg)＝身高(cm)－105。

体重的评价标准为：实际体重在理想体重±10%的范围内为正常；超过理想体重 10%～20%为超重；超过理想体重 20%以上为肥胖；低于理想体重 10%～20%为消瘦，低于理想体重 20%以上为明显消瘦，极度消瘦又称为恶病质。

3. 体重指数(BMI)

由于体重受身高影响较大，因此，也常用 BMI 来进行衡量。计算公式为：BMI＝体重

(kg)/身高(m^2)。按照我国标准：BMI<18.5 为消瘦；BMI 18.5~23.9 为正常，BMI 24.0~27.9 为超重，BMI≥28 为肥胖。

4. 测量皮脂厚度

皮下脂肪直接反映体内脂肪量，与营养状态关系密切，是评价营养状态的最简便而迅速的方法。根据 WHO 推荐可测量肩胛下角、肱三头肌和脐旁等处的皮下脂肪厚度来评价营养状态，采用的工具是皮褶厚度计。

(二)异常营养状态

临床上常见的营养状态异常包括营养不良和营养过剩。

1. 营养不良

表现为消瘦，严重的可出现恶病质。引起营养不良的病理性原因有：食管、胃肠道疾病，神经系统及肝、肾等疾病引起的严重恶心、呕吐导致摄食障碍；胃、肠、胰腺、肝脏及胆道疾病引起消化液或酶的合成和分泌减少，影响消化和吸收；慢性消耗性疾病和严重神经精神因素的影响，如长期活动性肺结核、恶性肿瘤、代谢性疾病、内分泌性疾病，出现糖、脂肪和蛋白质的消耗过多。另外，也有精神心理因素，比如以“瘦”为美，过分控制饮食摄取。

2. 营养过剩

体内中性脂肪过多积聚，表现为肥胖。按病因可将肥胖分为单纯性肥胖和继发性肥胖。

(1)单纯性肥胖：主要与摄食过多有关，与生活方式、精神因素等也有关系，常有一定的遗传倾向。其特点为脂肪分布均匀，一般无神经、内分泌与代谢等系统功能或器质性异常。

(2)继发性肥胖：多由某些内分泌与代谢性疾病引起，多见于腺垂体功能减退症、甲状腺功能减退症、肾上腺皮质功能亢进、胰岛素瘤等，如肾上腺皮质功能亢进症(库欣综合征)表现为向心性肥胖；下丘脑病变所致肥胖性生殖无能综合征(Frohlich 综合征)表现为大量脂肪积聚在面部、腹部、臀部及大腿。

六、体位

体位是病人身体所处的状态。在患有某些疾病时，为了缓解身体的不适，病人通常会自觉或不自觉地采取某种体位，这对于病情观察有一定的提示作用，因此，在检查中有重要的意义。

(1)自动体位：身体活动自如，不受限制。见于正常人、轻症病人、疾病早期病人。

(2)被动体位：病人自己不能调整或变换体位。见于意识丧失或极度衰弱者。

(3)强迫体位：病人为减轻疾病痛苦被迫采取的某种体位。

1)强迫仰卧位：病人仰卧，双腿屈曲以减轻腹肌的紧张程度，见于急性腹膜炎。

2)强迫俯卧位：俯卧位可使脊背部肌肉松弛，见于脊柱疾病。

3)强迫坐位：又称端坐卧位。病人坐位，双手置于膝上或扶持床边，以使膈肌下降、增加肺容量及下肢回心血量减少，减轻心脏负担，见于心、肺功能不全者。

4)强迫蹲位：病人在短距离步行或其他活动中，因感呼吸困难和心悸而取蹲踞位或膝胸位，以缓解症状，见于发绀型先天性心脏病者。

5）强迫停立位：步行中突发心前区疼痛而被迫立刻站立，并以右手按抚心前区，见于心绞痛者。

6）辗转体位：腹痛发作时，病人辗转反侧，坐卧不安，见于胆石症、胆道蛔虫症、肠绞痛等。

7）角弓反张位：因颈及脊背肌肉强直，使病人头向后仰，屈背挺胸呈弓状，见于破伤风和小儿脑膜炎。

七、步态

步态是指走动时所表现的姿态。某些疾病可导致步态发生明显改变，并具有一定的特征性，对疾病的诊断有一定的帮助作用。常见步态特点和临床意义如下。

（1）醉酒步态：行走时躯干重心不稳，步态紊乱不准确，如醉酒状。见于小脑疾病、乙醇或巴比妥中毒。

（2）共济失调步态：起步时一脚高抬，骤然垂落，双目向下注视，两脚间距很宽，以防身体倾斜，闭目时不能保持平衡。见于脊髓疾病。

（3）蹒跚步态：走路时身体左右摇摆似鸭行。见于佝偻病、大骨节病、进行性肌营养不良或先天性双侧髋关节脱位。

（4）慌张步态：起步后小步急速趋行，身体前倾，有难以止步之势。见于帕金森病病人。

（5）跨阈步态：行走时须抬高下肢才能起步，见于腓总神经麻痹病人。

（6）剪刀步态：由于双下肢肌张力增高，尤以伸肌和内收肌肌张力增高明显，移步时下肢内收过度，两腿交叉呈剪刀状。见于脑性瘫痪及截瘫病人。

（7）间歇性跛行：行走中因下肢突发性酸痛、软弱无力，病人被迫停止前进，需要休息片刻后才能继续走动。见于血栓闭塞性脉管炎、闭塞性动脉硬化的病人。

【护考真题链接】2017 年–A1 型题

考点：体位判断

哮喘急性发作时，病人需要采取端坐卧位，该卧位属于（　　）

A. 主动卧位　　B. 被动卧位　　C. 被迫卧位

D. 稳定性卧位　　E. 不稳定性卧位

分析：被迫卧位指病人意识清楚，有能力变换自己的卧位，但为了减轻疾病所致的痛苦或因治疗所需而被迫采取某种卧位，题干中病人哮喘急性发作，应采取端坐卧位以利于呼吸（C 对）；主动卧位即病人自主采取的卧位（A 错）；被动卧位为病人自身无改变卧位的能力，躺在被安置的卧位，如昏迷、极度衰弱、瘫痪等病人（B 错）；稳定性卧位支撑面大，重心低，平衡稳定，病人感到舒适、轻松，如平卧位（D 错）；不稳定性卧位支撑面小，重心较高，难以平衡。病人为保持一定的卧位造成肌肉紧张，易疲劳，不舒适，应尽量避免病人采用（E 错）。答案 C 对，ABDE 错。

案例分析

1. 营养状态的评估方法：①综合评价：营养状态可依据皮肤、毛发、皮下脂肪和肌肉等情况，结合年龄、身高和体重进行综合判断。②测量体重：常用的参考指标计算理想体重和体重指数。③测量皮褶厚度：常用方法包括肩胛下角皮脂厚度测量、肱三头肌皮脂厚度测量和脐旁皮脂厚度测量。

2. 该病人为慢性面容、贫血貌、消瘦无力，符合营养不良体征。胃癌为慢性消耗性疾病，导致消化吸收障碍、消耗增多，常出现营养不良，晚期可出现恶病质。该病人入院后护士应采用营养评估方法对其作精确评估。

第三节　皮肤黏膜及浅表淋巴结评估

案例导入

案例

病人，女，42 岁。自述乏力、午后低热、夜间盗汗 2 个月余，患病以来食欲减退、体重下降。查体：T 37.9℃，P 90 次/分，R 24 次/分，Bp 110/80 mmHg，发育正常，营养较差，神志清楚，慢性病容，表情忧郁，皮肤及巩膜无黄染，皮肤无出血点，右锁骨上窝可扪及 2 个蚕豆大小的淋巴结，质地稍硬，活动度尚可。（其他检查略）

思考

1. 请问淋巴结检查有哪些内容？
2. 引起局部淋巴结肿大的常见原因有哪些？

一、皮肤黏膜评估

外界环境改变、皮肤本身改变或全身性疾病均可导致皮肤结构或生理功能发生变化，可表现为皮肤颜色、湿度、温度、弹性改变，出现水肿或各种类型的皮肤损害。

（一）颜色

皮肤颜色与毛细血管的舒张状态和分布、色素情况、血液充盈度及皮下脂肪的厚薄等有关。中国人正常皮肤颜色微黄发红，但个体差异很大，某些疾病可使皮肤颜色改变。

常见的皮肤颜色异常如下：

1. 发红

皮肤发红是由毛细血管扩张、血流加速或红细胞量增多所致。生理情况下见于饮酒、运动等；病理情况下见于发热性疾病，如肺结核、肺炎链球菌肺炎，或阿托品、一氧化碳中毒等。

2. 苍白

皮肤苍白是由贫血、末梢毛细血管痉挛或充盈不足所致。见于惊恐、寒冷、休克、虚脱以及主动脉瓣关闭不全。

3. 发绀

皮肤黏膜呈青紫色，常见于口唇、舌、耳郭、面颊、肢端，主要为单位容积血液中还原血红蛋白量增高或血液中含有异常的血红蛋白所致。多见于心、肺疾病和亚硝酸盐中毒等。

4. 黄染

皮肤黏膜呈黄色，常见原因有黄疸、胡萝卜素增高及长期服用某些药物的影响。黄疸引起皮肤黏膜黄染的特点是：①黄疸首先出现于巩膜、软腭黏膜上，随着血中胆红素浓度增高，皮肤出现黄染。②巩膜黄染是连续性的，近角巩膜缘处黄染轻，远角巩膜缘处黄染重。过多食用含胡萝卜素丰富的食物，使血液中胡萝卜素增高（超过 2.5 g/L），也可导致黄染，手掌、足底、前额及鼻部皮肤首先出现黄染，但一般无巩膜黄染，停止摄入含胡萝卜素高的食物后黄染逐渐消退；长期服用含有黄色素的药物如阿的平、呋喃类，也可使皮肤黏膜黄染，此类黄染首先出现的部位在皮肤，重者巩膜也发生黄染，但近角巩膜缘处黄染重，远角巩膜缘处黄染轻，可借此与黄疸进行区分。

5. 色素沉着

因表皮及内层黑色素增加所致部分或全身皮肤色泽加深，称色素沉着。生理情况下，身体外露部分，以及乳头、腋窝、生殖器、关节、肛门周围等处色素较深，若这些部位的色素明显加深，或其他部位出现色素沉着才有临床意义。全身性色素沉着见于慢性肾上腺皮质功能减退症，也可见于肝硬化、肝癌晚期以及长期使用砷剂、马利兰等药物的病人。妊娠妇女面部、额部可发生棕褐色对称性色素斑，称妊娠斑。老年人全身或面部可有散在色素沉着，此为老年斑。

6. 色素脱失

正常皮肤均含有一定量的色素，由于酪氨酸酶缺乏，体内酪氨酸不能转化为多巴而形成黑色素，导致皮肤丧失原有色素，称色素脱失。常见有白癜风（图 4-3-1）、白斑及白化病。

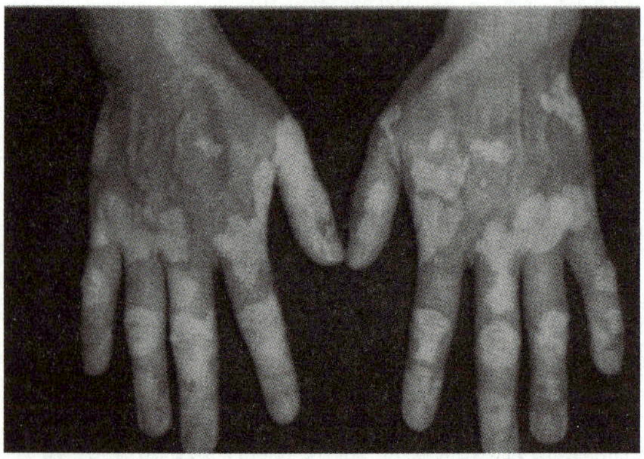

图 4-3-1　皮肤白癜风

（二）湿度

皮肤湿度与汗腺分泌功能有关，正常人皮肤比较湿润，并可随周围环境的温度、湿度的变化而改变。在气温高、湿度大的环境里出汗增多，这是正常的调节功能。随着年龄增加，皮肤可变得较为干燥。在其他情况下出现出汗过多、过少或无汗则具有病理意义。如出汗增多常见于风湿病、结核病、甲状腺功能亢进症、佝偻病；夜间入睡后出汗称盗汗，多见于结核病；大汗淋漓伴有四肢皮肤发凉为冷汗，见于休克、虚脱；无汗时皮肤异常干燥，见于维生素 A 缺乏症、硬皮病、尿毒症和严重脱水。

（三）温度

以手背触摸病人皮肤，检查皮肤温度。全身皮肤发热见于发热、甲状腺功能亢进。发凉见于休克、甲状腺功能减退症等。局部皮肤发热见于疖肿、丹毒等炎症。肢端发冷可见于雷诺病等。

（四）弹性

皮肤弹性即皮肤紧张度。与年龄、营养状态、皮下脂肪及组织间隙所含液体量有关。儿童、青年皮肤弹性好，中年以后弹性逐渐减低，老年人弹性差。检查时常取手背或上臂内侧部位，用示指和拇指将皮肤捏起，正常人于松手后皮肤皱褶迅速平复。弹性减弱时皮肤皱褶平复缓慢，见于长期消耗性疾病或严重脱水病人。发热时由于血流加速，周围血管充盈，皮肤弹性增加。

（五）水肿

组织间隙内液体积聚过多称为水肿。水肿常发生于皮下组织疏松部位和下垂部位，如眼睑、踝部、胫骨前及腰骶部。水肿的检查应将视诊和触诊相结合。轻度水肿视诊不易发现，指压局部组织后出现凹陷，为凹陷性水肿。指压后局部组织无凹陷，为非凹陷性水肿，其中颜面、胫骨前内侧及手背、足背皮肤肿胀，伴有皮肤发白、粗糙、干燥、指压后无凹陷者，称为黏液性水肿，常见于甲状腺功能减退的病人。下肢不对称性皮肤增厚、粗糙、毛孔增大，可出现皮肤皱褶、指压后无凹陷并可累及阴囊、大阴唇和上肢，称象皮肿，多为丝虫病所致。根据水肿的轻重程度不等可分为三度（表 4-3-1）。

表 4-3-1　水肿的分度与特点

分度	特点
轻度	仅见于眼睑、眶下软组织，胫骨前或踝部皮下组织，指压后皮肤轻度下陷，恢复较快
中度	全身组织均可见明显水肿，指压后凹陷较深，恢复较慢
重度	全身组织严重水肿，下垂部位皮肤紧张发亮，甚至有液体渗出。外阴部水肿明显，常伴有胸、腹腔及鞘膜腔内积液

（六）皮肤损害

皮肤损害包括原发性皮肤损害、继发性皮肤损害和血管皮肤型损害，可为皮肤本身的病变所引起，也可为全身疾病在局部皮肤的反应。

1. 皮疹

皮疹为原发性皮肤损害，多为全身性疾病征象之一，常见于传染病、药物过敏和皮肤病。发现皮疹时应注意其分布部位、形态大小、颜色、平坦或隆起、出现与消失时间、发展顺序、压之是否褪色及有无瘙痒和脱屑。常见皮疹如下：

（1）斑疹：局部皮肤发红而不隆起也不凹陷于皮肤表面，见于丹毒、风湿性多形红斑、斑疹伤寒。

（2）玫瑰疹：鲜红色圆形斑疹，直径为 2～3 mm，由病灶周围血管扩张所致，多见于胸、腹部，是伤寒或副伤寒的特征性皮疹。

（3）丘疹：局部皮肤颜色改变，坚实突出于皮肤表面，见于麻疹、药物疹、猩红热、湿疹等。

（4）斑丘疹：丘疹周围有皮肤发红的底盘，见于风疹、药物疹、猩红热。

（5）荨麻疹：隆起于皮肤表面的苍白色或红色、大小不等的水肿性皮疹，类似风团，有痒感，见于各种过敏反应。

2. 压力性损伤

压力性损伤又称压疮，是指皮肤或皮下组织的局限性损伤，通常发生在骨隆突部位、与医疗器械或其他器械接触的部位。具体可见《基础护理学》。

3. 皮肤、黏膜出血

皮肤、黏膜出血是由于局部小血管破裂出血，除血肿以外一般不隆起于皮肤表面，按压后不褪色。出血按面积不同，可分为以下四种：①出血点：直径小于 2 mm。②紫癜：直径 3～5 mm。③瘀斑：直径 5 mm 以上（图 4-3-2）。④血肿：片状出血伴皮肤显著隆起。皮肤、黏膜出血常见于出血性疾病、重症感染、某些中毒及血管损害性疾病。

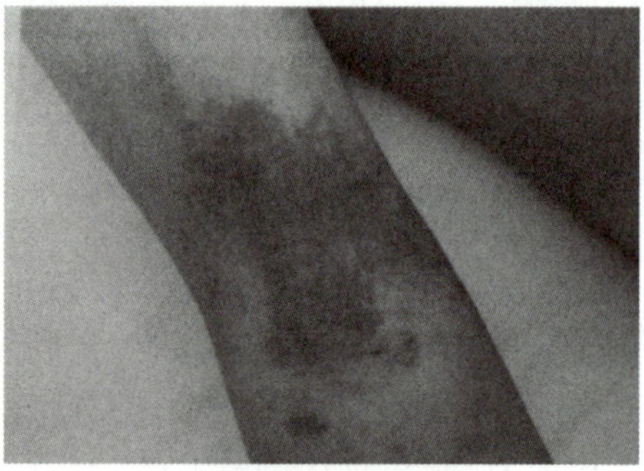

图 4-3-2　皮下瘀斑

4. 蜘蛛痣与肝掌

蜘蛛痣（图 4-3-3）为皮肤小动脉末端分支性扩张所形成的血管痣，直径大小不一，形似蜘蛛。主要出现于上腔静脉分布的区域，如面、颈、手背、上臂、前胸和肩部等处。检查时用棉签压迫蜘蛛痣中心，可见其辐射状小血管网消失，去除压力后又复出现。其是由于肝脏对雌激素的灭活能力减弱，导致体内的雌激素增高所致，见于慢性肝脏损害如肝炎、肝硬化。此外，慢性肝病者手掌的大、小鱼际处常发红，压之褪色，称肝掌（图 4-3-4），其发生机制同蜘蛛痣。

二、浅表淋巴结评估

淋巴结分布于全身，一般检查只能发现身体各部浅表淋巴结的变化。正常浅表淋巴结体积较小，直径多在 0.2～0.5 cm，质地柔软，表面光滑，无压痛，与毗邻组织无粘连，因此，不易被触及，也无压痛。浅表淋巴结以组群分布，一个组群的淋巴结收集一定区域的淋巴液，局部炎症或肿瘤等可引起相应区域的淋巴结肿大；全身性疾病如感染、白血病等，可引起全身淋巴结肿大，因此，浅表淋巴结的检查可为疾病的诊断提供依据。

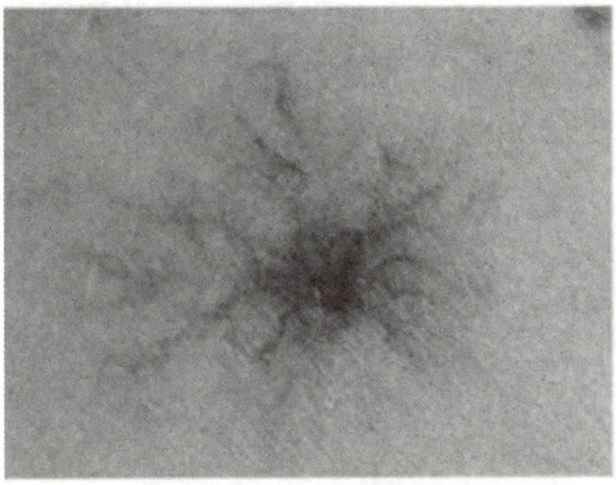

图 4-3-3　蜘蛛痣

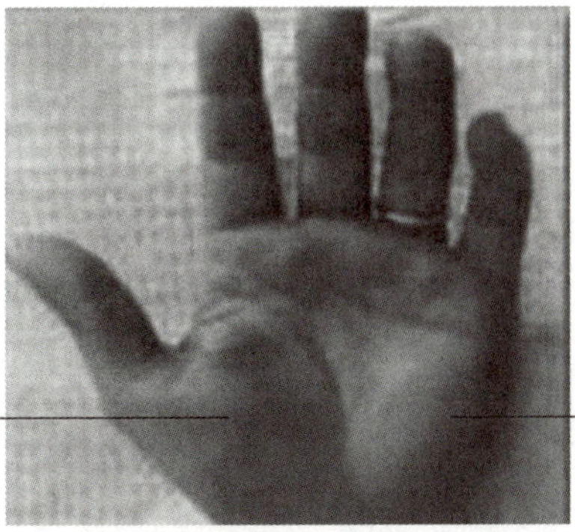

图 4-3-4　肝掌

（一）检查方法与顺序

淋巴结的检查方法包括视诊和触诊，以触诊为主。触诊时，护士以并拢的示、中、环三指指腹紧贴受检部位皮肤，由浅入深进行滑动触摸，这里所说的滑动是以指腹按压的皮肤与皮下组织之间的滑动。滑动的方式应取相互垂直的多个方向或转动式滑动，此法有助于区别淋巴结与肌肉和血管结节。淋巴结触诊的顺序：耳前、耳后、乳突区、枕骨下区、颌下、颏下、颈前、颈后、锁骨上窝、腋窝、滑车上、腹股沟和腘窝淋巴结。

触及肿大的淋巴结时应注意其部位、大小、数目、硬度、有无压痛、活动度、界限是否清楚，以及局部皮肤有无红肿、瘢痕和瘘管等，同时寻找引起淋巴结肿大的原发病灶。

（二）淋巴结肿大的临床意义

1. 局部淋巴结肿大

（1）非特异性淋巴结炎：由引流区域的急、慢性炎症所引起，如急性化脓性扁桃体炎、齿龈炎可致颈淋巴结肿大，胸壁、乳腺炎症可致腋窝淋巴结肿大，会阴部、臀部、小腿炎症可致腹股沟淋巴结肿大。急性炎症初始，肿大的淋巴结质地柔软、有压痛、表面光滑、无粘连。慢性炎症时淋巴结质地较硬。

（2）淋巴结结核：肿大的淋巴结常见于颈部，呈多发性，质地较硬，大小不等，可互相粘连，或与周围组织粘连，晚期破溃后形成瘘管，愈合后形成瘢痕。

（3）恶性肿瘤淋巴结转移：恶性肿瘤转移所致肿大的淋巴结质地坚硬，表面光滑，与周围组织粘连，不易推动，一般无压痛。肺癌多向右侧锁骨上或腋窝淋巴结群转移；胃癌、食管癌多向左侧锁骨上淋巴结群转移，称为 Virchow 淋巴结，为胃癌、食管癌转移的标志。

2. 全身淋巴结肿大

淋巴结肿大的部位遍布全身，大小不等，无粘连。多见于淋巴瘤、白血病和传染性单核细胞增多症等。

【护考真题链接】2021 年-A1 型题

考点：恶性肿瘤淋巴结转移

胃癌最早发生的淋巴结转移为

A. 颈部淋巴结

B. 左腋下淋巴结

C. 左锁骨上淋巴结

D. 左锁骨下淋巴结

E. 左腹股沟淋巴结

分析：淋巴结转移是胃癌主要的转移途径。淋巴结转移发生较早，多见于左锁骨上淋巴结转移，答案 C 对，ABDE 错。

案例分析

1. 淋巴结检查的内容包括其部位、大小、数目、硬度、有无压痛、活动度、界限是否清楚，以及局部皮肤有无红肿、瘢痕和瘘管等，同时寻找引起淋巴结肿大的原发病灶。

2. 引起局部淋巴结肿大的常见原因有：非特异性淋巴结炎、淋巴结结核、恶性肿瘤淋巴结转移。

第四节　头面部及颈部评估

案例导入

案例

病人，女，31 岁。因“烦躁、怕热、消瘦半年余”入院。近半年来，病人自觉烦躁易怒、怕热多汗、多食消瘦、眼球凸出呈瞪眼状。体格检查：体温 37.7℃，脉搏 118 次/分，呼吸 20 次/分，血压 130/65 mmHg。甲状腺明显增大，质软，局部可闻及血管杂音。门诊诊断：“甲状腺功能亢进”。

思考

1. 对甲状腺评估应重点注意哪些内容？

2. 对该病人头颈部评估时可能发现哪些异常体征？

头面部及颈部评估主要按视、触、叩、听的顺序，依次对头面部的头发、头皮、头颅、颜面、眼、耳、鼻、喉、口、舌、咽及颈部的皮肤、血管、甲状腺、气管进行全面评估，主要采用视诊与触诊相结合的方式进行。目的是了解正常人的健康体征和发生在病人身上的异常体征改变情况。

一、头部评估

(一)头发

生理上头发的颜色、曲直及疏密度受种族、遗传、年龄等因素而不同。评估时应注意观察头发颜色、分布、有无脱发等。患有脂溢性皮炎、甲状腺功能减退或接受放化疗时易导致脱发。

(二)头皮

头皮是覆于颅骨之上的一层软组织,含毛囊、皮脂腺和汗腺,血管丰富。评估时需分开头发观察头皮颜色、头皮屑,有无头癣、疖痈、外伤、血肿及瘢痕。

(三)头颅

评估头颅应重点观察头颅大小、形态及有无活动异常。头颅大小以头围来衡量,头围是用软尺从眉间绕颅后过枕骨粗隆一周所得的长度。头围刚出生时约 34 cm,随年龄逐渐增长,成年时可达 53 cm 或以上,以后不再变化。常见的头颅畸形表现及临床意义如下:

(1)小颅:小儿囟门多在 12~18 个月内闭合,过早闭合可形成小头畸形,伴智力发育障碍。

(2)巨颅:额、顶、颞、枕部突出膨大呈圆形,颈部静脉充盈,对比之下颜面很小。由于颅内压增高,压迫眼球,形成双目下视、巩膜外露的特殊表情,称落日现象,见于脑积水。

(3)方颅:前额左右突出,头顶平坦呈方形,见于小儿佝偻病、先天性梅毒。

(4)尖颅:头顶部尖突高耸似塔状,造成与颜面的比例异常,见于先天性尖颅并指(趾)畸形(Apert 综合征)。

(四)头部运动

正常人头部运动自如。颈椎病时可出现活动受限;重度主动脉瓣关闭不全可出现与颈动脉搏动一致的点头运动,即 Musset 征;帕金森病者可见头部不自主颤动。

二、面部评估

(一)眼

1. 眼眉

正常人眉毛内侧与中间比较浓密,外侧比较稀疏。检查时注意眉毛有无脱落。若眉毛的外 1/3 过于稀疏或脱落,常提示黏液性水肿、腺垂体功能减退等。

2. 眼睑

观察是否出现眼睑水肿、上睑下垂、睑内翻及闭合障碍。眼睑水肿一般与肾炎、慢性肝病、贫血、营养不良或血管神经性水肿有关。单侧上睑下垂多由动眼神经麻痹导致,常见于蛛网膜下腔出血、脑炎、外伤等;而双侧眼睑下垂则多见于重症肌无力或先天性上睑下垂等。睑内翻常见于沙眼；而眼睑闭合障碍则常由面神经麻痹或甲状腺功能亢进引起。

3. 结膜

结膜分睑结膜、穹窿结膜和球结膜三部分。检查上睑结膜时需翻转眼睑，用示指和拇指捏起上睑中部边缘，嘱病人向下看，此时轻轻向前下方牵拉，然后示指向下压睑板上缘，拇指将睑缘向上捻转即可将上睑翻开。结膜常见的改变：苍白见于贫血；充血则多与结膜炎、角膜炎有关；出现颗粒与滤泡见于沙眼；出现大片结膜下出血，可见于高血压或动脉硬化。

4. 巩膜

巩膜一般为瓷白色，若出现黄色斑块，主要由脂肪沉着所致。巩膜黄染是黄疸最早和最明显的体征。

5. 角膜

正常角膜透明光亮、感觉灵敏，检查时注意观察有无混浊、白斑、云翳及溃疡等。角膜边缘出现灰白色混浊环(老年环)是类脂质沉着的结果，多见于老年人。白斑和云翳若发生在瞳孔部位，会影响视力。角膜软化通常与维生素 A 缺乏有关。

6. 眼球

检查时注意眼球的外形和运动。眼球突出：双眼球突出见于甲状腺功能亢进症；单侧眼球突出，多与眶内占位性病变有关。眼球下陷：双侧眼球下陷见于严重脱水、消瘦，老年人由于眶内脂肪萎缩也有双眼球下陷；单侧下陷见于霍纳综合征。眼球运动障碍伴复视与支配眼肌运动的神经麻痹有关，见于脑外伤及颅内炎症、肿瘤等。

7. 瞳孔

正常瞳孔双侧等大，直径 3~4 mm。瞳孔缩小见于虹膜炎症、有机磷农药中毒，也可见于吗啡、氯丙嗪、毛果芸香碱等药物反应；瞳孔扩大则见于外伤、青光眼或阿托品、可卡因等药物反应。双侧瞳孔散大并伴有对光反射消失为濒死状态的表现；双侧瞳孔大小不等提示颅内病变，如脑疝、脑外伤等。对光反射评估时，病人注视正前方，护士用手电筒光照射一侧瞳孔，被照的瞳孔立即缩小，移开光源后很快复原，此为直接反射，用同样方法检查对侧。若护士以手(或遮光板)隔开双眼，光照一侧瞳孔，另一瞳孔也同时收缩，此为间接反射，同法检查对侧。对光反射迟钝见于浅昏迷，完全消失见于深昏迷。

【护考真题链接】2020 年-A1 型题

有机磷农药中毒时瞳孔直径为(　　)

考点：瞳孔改变

A. 1.5 mm　　B. 3 mm　　C. 4 mm

D. 4.5 mm　　E. 5 mm

分析：正常瞳孔双侧等大，直径 3~4 mm。有机磷农药中毒时瞳孔缩小，只能选 1.5 mm 符合条件。A 对。

8. 视力

分远视力和近视力，后者通常指阅读视力。采用国际标准视力表进行评估。①远距离视力表检测：病人距视力表 5 m 远，两眼分别检查，能看清“1.0”行视标者为正常视力。②近距离视力表检测：病人距视力表 33 cm 处，能看清“1.0”行视标者为正常视力。

（二）耳部评估

1. 耳郭与乳突

耳郭检查时，应注意其形状、大小和对称性，是否有畸形、结节、瘢痕或瘘管。痛风病人可在耳郭上触及痛性小结节，主要为尿酸钠沉淀所致。乳突是耳后突出部分，与中耳相连。检查乳突部时，应关注是否有红肿或压痛。化脓性中耳炎引流不畅时可蔓延为乳突炎，表现为乳突部的明显压痛。

2. 外耳道

外耳道是连接耳郭和中耳的管道，检查时，应观察是否有红肿、分泌物或出血。外耳道炎者有黄色分泌物流出和痒痛；疖肿则表现为局部红肿、疼痛，并伴有耳郭牵拉痛；中耳炎则以外耳道脓性分泌物为特征。此外，外伤后外耳道内的血液或脑脊液流出多因颅底骨折所致。

3. 听力

听力评估时可先用粗略的方法，即在安静室内让病人闭目静坐，并用手指堵塞对侧耳道，护士使用手表或捻指声逐渐靠近病人的一侧耳部，测量并记录其听到声音的距离，同样方法检查另一耳。正常听力通常能在 1 m 处听到滴答声或捻指声。粗略检查发现有听力减退，则应使用规定频率的音叉或电测听器进行精确的听力测定。听力减退见于外耳道耵聍或异物阻塞、听神经损害以及动脉硬化等。

（三）鼻部评估

1. 鼻外观

主要观察鼻的外形和颜色、有无鼻翼扇动。鼻尖和鼻翼皮肤发红，伴毛细血管扩张和组织肥厚，见于酒渣鼻。鼻梁部皮肤出现红色水肿斑块并向两侧面颊扩展呈蝴蝶状，见于系统性红斑狼疮。鼻翼扇动表现为吸气时鼻孔扩大，呼气时回缩，常见于严重呼吸困难或高热病人。

2. 鼻腔

评估有无分泌物、出血及鼻中隔是否偏曲。黏稠发黄的脓性分泌物为鼻或鼻窦化脓性炎症。单侧鼻出血见于外伤、鼻腔感染、鼻咽癌等；而双侧出血则多由全身性疾病引起，如白血病、高血压、流行性出血热等。

3. 鼻窦

鼻窦为鼻腔周围的含气骨质空腔，共四对，都有窦口与鼻腔相通。当窦口引流不畅时易发生炎症，鼻窦炎时出现鼻塞、流涕、头痛和鼻窦压痛。鼻窦区压痛的评估方法有：

（1）上颌窦：护士双手拇指置于鼻侧颧骨下缘向后、向上按压，其余 4 指固定在病人的双侧耳后，两侧对比。

（2）筛窦：护士双手拇指分别置于鼻根部与眼内眦之间向后按压，其余 4 指固定在两侧耳后，两侧对比。

（3）额窦：护士双手固定头部，双手拇指置于病人眼眶上缘内侧向上、向后按压，询问病人有无压痛，两侧对比。

（4）蝶窦：由于其解剖位置较深，无法在体表直接评估。

（四）口咽部评估

1. 口唇

正常人口唇红润有光泽，反映良好健康状态。口唇苍白见于贫血、虚脱等；口唇发绀则多与心、肺功能不全相关；口唇颜色深红见于高热；口唇干燥伴皲裂见于严重脱水；口唇疱疹为单纯疱疹病毒感染所致；口角糜烂见于核黄素缺乏；口角歪斜见于面神经麻痹或脑卒中。

2. 口腔黏膜

口腔黏膜评估需在充分的自然光线下或借助于手电筒照明进行。正常口腔黏膜光洁呈粉红色，若出现蓝黑色色素沉着斑片，多为肾上腺皮质功能减退症。在第二磨牙颊黏膜处出现的针尖大小白色斑点，即麻疹黏膜斑，为麻疹的早期特征。口腔黏膜上出现白色凝乳块状物，称为鹅口疮(雪口病)，由白假丝酵母菌感染引起，多见于长期使用广谱抗生素或虚弱的患儿。

3. 牙齿和齿龈

评估时需注意观察牙齿的颜色，检查有无龋齿、缺齿、义齿或残根等情况。正常牙齿应呈瓷白色，而长期饮用含氟量较高的水易导致牙齿呈现黄褐色，即氟斑牙。牙齿患有疾病应准确标明部位(见图 4-4-1)。牙龈评估需观察牙龈颜色，检查是否存在肿胀、溢脓、溃疡及出血等异常状况。正常牙龈呈粉红色，质地坚韧，与牙颈部紧密贴合。牙龈游离缘若出现蓝灰色点线，即铅线，为铅中毒的特征。牙龈肿胀、溢脓常见于慢性牙周炎，而牙龈出血则与牙石、维生素 C 缺乏或血液系统疾病等相关。

	上	上	
右	8 7 6 5 4 3 2 1	1 2 3 4 5 6 7 8	左
右	8 7 6 5 4 3 2 1	1 2 3 4 5 6 7 8	左
	下	下	

图 4-4-1　牙的计位与计数

4. 舌

舌部评估应详细观察舌质颜色、舌苔厚薄及舌的运动情况。正常舌质红润、湿润，舌苔薄白，伸舌居中且活动自如。舌伸出后震颤见于甲状腺功能亢进症；偏斜见于舌下神经麻痹。异常舌象包括：

(1)镜面舌：又称光滑舌，舌头萎缩、舌体较小、舌面光滑呈粉红色或红色，见于缺铁性贫血及慢性萎缩性胃炎。

(2)草莓舌：舌乳头肿胀、发红类似草莓，见于猩红热或长期发热病人。

(3)裂纹舌：舌面上出现横向裂纹，见于 Down 病与核黄素缺乏。

(4)牛肉舌：舌面绛红如生牛肉状，见于糙皮病(叶酸缺乏)。

5. 咽及扁桃体

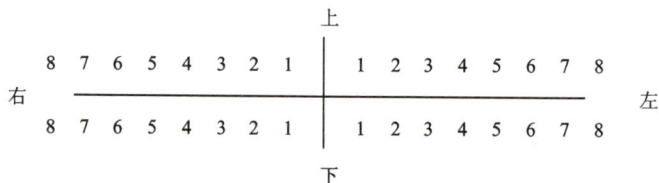

评估时病人取坐位，头稍后仰，张口发“啊”音，护士用压舌板迅速下压舌部前 2/3 与后 1/3 交界处，观察咽部及扁桃体情况。正常人咽部无充血、红肿，扁桃体位于舌腭弓和

咽腭弓之间的扁桃体窝内。急性咽炎表现为咽部黏膜充血、红肿及分泌物增多；慢性咽炎则呈现咽部黏膜充血、表面粗糙，伴淋巴滤泡簇状增殖。扁桃体发炎时，可见腺体红肿、增大，扁桃体隐窝内有黄白色分泌物。扁桃体肿大可分为三度(图 4-4-2)：①不超过咽腭弓者为Ⅰ度；②超过咽腭弓为Ⅱ度；③达到或超过咽后壁中线者为Ⅲ度。

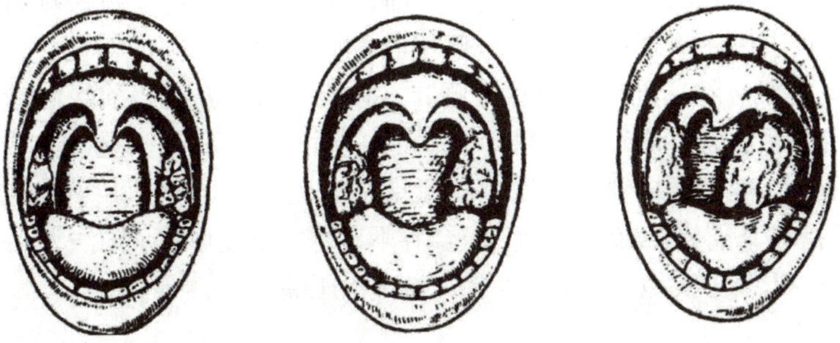

图 4-4-2　扁桃体肿大的分度

三、颈部评估

(一) 颈部外形与活动

正常人颈部直立，两侧对称，瘦长体型者较细长，矮胖者较粗短。男性甲状软骨比较突出，形成喉结；女性则平坦不显露。颈部活动自如，转头时可见胸锁乳突肌突起。颈部活动受限伴疼痛，见于颈椎病变、颈肌扭伤、颈椎结核或肿瘤等。斜颈常见于颈外伤及先天性颈肌挛缩。头低垂、无力抬起可见于消耗性疾病晚期或重症肌无力。此外，颈项强直作为脑膜刺激征之一，常见于各种脑膜炎、蛛网膜下腔出血等。

(二) 颈部血管

正常人在立位或坐位时，颈静脉不易显露，平卧时稍见充盈，但充盈水平仅限于锁骨上缘至下颌角距离的下 2/3 以内。若在 45°的半卧位状态颈静脉充盈超过正常水平或立位、坐位时可见颈静脉充盈，称为颈静脉怒张，提示体循环静脉压增高，常见于右心衰竭、心包积液、缩窄性心包炎及上腔静脉阻塞综合征等。若平卧位时看不到颈静脉充盈，提示血容量不足。

正常人安静状态下颈动脉搏动不可见，剧烈运动后可见，但很微弱。若在安静状态下出现明显的颈动脉搏动，多见于主动脉瓣关闭不全、高血压、严重贫血及甲状腺功能亢进症等。

(三) 甲状腺

甲状腺位于甲状软骨下方和两侧，正常时不易触及。评估时主要采取视诊、触诊和听诊三种方法。

1. 视诊

病人取坐位，头稍后仰，做吞咽动作，观察甲状腺大小和对称性。正常情况下，甲状腺外观不明显，但在青春发育期女性可略增大，属正常现象。若能看到甲状腺随吞咽动作上下移动，则提示甲状腺肿大。

2. 触诊

触诊是甲状腺评估的主要方法，分为前面触诊和后面触诊(图4-4-3)。一般采用双手触诊法，触诊包括甲状腺峡部和甲状腺侧叶。前面触诊：护士站于病人对面，嘱病人头略向检查侧倾斜，护士以一手拇指施压于一侧甲状软骨，将气管推向对侧，另一手示指、中指在对侧胸锁乳突肌后缘向前推挤甲状腺侧叶，拇指在胸锁乳突肌前缘触诊，配合吞咽动作重复检查，同法评估另一侧。后面触诊时，可站于病人后面，一手示指、中指、环指在一侧甲状软骨施压，将气管推向对侧，另一手拇指在对侧胸锁乳突肌后缘向前推挤甲状腺，示指、中指、环指在其前缘触诊甲状腺，配合吞咽动作，重复触诊，同法评估另一侧。并注意甲状腺的大小、形态、质地、对称性，有无结节、压痛及震颤等。

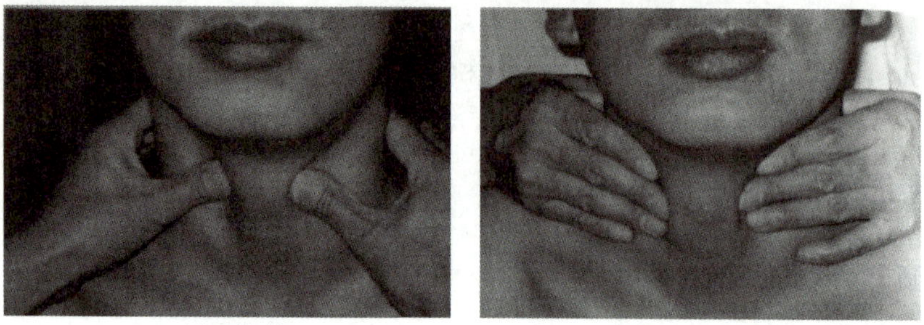

A(前面检查)　　B(后面检查)

图4-4-3　甲状腺触诊

甲状腺肿大分为三度。Ⅰ度：看不到肿大但能触及；Ⅱ度：能看到且能触及，但在胸锁乳突肌以内；Ⅲ度肿大：超过胸锁乳突肌外缘。甲状腺肿大常见于单纯性甲状腺肿、甲状腺功能亢进症、甲状腺癌等疾病。

3. 听诊

当触及甲状腺肿大时，应用钟型听诊器置于其上听诊。若闻及低调的连续性静脉“嗡鸣”声，对诊断甲状腺功能亢进症很有帮助。

(四)气管

正常人的气管位于颈前中部，评估气管时(图4-4-4)，病人需取坐位或仰卧位，护士将右手的示指与环指分别置于病人两侧的胸锁关节上，再将中指置于气管上，观察中指是否在示指与环指之间，以判断气管是否偏移。一侧胸腔积液、积气、纵隔肿瘤以及单侧甲状腺肿大，可将气管推向健侧。肺不张、肺纤维化、胸膜粘连等可将气管拉向患侧。

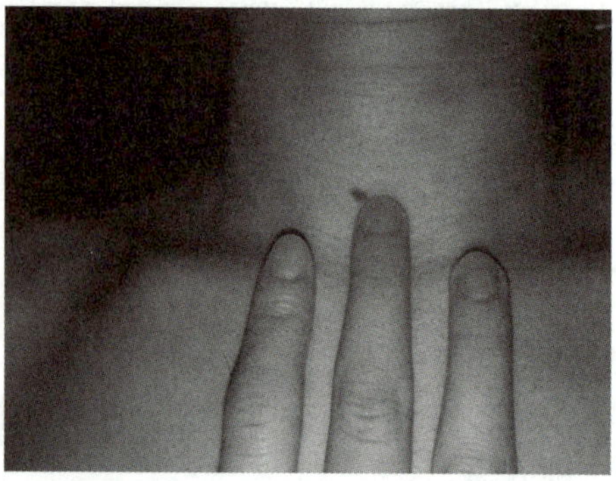

图4-4-4　气管触诊

案例分析

1. 对甲状腺进行评估应注意甲状腺的大小、形态、质地、对称性，有无结节、压痛及震颤等，甲状腺肿大时还应听诊有无血管杂音。

2. 该病人可能出现眼睑闭合障碍、突眼、伸舌震颤、颈动脉搏动、甲状腺肿大、甲状腺处闻及连续性“嗡鸣”样血管杂音等异常体征。

第五节　胸部评估

案例导入

案例

病人，男，79岁。咳嗽、咳痰反复发作30余年，伴气短、心悸、呼吸困难9年，双下肢水肿1个月，门诊以“慢性支气管炎、慢性肺源性心脏病”收入院。入院后责任护士对病人进行了身体评估。

思考

1. 如何对病人进行胸部评估？

2. 对该病人进行胸部评估，可能发现哪些异常体征？

胸部位于颈部以下、腹部以上，由骨性胸廓和软组织构成。胸部评估内容主要包括胸壁、胸廓外形、乳房、肺和胸膜、心脏和血管等方面。评估时，病人可取坐位或仰卧位，护士需确保环境安静、温度适宜、光线充足，并充分暴露病人的胸廓。评估顺序通常为视诊、触诊、叩诊、听诊，首先评估前胸部及两侧胸部，再评估背部。评估过程中，需要特别注意对称部位的左右对比，以便更准确地判断异常情况。

一、胸部的体表标志

胸部体表标志是评估胸部脏器位置、轮廓及异常体征的重要参考。这些标志主要包括骨骼标志、自然陷窝与解剖区域，以及垂直线标志(图4-5-1)。

(一)骨骼标志

(1)胸骨角：是胸骨柄与胸骨体交接处的突起，与第2肋软骨相连接，是计数肋骨和肋间隙的关键标志，同时也标志着气管分叉、心房上缘及上下纵隔交界。

(2)剑突：是胸骨体下端的三角形突出部分。

(3)腹上角：为左右肋弓在胸骨下端形成的夹角，正常角度为70°~110°。

(4)脊柱棘突：特别是第7颈椎棘突，是后正中线的显著标志，常用于胸椎计数。

(5)肩胛下角：肩胛骨的最下端，在直立位时对应第7或第8肋骨水平，是后胸部肋骨

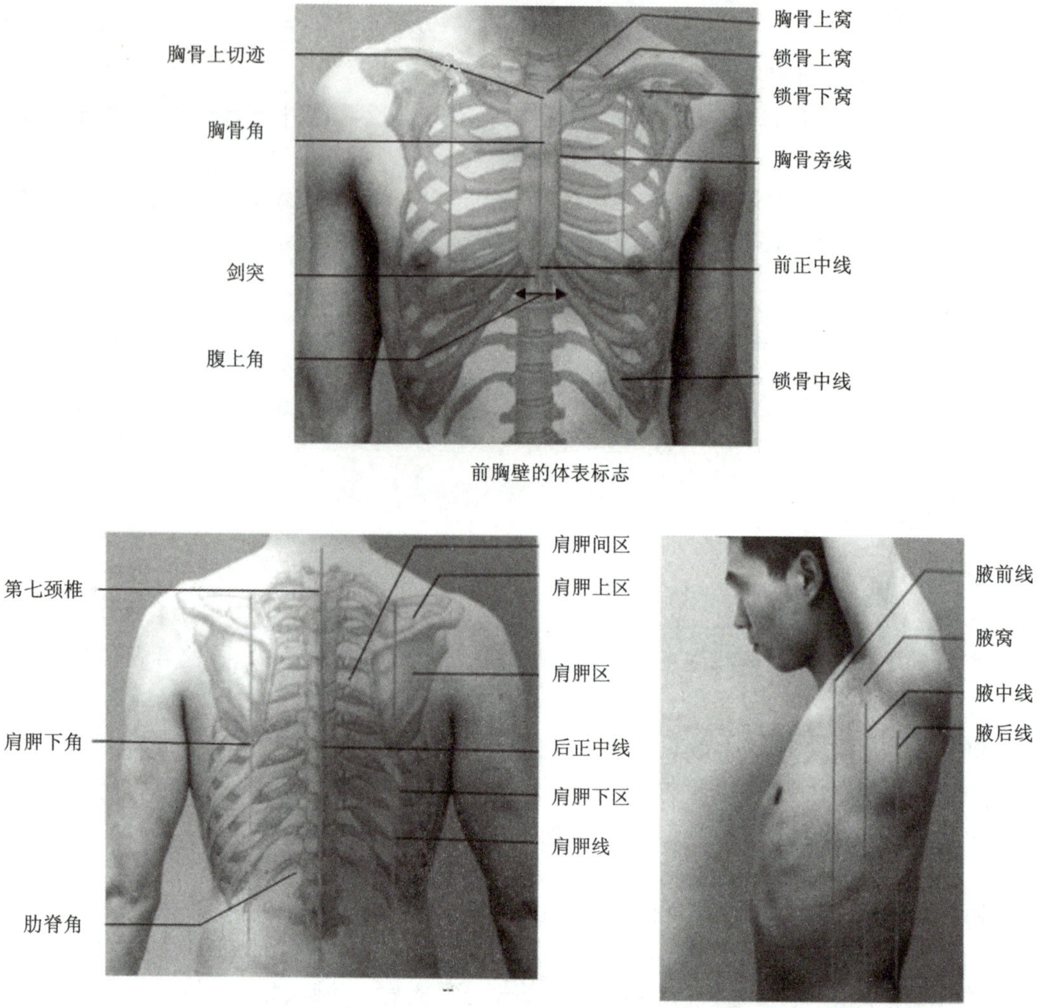

前胸壁的体表标志

后胸壁的体表标志

侧胸壁的体表标志

图 4-5-1　胸部体表标志

计数的标志。

（二）自然陷窝与解剖区域

胸骨上窝位于胸骨柄上方，气管位于其后。锁骨上窝和锁骨下窝分别位于锁骨的上、下方，对应肺尖的上、下部。腋窝则是上肢内侧与胸壁相连的凹陷部。此外，还有肩胛上区、肩胛下区和肩胛间区等解剖区域。

（三）垂直线标志

垂直线标志则包括前正中线、后正中线、锁骨中线、腋前线、腋后线、腋中线和肩胛线等，这些线条有助于准确定位胸部各区域和脏器。

二、胸壁及胸廓评估

(一)胸壁

胸壁评估一般采用视诊和触诊。①视诊：胸壁静脉。正常胸壁静脉不明显，当上腔静脉或下腔静脉阻塞建立侧支循环时，胸壁静脉可见充盈、曲张。②触诊：皮下气肿和压痛。皮下组织有气体积存时，可形成皮下气肿，用手按压皮下气肿部位的皮肤，引起气体在皮下组织内移动，可出现捻发感或握雪感，多见于气管、肺和胸膜损伤；胸壁压痛则提示肋骨骨折、肋软骨炎、胸壁软组织炎、肋间神经炎等疾病。

(二)胸廓

正常胸廓呈椭圆形，两侧大致对称，成人胸廓前后径与左右径之比约为1∶1.5，小儿和老年人则接近相等。常见的异常胸廓包括扁平胸、桶状胸、佝偻病胸以及胸廓一侧变形等(图4-5-2)。扁平胸多见于瘦长体型者或慢性消耗性疾病病人，如肺结核等；桶状胸常见于严重慢性阻塞性肺疾病病人，也可见于老年人或矮胖体型者。佝偻病胸多见于儿童，包括鸡胸、佝偻病串珠、肋膈沟和漏斗胸等。此外，胸廓一侧膨隆常见于气胸、大量胸腔积液等，而胸廓一侧下陷则多见于肺部纤维化、肺不张、广泛性胸膜增厚及粘连等。

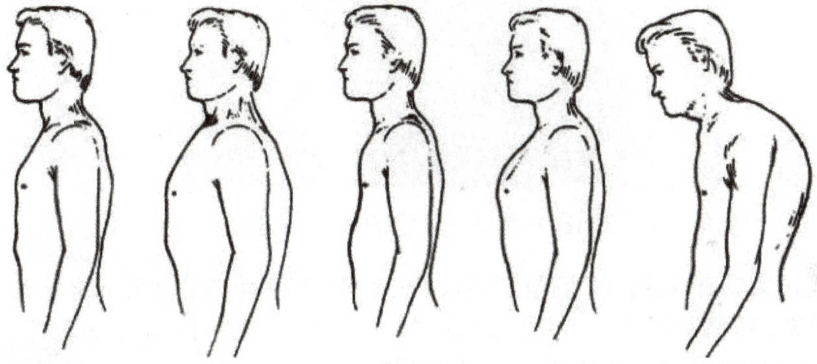

图4-5-2　常见胸廓外形的改变

三、乳房评估

乳房评估是通过视诊和触诊的方法，对乳房的形态、质地、压痛及包块等进行评估，以判断是否存在异常病变。评估过程中，病人需取坐位或仰卧位，充分暴露胸部。正常儿童及成年男性的乳房一般不明显，乳头位置大约位于锁骨中线第4肋间隙。而正常女性的乳房在青春期后会逐渐增大，呈半球形，乳头呈圆柱状。

(一)视诊

视诊女性两侧乳房。正常女性两侧乳房基本对称，如出现不对称，多见于乳房发育不全、先天性畸形、炎症或肿瘤等。乳房皮肤发红、肿胀、热痛通常是乳腺炎的表现，而皮肤呈深红色且伴有淋巴水肿，尤其是出现“橘皮征”和“酒窝征”，则是乳腺癌的征兆。“橘皮征”是乳房皮下淋巴管被癌细胞阻塞，使皮肤肿胀、毛囊形成点状凹陷，形似橘皮。“酒窝征”是乳腺癌侵及乳房悬韧带(Cooper 韧带)导致相应部位的皮肤被牵引向深侧，使乳房由正常凸起面出现中心凹陷、周围高凸，形似酒窝样的皮肤凹陷。此外，乳头回缩和有分泌物提示乳腺导管病变或癌变。

(二)触诊

乳房触诊时病人常取坐位，充分暴露胸部，先在两臂下垂时进行检查，再高举双臂或双手叉腰进行进一步检查，注意保护病人隐私。触诊时，护士用手指或手掌平放于乳房上，向胸壁方向轻施压力滑动触摸。触诊的顺序是以乳头为中心作一垂直线和水平线，将乳房分为 4 个象限(图 4-5-3)，由外上象限开始，然后依次触诊外下象限、内下象限、内上象限，最后触诊乳头。先健侧乳房，后患侧乳房，同时检查两侧乳房以便对比。应着重注意乳房的质地、弹性、压痛及包块等特征。

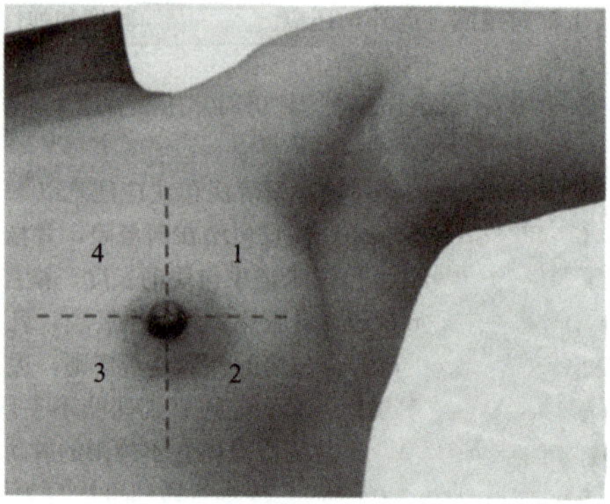

图 4-5-3　乳房的划线与分区

正常乳房柔软有弹性，可有模糊的颗粒感或柔韧感，而炎症和肿瘤会导致乳房硬度增加、弹性消失；压痛通常提示乳房炎症的存在；触及包块时，需详细记录其部位、大小、外形、硬度、活动度等特征，以便进一步判断其性质。

此外还需注意乳头的情况，观察有无硬结、分泌物等异常表现。非哺乳期乳头出现血性分泌物通常是导管内良性乳头状瘤或乳腺癌的征兆。最后，还应触诊腋窝、锁骨上窝及颈部淋巴结，以检查是否存在乳房炎症或恶性肿瘤扩散和转移的征象。如男性出现乳房发育常与肝功能损害、性腺功能减退症等因素有关。

四、肺和胸膜评估

(一)视诊

1. 呼吸类型

正常情况下，成年男性和儿童以腹式呼吸为主，而成年女性则以胸式呼吸为主。某些疾病可使这两种呼吸运动发生变化，如肺炎、胸膜炎、严重肺结核、肋骨骨折等胸部疾患，可使胸式呼吸减弱，而腹式呼吸增强；在腹膜炎、大量腹水、腹腔内巨大肿瘤时，由于膈肌运动受限，腹式呼吸减弱而胸式呼吸增强。一侧肺或胸膜受损时，患侧呼吸运动会减弱甚至消失，而健侧则会代偿性地增强。

2. 呼吸的频率、深度及节律

呼吸的频率见本章第二节“一、生命体征”。呼吸困难是呼吸异常的重要表现之一，其形式多种多样。吸气性呼吸困难通常表现为吸气费力且时间延长，严重时可见胸骨上窝、锁骨上窝及肋间隙向内凹陷，即“三凹征”，常见于上呼吸道阻塞，如气管异物、喉头水肿等。呼气性呼吸困难则表现为呼气费力且时间延长，常见于下呼吸道阻塞，如支气管哮喘、阻塞性肺气肿等。当吸气和呼气过程均感到费力，并伴有呼吸浅快时，往往是由于广泛的肺和胸膜疾病导致呼吸面积减少，常见于重症肺炎、重症肺结核、大量胸腔积液及气胸等疾病。此外，呼吸的频率、节律和深度也是评估呼吸状态的重要指标，具体可以参考《基础护理学》及本书第三章第五节“呼吸困难”。

【护考真题链接】2023 年–A3 型题

考点：呼吸困难

(3~5 题共用题干)病人女，56 岁。支气管哮喘 10 年。因受凉后憋喘加重，呼吸困难，夜间不能平卧，自行吸入 β_2 受体激动剂效果不佳，病人紧张不已。血气分析：PaO_2 70 mmHg。

3. 病人可能出现了

A. 吸气性呼吸困难　B. 呼气性呼吸困难　C. 混合性呼吸困难

D. 心源性呼吸困难　E. 神经精神性呼吸困难

分析：呼气性呼吸困难常见于下呼吸道阻塞，如支气管哮喘、阻塞性肺气肿等。B 对。

(二)触诊

1. 胸廓扩张度

是指呼吸时的胸廓动度。护士将两手掌及伸展的手指置于病人胸廓前下部的对称位置，左右拇指分别沿两侧肋缘指向剑突，拇指尖在前正中线两侧对应部位，嘱病人做深呼吸，比较两手的动度是否一致。进行后胸廓扩张度检查时，将两手拇指置于病人背部约第 10 肋骨水平的脊柱两侧，拇指与后正中线平行，并将两侧皮肤向中线轻推，其余手指对称地置于胸廓两侧的肋间，同法观察和比较两手的动度是否一致(图 4-5-4)。正常人胸廓两侧扩张度一致。异常见于：①一侧胸廓动度受限，见于一侧大量胸腔积液、气胸、胸膜增厚和肺不张等；②两侧胸廓扩张度均减弱，见于肺气肿和老年人。

2. 语音震颤

当病人发“yi”的声音时，声波沿气管、支气管及肺泡传导至胸壁，检查者用手掌可触及的细微震动感，称语音震颤。根据振动增强或减弱，可判断胸内病变的性质。评估时护士将两手掌面或手掌尺侧缘轻置于胸壁的对称部位，嘱病人以同等强度重复发出“yi”的长音，自上而下、从内到外比较两侧相应部位语音震颤的异同(图 4-5-5)。正常人语音震颤的强度受发音的强弱、音调的高低、胸壁的厚度以及支气管至胸壁距离的差异等因素的影响。异常见于：①语音震颤减弱或消失，多见于肺气肿、阻塞性肺不张、大量胸腔积液或气胸等。②语音震颤增强主要见于肺组织实变、空洞型肺结核等疾病。

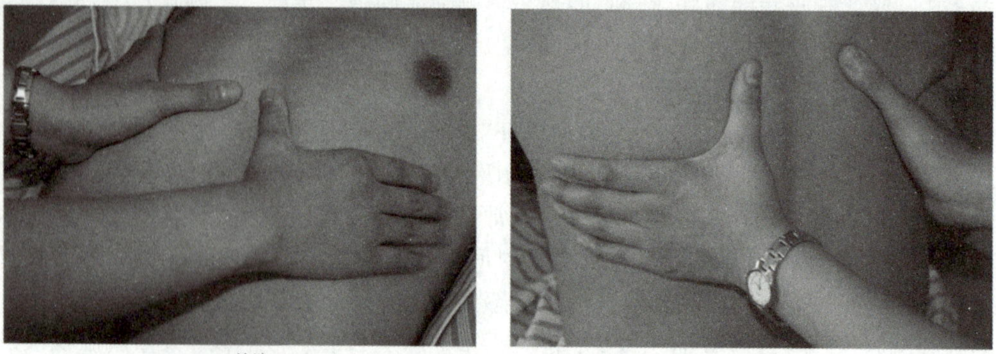

A. 前胸　　B. 后胸

图 4-5-4　胸廓扩张度检查方法

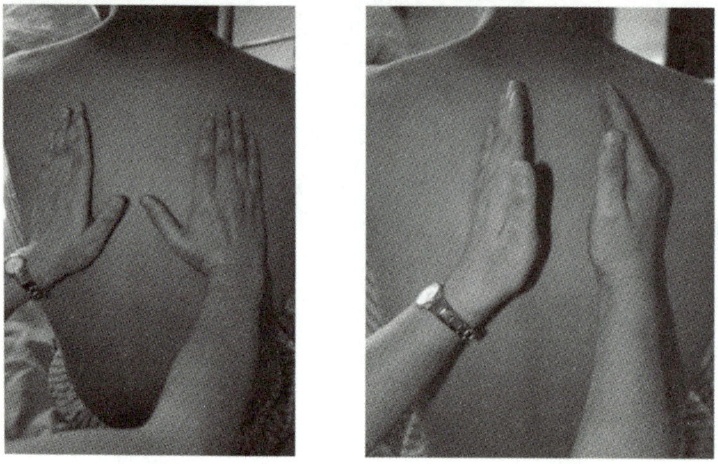

A. 掌面　　B. 尺侧

图 4-5-5　语音震颤检查方法

3. 胸膜摩擦感

正常人无胸膜摩擦感。急性胸膜炎时，纤维蛋白渗出，沉着于脏层和壁层胸膜，使其表面变得粗糙，呼吸时检查者的手能感觉到脏层、壁层胸膜相互摩擦，称胸膜摩擦感。在病人腋中线第 5、6 肋间易于触及，类似两层皮革相互摩擦的感觉，屏气后消失。

(三) 叩诊

1. 叩诊方法

主要采用间接叩诊法。病人取坐位或仰卧位，肌肉放松，均匀呼吸，护士则以适宜的力度按前胸、侧胸、后背的顺序，自上而下、由外向内逐个肋间进行叩诊，注意对称部位的对比。叩诊前胸和后背时，板指与肋间平行；叩诊肩胛间区时，板指平贴于肋间隙并与脊柱平行。

2. 叩诊音

正常胸部叩诊音主要为清音，其音响强度和音调高低与肺脏含气量、胸壁厚度、邻近器官对其影响有关。正常肺脏清音区范围内叩诊出现浊音、实音、过清音或鼓音，属异常叩诊音。①浊音和实音：见于肺组织密度增高、含气量减少的病变，如肺炎实变期、肺水肿、肺不张、肺肿瘤、胸腔积液等。②过清音：见于肺气肿。③鼓音：常见于气胸以及靠近胸壁且直径较大的肺内空腔性病变，如空洞型肺结核。但需注意，距离胸壁表面 5 cm 以上的深部病灶、直径小于 3 cm 的小范围病灶或少量胸腔积液（300 mL 以下）时，常不能发现叩诊音的改变。

（四）听诊

听诊时病人需取坐位或仰卧位，保持均匀呼吸，必要时进行深呼吸或咳嗽后立刻进行听诊。听诊的顺序通常从肺尖开始，自上而下、自前胸向侧胸（自腋窝向下行），最后检查背部（自肩胛上方、肩胛区及肩胛下方）。前胸沿锁骨中线和腋前线，侧胸沿腋中线和腋后线，背部沿肩胛线听诊，逐一肋间进行，并在左右对称部位对比，判断声音改变。

1. 正常肺部呼吸音

包括气管呼吸音、支气管呼吸音、肺泡呼吸音和支气管肺泡呼吸音。这些呼吸音具有不同的特点和分布区域，反映了气流在呼吸道内的不同状态（表 4-5-1）。

表 4-5-1　正常肺部呼吸音特点和分布区域

呼吸音	特点	分布区域
气管呼吸音	空气进出气管发出的声音，粗糙、响亮且高调，吸气相与呼气相几乎相等	于胸外气管上面可闻及
支气管呼吸音	类似把舌尖抬高张口呼出空气所发出的“哈”音。吸气相短，呼气相长，音响强、音调高	喉部，胸骨上窝，背部 6、7 颈椎及第 1、2 胸椎附近
支气管肺泡呼吸音	兼有支气管呼吸音与肺泡呼吸音的特点	胸骨两侧第 1、2 肋间，肩胛间区第 3、4 胸椎水平及肺尖前后部可闻及
肺泡呼吸音	类似张口向内吸气时所产生的“夫”音。吸气相较长，音响也较强；呼气相较吸气相短	乳房下部、肩胛下部和腋窝下部较强

2. 异常肺部呼吸音

（1）异常肺泡呼吸音。肺泡呼吸音减弱或消失可见于胸廓活动受限、呼吸肌病变、呼吸道阻塞、压迫性肺不张等。肺泡呼吸音增强则分两种情况，两侧增强见于剧烈运动、发热、贫血、代谢亢进、酸中毒等；一侧增强常见于对侧肺和胸膜病变。

（2）异常支气管呼吸音。又称管状呼吸音，指在正常肺泡呼吸音区域听到支气管呼吸音。临床意义同语音震颤增强。

（3）异常支气管肺泡呼吸音。在正常肺泡呼吸音的部位听到支气管肺泡呼吸音即为异常支气管肺泡呼吸音。常见于支气管肺炎、肺结核或肺炎链球菌肺炎早期等。

3. 啰音

啰音是呼吸音以外的附加音，包括干啰音和湿啰音。干啰音通常是由气流通过狭窄的气道所产生，常见于支气管哮喘、慢性阻塞性肺疾病等；湿啰音则是由于气道内有分泌物存在，吸气时气流通过分泌物形成水泡破裂所产生，常见于支气管肺炎、肺结核等。当支气管扩张时可在病变位置闻及固定而持久的局限性湿啰音。

4. 语音共振和胸膜摩擦音

语音共振是声波沿气管、支气管及肺泡传到胸壁导致的共振，其临床意义与触觉语颤相似，但较触诊更为敏感。胸膜摩擦音则是胸膜炎时两层胸膜相互摩擦所产生的声音，其临床意义与胸膜摩擦感一致，常见于纤维素性胸膜炎等疾病。

五、心脏评估

心脏评估是诊断心血管疾病的基本方法。要求病人处于安静、温暖且光线充足的环境中，以仰卧位或坐位进行检查，按视诊、触诊、叩诊、听诊的顺序依次进行。

（一）视诊

视诊时，病人尽可能取卧位，护士评估时应俯身或下蹲，视线与病人胸廓同高，以便更好地了解心前区情况。

1. 心前区外形

正常人心前区无隆起，若出现隆起则多为先天性心脏病造成心脏肥大、影响了儿童胸廓正常发育，少数情况见于儿童时期的风湿性心脏瓣膜病伴右心室增大或伴大量心包积液等。

2. 心尖搏动

正常人心脏收缩时，心尖撞击心前区胸壁，使相应部位肋间组织向外搏动，称为心尖搏动。视诊心尖搏动时，视线应以切线方向观察（图 4-5-6）。正常心尖搏动，坐位时位于胸骨左缘第 5 肋间、锁骨中线内侧 0.5~1.0 cm 处，其搏动范围直径为 2.0~2.5 cm。肥胖者或女性有悬垂乳房时，心尖搏动不易看到，常需经触诊确定。检查时应注意心尖搏动的位置、强度、范围有无异常。

（1）心尖搏动移位。心尖搏动位置可因多种生理因素和病理因素而改变。

1）生理因素：仰卧时心尖搏动略上移；左侧卧位时心尖搏动可向左移 2~3 cm；右侧卧位时心尖搏动可右移 1.0~2.5 cm；小儿、矮胖体型者、妊娠时心脏常呈横位，心尖搏动向外上移位，可达第 4 肋间；瘦长体型者心脏呈垂直位，心尖搏动向下移，可达第 6 肋间。

2）病理因素：心脏疾病如左心室增大时，心尖搏动向左下移位；右心室增大时，心脏顺钟向转位，心尖搏动向左或左上移位；左、右室增大时，心尖搏动向左下移位。此外，凡能使纵隔及气管移位的胸部疾病，均可致心尖搏动移位。一侧胸腔积液或积气，可将纵隔推向健侧，心尖搏动随之向健侧移位；一侧肺不张或胸膜粘连，纵隔向患侧移位，心尖搏动向患侧移动。

（2）心尖搏动的强弱和范围。与心脏活动的强弱、胸壁厚度及肋间隙的宽窄有关。体胖、肋间隙较窄者，心尖搏动较弱且范围较小；体瘦，肋间隙较宽者，心尖搏动较强且范围较大。病理情况下，甲状腺功能亢进症、高热、严重贫血等可导致心尖搏动增强；心包积液、急性心肌梗死、肺气肿、左侧胸腔积液或气胸及严重休克时，心尖搏动减弱。

（3）负性心尖搏动。指心脏收缩时心尖区胸壁内陷者。见于粘连性心包炎与周围组织有广泛粘连时、重度右心室肥大。

3. 心前区异常搏动

胸骨左缘第 2 肋间搏动见于肺动脉扩张或肺动脉高压；胸骨左缘第 3~4 肋间搏动，多为先天性心脏病如房间隔缺损所致的右心室肥大；剑突下搏动见于右心室肥大、腹主动脉瘤。

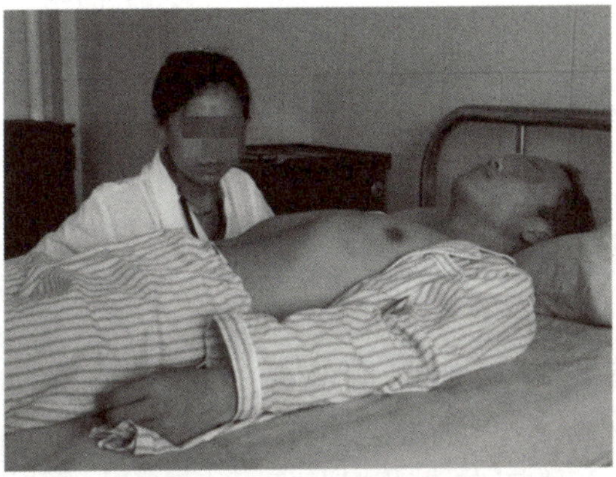

图 4-5-6　心脏视诊

(二)触诊

触诊能够进一步确定视诊发现的心尖搏动和心前区异常搏动的结果，还可发现心脏病特有的异常体征。触诊方法：①中指、示指并拢法，用指腹触诊，以确定心尖搏动的准确位置、强度和范围(图 4-5-7)。②手掌或手掌尺侧触诊法，触诊有无震颤和心包摩擦感。

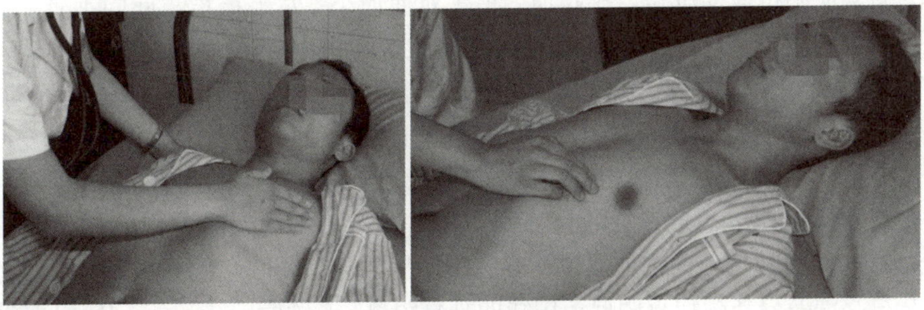

图 4-5-7　心脏触诊

1. 心尖搏动

触诊能更准确地判断心尖搏动的位置、强度和范围，还能发现抬举性心尖搏动等。抬举性心尖搏动是指心尖部徐缓、有力地搏动，可将触诊手指指尖抬起，且搏动范围增大，是左心室肥厚的指征。此外，心尖搏动标志着心室收缩期的开始，这对判断震颤和杂音的时期具有重要意义。

2. 震颤

是指触诊时手掌尺侧(小鱼际)感受到的一种细微震动感，类似于猫呼吸时喉部的震动。震颤是器质性心血管病的特有体征，常见于心脏瓣膜狭窄及先天性心脏病。存在震颤的部位通常能听到杂音。但听到杂音不一定有震颤。在触诊时，一旦发现震颤，应详细评估其发生的部位、时期及其临床意义(表 4-5-2)。

表 4-5-2　心前区震颤的临床意义

时期	部位	常见病变
收缩期	胸骨右缘第 2 肋间	主动脉瓣狭窄
	胸骨左缘第 2 肋间	肺动脉瓣狭窄
	胸骨左缘第 3、4 肋间	室间隔缺损
舒张期	心尖部	二尖瓣狭窄
连续性	胸骨左缘第 2 肋间	动脉导管未闭

3. 心包摩擦感

正常人无心包摩擦感。急性心包炎时，渗出的纤维蛋白使心包膜粗糙，当心脏跳动时，脏层、壁层心包发生摩擦产生的振动，经胸壁传导到体表而触到的摩擦感，称为心包摩擦感。在胸骨左缘第 3、4 肋间可触及，即使在病人屏气时，摩擦感仍然存在，这有助于与胸膜摩擦感进行鉴别。当心包渗液增多时，摩擦感反而会减弱或消失。

(三) 叩诊

心脏叩诊旨在确定心界，进而评估心脏的大小、形状及位置。心脏左、右缘被肺遮盖的部分叩诊呈相对浊音，心脏相对浊音界反映心脏的实际大小和形状。

1. 叩诊方法

病人通常取坐位或仰卧位。坐位时，护士对面而坐，左手板指与肋间垂直；卧位时，护士立于病人右侧，左手板指与肋间平行(图 4-5-8)。叩诊的顺序为先叩心左界再叩心右界，由下而上，自外向内，沿胸骨缘逐一肋间向上叩诊。心左界叩诊，从心尖搏动最强点外 2~3 cm 处(一般于第 5 肋间左锁骨中线稍外)开始，沿肋间向内，叩诊由清音变浊音时，提示已达心界，翻转板指，在板指下用标记笔作标记，如此逐一肋间自下而上叩至第二肋间。心右界叩诊：先沿右锁骨中线自上而下叩诊，由清音变浊音时为肝上界，于其上一肋间(一般为第 4 肋间)由外向内叩出浊音界，如此叩至第 2 肋间，并分别作标记。然后用直尺测量左右心浊音界各标记点距前正中线的垂直距离、左锁骨中线与前正中线间的距离。

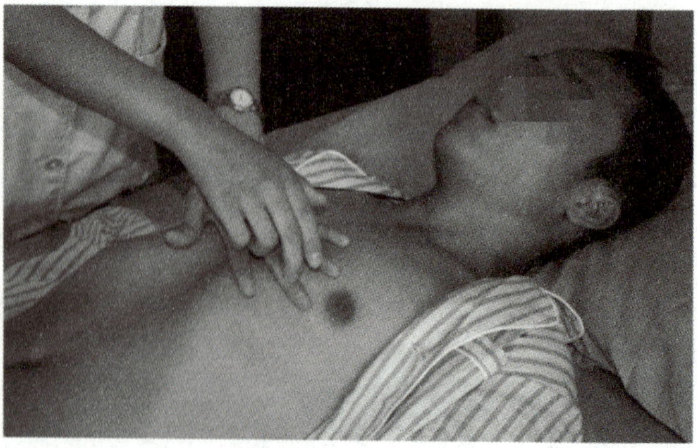

图 4-5-8　心脏叩诊

2. 正常成人心脏的相对浊音界

正常成人心脏的相对浊音界见表 4-5-3。

表 4-5-3　正常心脏相对浊音界范围

右界(cm)	肋间	左界(cm)
2~3	Ⅱ	2~3
2~3	Ⅲ	3.5~4.5
3~4	Ⅳ	5~6
/	Ⅴ	7~9

注：左锁骨中线距前正中线 8~10 cm。

3. 心脏浊音界改变的临床意义

在某些病理情况下，心脏浊音界会发生改变。

(1)左心室增大。心左界向左下扩大，心腰加深由钝角变为近似直角，心浊音界呈靴形。最常见于主动脉瓣关闭不全，故又称主动脉型心脏，也可见于高血压性心脏病(图 4-5-9)。

(2)右心室增大。轻度增大时，心左界叩诊无明显变化。显著增大时，相对浊音界向左右扩大，向左增大较为明显，但不向下扩大。常见于肺心病、单纯二尖瓣狭窄等。

(3)双心室增大。心浊音界向两侧扩大，且左界向下扩大，称普大型心脏。常见于扩张型心肌病、重症心肌炎、全心衰竭等。

(4)左心房增大。胸骨左缘第 2、3 肋间心浊音界向外扩大，心腰饱满或膨出，心浊音界呈梨形，因常见于二尖瓣狭窄，故又称二尖瓣型心脏(图 4-5-10)。

(5)心包积液。坐位时心浊音界呈三角形(烧瓶形)，仰卧位时心底部浊音区增宽，这种随体位改变而变化的心浊音界是心包积液的典型体征。

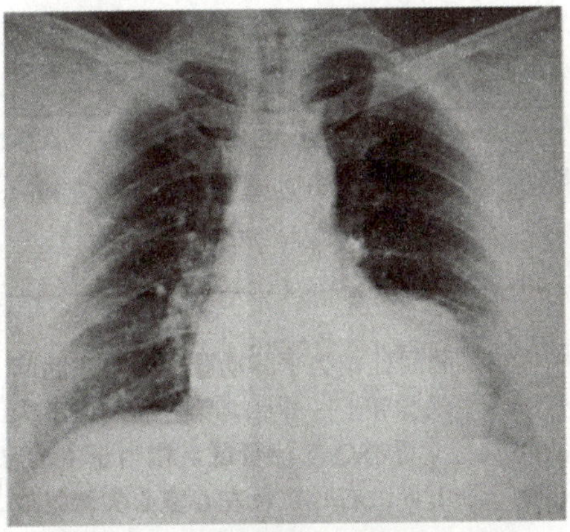

图 4-5-9　主动脉瓣关闭不全的心浊音界(靴形心)

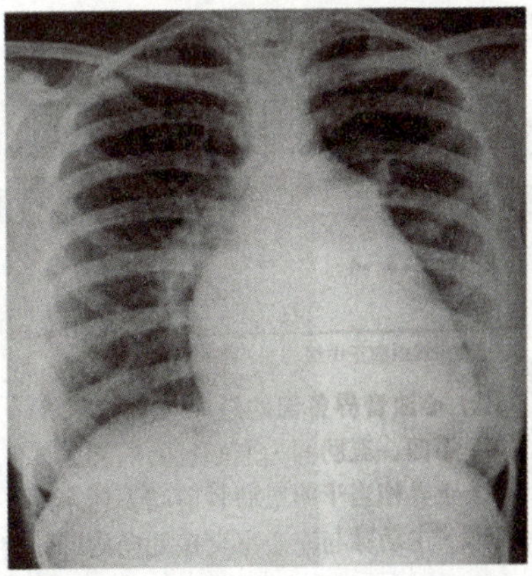

图 4-5-10　二尖瓣狭窄的心浊音界(梨形心)

(四)听诊

1. 心脏瓣膜听诊区

心脏各瓣膜开放和关闭时所产生的声音传导至体表，最易听清的部位称心脏瓣膜听诊区，它与心脏瓣膜的解剖位置不完全一致，通常有 5 个瓣膜听诊区(图 4-5-11)。听诊顺序：一般从心尖部开始，按逆时针方向依次进行，即二尖瓣听诊区→肺动脉瓣听诊区→主动脉瓣听诊区→主动脉瓣第二听诊区→三尖瓣听诊区。

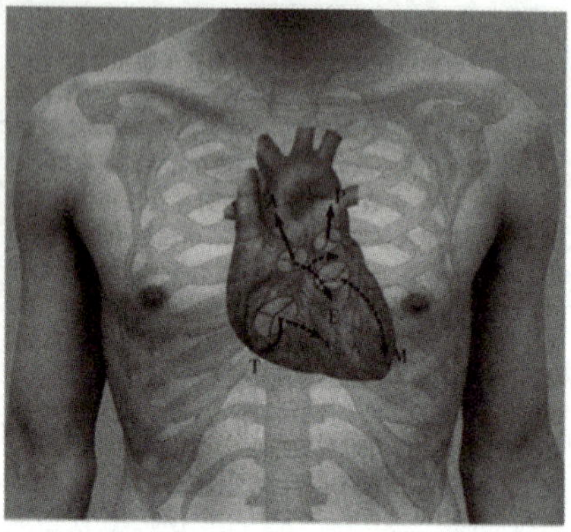

M：二尖瓣听诊区；A：主动脉瓣听诊区；
E：主动脉瓣第二听诊区；P 肺动脉瓣听诊区；T 三尖瓣听诊区

图 4-5-11　心脏瓣膜解剖部位与瓣膜听诊区位置

2. 听诊内容

听诊内容主要包括心率、心律、心音、额外心音、杂音以及心包摩擦音等。

(1)心率和心律。①心率是指每分钟心跳的次数。正常成人安静状态下心率范围为 60~100 次/分。凡成人心率>100 次/分，婴幼儿心率>150 次/分为心动过速，病理情况见于发热、贫血、甲状腺功能亢进症、心衰和休克等。成人心率低于 60 次/分为心动过缓，病理情况见于胆汁淤滞性黄疸、颅内压增高、甲状腺功能减退症、房室传导阻滞和普萘洛尔药物作用等。②心律是心脏跳动的节律。正常人心律规整，但部分青年可能出现窦性心律不齐，通常无临床意义。期前收缩和心房颤动是听诊中最常见的心律失常。期前收缩表现为规则心律基础上提前出现的心跳，频发期前收缩多见于器质性病变；心房颤动则表现为心律绝对不规则、第一心音强弱不一致、脉搏短绌，常见于二尖瓣狭窄、冠心病等疾病。

(2)心音。心音按其在心动周期中出现的先后，依次被命名为第一心音(S1)、第二心音(S2)、第三心音(S3)和第四心音(S4)。S1 主要由房室瓣关闭引起的振动所产生，心前区均可听到，以心尖部最强，标志着心室收缩期的开始。S2 主要由肺动脉瓣和主动脉瓣关闭引起，以心底部最响，标志着心室舒张期的开始。S1 音调较低钝、强度相对较响，历时相对较长；S2 音调较高而脆、强度较 S1 弱，历时较 S1 短。正确区分 S1 和 S2，可判定心室收缩期和舒张期，从而确定杂音出现的时期。正常情况下只能听到 S1 、S2；在青少年可闻及 S3；闻及 S4 多数属病理情况。

1)心音强度改变：心音强度与心肌收缩力、心室充盈情况等因素相关。①S1 增强：常见于二尖瓣狭窄，也可见于高热、贫血、甲状腺功能亢进等。②S1 减弱：常见于二尖瓣关闭不全、心肌炎、心肌梗死和心力衰竭等。③主动脉瓣区第二心音(A2)增强：因主动脉内压增高所致，常见于高血压、主动脉粥样硬化等。④肺动脉瓣区第二心音(P2)增强：因肺动脉内压增高所致，常见于肺心病、二尖瓣狭窄伴肺动脉高压、左向右分流的先心病(房间隔缺损、室间隔缺损、动脉导管未闭等)等。⑤S1 和 S2 同时增强：见于情绪激动、贫血等。⑥S1 和 S2 同时减弱：见于心肌严重受损如心肌炎、心肌病、心肌梗死、休克等。

2)心音性质改变：心肌严重病变时，S1 易失去原有特征而与 S2 相似，心音呈钟摆律，若同时有心动过速，心率 120 次/分以上，酷似胎儿心音，称为胎心律，提示病情严重，如大面积急性心肌梗死和重症心肌炎等。

(3)额外心音。是指正常心音之外出现的病理性附加音。①奔马律：奔马律是在第二心音之后出现的一个较响亮的额外的附加音，与正常的第一、二心音共同组成三音律，其韵律犹如骏马奔驰时的蹄声。舒张早期奔马律最常见，提示有严重器质性心脏病，如心力衰竭、急性心肌梗死、重症心肌炎与心肌病等严重心功能不全。②开瓣音：又称二尖瓣开放拍击声，二尖瓣狭窄时，舒张早期血液自左心房迅速流入左心室，弹性尚好的瓣叶迅速开放后又突然停止，导致瓣叶振动引起的拍击样声音。开瓣音是二尖瓣狭窄且瓣膜弹性良好的特征，可作为二尖瓣分离术的参考条件。

3. 心脏杂音

心脏杂音是指除心音和额外心音之外出现的异常心脏听诊音。杂音的产生是由于多种因素导致血流异常，产生湍流或旋涡，冲击心壁、大血管壁、瓣膜、腱索等结构而使之振动产生杂音。这些因素包括血流速度加快、瓣膜口狭窄或关闭不全、异常血流通道、心腔异常结构或扩张等。通过仔细分析杂音的性质、强度、传导方向等信息，可以对心脏瓣膜病变进行初步判断。

评估心脏杂音时，需关注其最响部位、出现时期、性质、强度以及传导方向。杂音的最响部位通常与病变部位相关，如二尖瓣狭窄的杂音在心尖区最为明显。杂音根据出现时期可分为收缩期、舒张期和连续性杂音，其中舒张期和连续性杂音多为器质性杂音。杂音的性质多样，如吹风样、隆隆样、叹气样等，其中功能性杂音较为柔和，而器质性杂音则较为粗糙。收缩期杂音的强度通常采用 Levine 6 级分级法(表 4-5-3)，2 级以下多为功能性杂音，3 级及以上则多为器质性杂音。杂音一般沿血流方向或经周围组织传导。此外，杂音还与体位、运动、呼吸等因素密切相关。例如，改变体位可使某些杂音的强度发生变化，深吸气或运动可使某些杂音增强。这些变化对于杂音的鉴别和诊断具有重要意义(表 4-5-4)。

表 4-5-3　杂音强度分级

级别	响度	听诊特点	震颤
1	最轻	很弱，初学者一般难听到	无
2	轻度	初学者能听到，不太响亮	无
3	中度	明显的杂音	无或有
4	响亮	杂音响亮	有
5	很响	杂音很强，但听诊器离开胸壁听不到	明显
6	最响	杂音响亮，即使听诊器离胸壁一定距离也能听到	明显

表 4-5-4　常见心脏瓣膜病变的听诊特点

心脏病变	听诊特点
二尖瓣狭窄	心尖部局限的舒张中晚期隆隆样杂音
二尖瓣关闭不全	心尖部全收缩期粗糙的吹风样杂音，向左腋部及左肩胛下角传导
主动脉瓣狭窄	主动脉瓣听诊区响亮粗糙收缩期杂音，向颈部传导
主动脉瓣关闭不全	主动脉瓣第二听诊区舒张期叹气样递减型杂音，向心尖部传导

4. 心包摩擦音

心包摩擦音是另一种异常心脏听诊音，其产生机制、临床意义与心包摩擦感相同。在急性心包炎时，可在胸骨左缘第 3、4 肋间闻及心包摩擦音，坐位前倾或呼气末时更为明显。应注意与胸膜摩擦音的鉴别，心包摩擦音在屏住呼吸时不会消失，而胸膜摩擦音在屏住呼吸时消失。

六、血管评估

血管评估是心血管检查的核心环节，包括脉搏、血压、血管杂音及周围血管征评估。

（一）脉搏、血压

脉搏、血压评估见本章第二节“一、生命体征”。

（二）血管杂音

血管杂音分静脉杂音和动脉杂音，其中动脉杂音是重要指标之一。例如，甲状腺功能亢进时，甲状腺部位可闻及连续性血管杂音；肾动脉狭窄时，上腹部或腰背部可听到收缩期杂音。

（三）周围血管征

周围血管征是由于脉压增大所致，常见于主动脉瓣关闭不全、甲状腺功能亢进、动脉导管未闭、重度贫血等疾病。具体体征包括枪击音、杜柔（Duroziez）双重杂音、水冲脉以及毛细血管搏动征。

（1）枪击音：将听诊器置于股动脉处，听到一种短促如射枪的“Ta-Ta”音，称为枪击音（图 4-5-12），常见于主动脉瓣关闭不全等。

（2）杜柔双重杂音：将听诊器胸件置于股动脉或肱动脉处稍加压力，听到的收缩期和舒张期双期杂音为杜柔双重杂音，脉压增大时尤为明显。

（3）水冲脉：见本章第二节“一、生命体征”。

（4）毛细血管搏动征：其为用手指轻压患者指甲末端或以清洁玻片轻压其口唇黏膜，观察到的红、白交替现象（图 4-5-13），提示脉压增大。

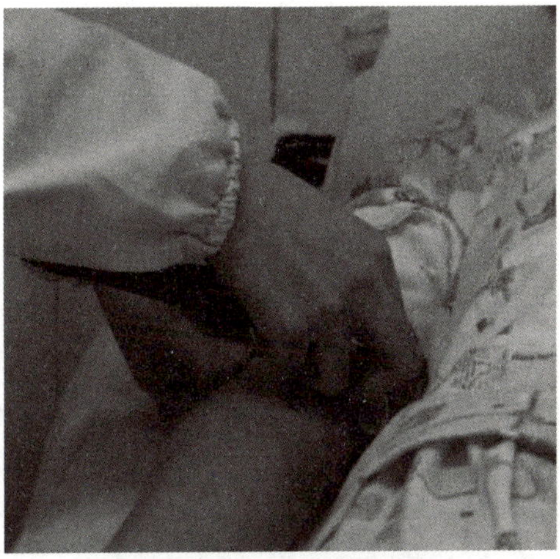

图 4-5-12　枪击音听诊

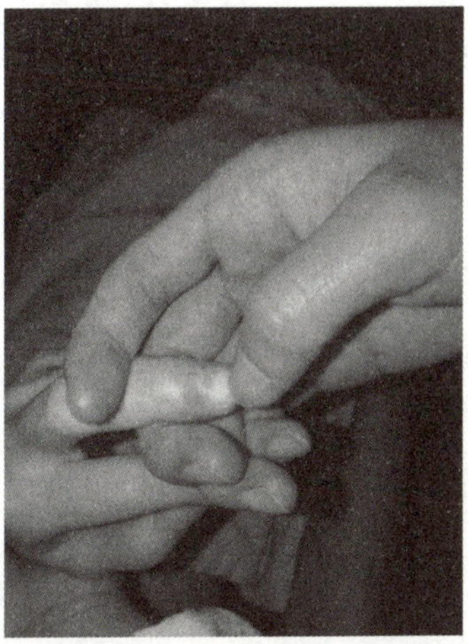

图 4-5-13　毛细血管搏动征检查

案例分析

1. 该病人评估时，应取坐位或仰卧位，充分暴露胸廓，按视、触、叩、听顺序进行，先评估前胸及侧胸，再评估背部。应注意对称部位的左右对比，以便更准确地判断肺部有无异常情况。

2. 该病人可能出现桶状胸、呼吸运动改变、语音震颤减弱、叩诊过清音、听诊出现啰音等异常体征。

第六节　腹部评估

案例导入

案例

病人，女，28 岁。因自觉上腹剧痛 5 小时，伴恶心入院。腹部评估：腹肌紧张，以右上腹明显，墨菲征(+)，麦氏点无压痛及反跳痛，未触及其他包块，肝脾未触及，移动性浊音阴性。

思考

1. 对该病人的腹部评估应关注哪些内容？

2. 该病人最可能的诊断是什么？

腹部位于横膈与骨盆之间，前面和侧面为腹壁，后面为脊柱和腰肌。腹腔内有多个系统的脏器，如消化、泌尿、内分泌、生殖、血液系统等，因此，腹部评估是体格检查中的重要环节。

一、腹部的体表标志与分区

腹部的体表标志与分区对于准确描述和记录腹腔脏器的正常位置、病变体征的部位及范围具有重要意义。

(一)体表标志

(1)肋弓下缘：由8~10肋软骨和第11、12浮肋构成，其下缘是腹部体表的上界，用于腹部分区、肝脾的测量及胆囊的定位。

(2)腹上角：即胸骨下角，是两侧肋弓至剑突根部的夹角，用于判断体型及肝脏的测量。

(3)脐：位于腹部中心，3~4腰椎之间，是腹部四分区法、临床上判断阑尾压痛点和腰椎穿刺的标志。

(4)髂前上棘：髂嵴前方的凸出点，是腹部九分区法、阑尾压痛点的定位标志和骨髓穿刺的部位。

(5)腹中线：即腹白线，是前正中线的延续，是腹部四分区法的垂直线。

(6)腹直肌外缘：相当于锁骨中线的延续，右侧腹直肌外缘与肋弓下缘的交界处为胆囊压痛的定位点。

(7)耻骨联合：由纤维软骨连接两侧的耻骨联合面而组成，是腹部体表的下界。

(二)腹部分区

(1)四区分法：通过脐的水平线和垂直线将腹部简单划分为右上腹、右下腹、左上腹和左下腹四个区域。每个区域包含了一组特定的脏器，如右上腹部包括肝、胆囊、幽门等，左下腹部则包含乙状结肠、部分降结肠等。这种方法简单易行，但定位相对粗略。

(2)九区分法：由两条水平线和两条垂直线将腹部划分为九个区。两侧肋弓下缘连线和两侧髂前上棘连线为两条水平线，左右髂前上棘至腹中线连线中点的垂直线为两条垂线，四线相交将腹部分为九个区，即左右上腹部(季肋部)，左右侧腹部(腰部)，左右下腹部(髂部)，上腹部，中腹部(脐部)，下腹部(耻骨上部)。这样的分区有助于更准确地定位和分析腹部的各种病变。腹部分区法见图4-6-1。

二、腹部评估

腹部评估前应让病人排空膀胱，取仰卧位，小枕置于头下，双腿屈膝，以放松腹部肌肉，两手自然置于身体两侧，充分暴露腹部。室内光线充足、温度适宜，注意保暖，以免腹部受凉引起病人不适。检查者站立于病人右侧。为了减少腹部触诊刺激对听诊造成的干扰，腹部评估应按照视、听、叩、触的顺序进行。

(一)视诊

1. 腹部外形

观察腹部形状及是否对称。腹前壁处于肋缘到耻骨联合平面或略微凹陷，称腹部平坦。肥胖者或小儿腹部稍圆凸，而消瘦者则稍内凹。若腹部明显膨隆或凹陷，应视为异

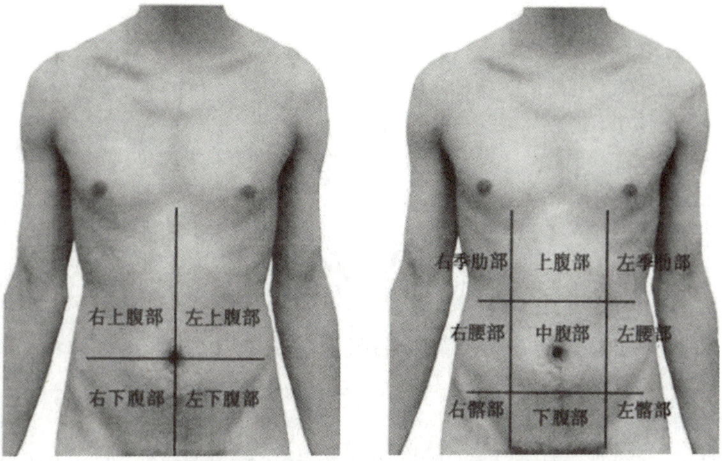

四区分法　　九区分法

图 4-6-1　腹部体表分区法

常。对于腹部膨隆，需区分全腹膨隆和局部膨隆，前者多由大量腹水、腹内积气、腹内巨大包块等原因引起，后者则常由腹腔脏器肿大、腹内肿瘤等所致。全腹凹陷则常见于显著消瘦、严重脱水等情况；局部凹陷常由于手术后腹壁瘢痕收缩所致。

【护考真题链接】2012 年–A2 型题

考点：腹部评估

病人，男，48 岁，肝硬化病史 5 年。查体：腹部膨隆。腹壁皮肤紧张发亮，脐周可见静脉迂曲。病人腹壁膨隆的最可能原因是(　　)

A. 肝大　B. 脾大　C. 大量腹水　D. 腹腔积气　E. 腹腔肿瘤

分析：病人因肝硬化出现了腹部膨隆，腹壁皮肤紧张发亮，脐周可见静脉迂曲，可见病人出现了腹水。C 对。

2. 呼吸运动

正常人腹壁随呼吸运动上下起伏，即为腹式呼吸。腹式呼吸减弱常见于腹膜炎症、腹水、急性腹痛、腹腔巨大肿瘤等疾病；腹式呼吸消失可见于胃肠穿孔所致急性腹膜炎或膈肌麻痹；腹式呼吸增强则多与肺部或胸膜疾病有关。

3. 腹壁静脉

正常人腹壁静脉一般不显露。门静脉高压导致血液循环障碍或上、下腔静脉回流受阻时，腹壁静脉可显而易见或迂曲变粗，称为腹壁静脉曲张。腹壁静脉曲张是门静脉高压的典型表现之一，通过观察腹壁静脉的血流方向，有助于判断静脉曲张的来源。检查方法为：选择一段无分支的曲张静脉，示指和中指并拢紧压在该段静脉上，然后一只手指固定不动，另一手指紧紧压住静脉并向外滑动，挤出该段静脉内血流，至一定距离放松该手指，看该段静脉是否迅速充盈，再用同样的方法放松另一手指，根据血流的充盈情况来判断曲张静脉的血流方向。①门静脉高压时，腹壁曲张的静脉常以脐为中心向四周放射；②上腔静脉阻塞时，脐水平以上的曲张静脉的血流方向由上而下；③下腔静脉阻塞时，曲张的静脉大多分布在腹壁两侧，脐水平以下腹部浅静脉血流方向由下而上(图 4-6-2)。

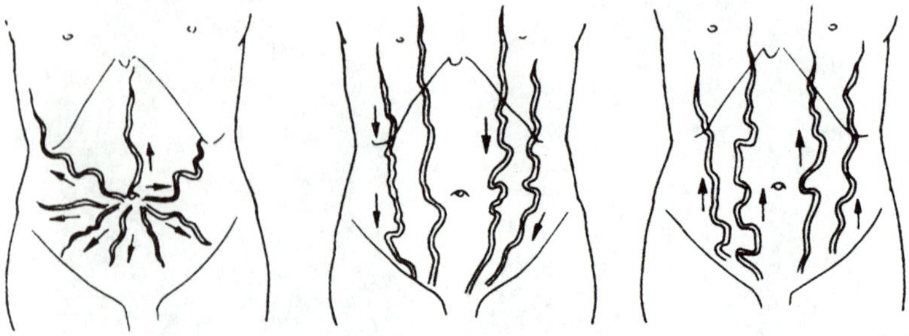

图 4-6-2　腹壁静脉曲张血流分布和方向示意图

4. 胃肠型和蠕动波

在正常情况下，腹部一般看不到胃和肠的轮廓及蠕动波形。但当胃肠道发生梗阻时，梗阻近端的胃或肠段饱满而隆起，形成胃型或肠型，同时胃肠蠕动加强可出现蠕动波。

（二）听诊

腹部听诊主要包括肠鸣音、振水音和血管杂音。

1. 肠鸣音

是肠蠕动时产生的声音，脐部听诊最清楚，正常情况下为 4~5 次/分。肠鸣音的变化能够反映肠道功能的状态（图 4-6-3）。①肠鸣音活跃：即肠鸣音超过 10 次/分，但音调不高亢，常见于急性胃肠炎或服用泻药等情况。②肠鸣音亢进：肠鸣音超过 10 次/分，且音调响亮、高亢，甚至呈叮当声或金属音，多见于机械性肠梗阻。③肠鸣音减弱：即明显少于正常或持续 3~5 分钟才听到一次，见于便秘或腹膜炎等状况。④肠鸣音消失：持续 3~5 分钟听不到肠鸣音，多见于急性腹膜炎、腹部大手术或麻痹性肠梗阻等。

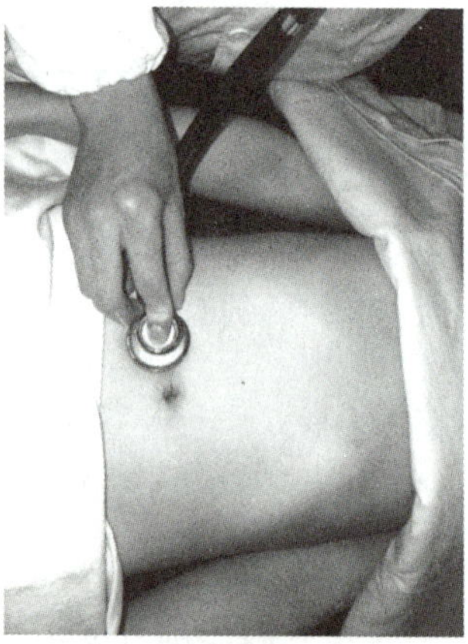

图 4-6-3　肠鸣音听诊

2. 振水音

在上腹部听到的气体和液体相撞击的声音。正常人仅在餐后或多饮时出现此音。若空腹或餐后 6~8 小时仍听到振水音，则提示胃排空不良，常见于幽门梗阻或胃扩张。

3. 血管杂音

正常人腹部听诊无杂音。中腹部听到收缩期杂音多提示腹主动脉瘤或腹主动脉狭窄。

（三）叩诊

腹部叩诊一般采用间接叩诊法，通过叩击腹部不同区域，护士可以获取关于脏器大小、位置、叩击痛以及腹腔内积液、积气、包块等信息的线索。在正常情况下，腹部大部分区域叩诊呈鼓音。当叩诊肝、脾、充盈的膀胱或增大的子宫等区域时，叩诊音为浊音或实音。这种浊音或实音的变化有助于护士定位这些器官，并初步判断其状态。

1. 肝界叩诊

病人取平卧位，平静呼吸，在右锁骨中线上由肺清音区向下叩向腹部，当由清音转为浊音时，即为肝上界，此处相当于被肺遮盖的肝顶部，又称肝相对浊音界，匀称体型者在第 5 肋间；继续向下叩 1~2 肋间，浊音变为实音处为肝绝对浊音界。确定肝下界时，由腹部鼓音区沿右锁骨中线或正中线向上叩诊，由鼓音变为浊音处即为肝下界。正常肝上下界距离为 9~11 cm。矮胖体型者肝上下界均可高一个肋间，瘦长体型者可低一个肋间。

肝浊音界缩小见于急性肝坏死、胃肠胀气等。肝浊音界扩大见于肝癌、病毒性肝炎、肝淤血和肝脓肿等。肝浊音界消失是急性胃肠穿孔的一个重要征象。

2. 移动性浊音

移动性浊音是判断腹腔内有无积液的重要体征。检查时先让病人取仰卧位，叩诊自腹中部脐水平面开始向病人左侧叩诊，当鼓音变为浊音时，板指固定不动，嘱病人取右侧卧位，再次叩诊该处，如浊音变为鼓音，提示浊音移动。同样方法向右侧叩诊（图 4-6-4）。这种因体位不同而出现浊音区变动的现象，称为移动性浊音。正常人无移动性浊音，当腹腔内游离腹水量超过 1000 mL 时，移动性浊音呈现阳性，常见于右心功能不全、肝硬化、腹膜炎等疾病。

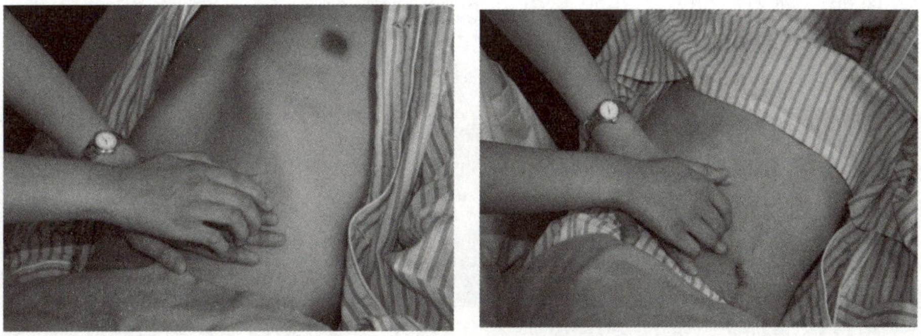

图 4-6-4　移动性浊音叩诊

3. 膀胱叩诊

膀胱叩诊主要用于评估膀胱是否充盈。叩诊在耻骨联合上方进行，由上向下叩诊。当膀胱充盈时在耻骨联合上方叩诊呈圆形浊音区；膀胱空虚时因耻骨上方有肠管存在，叩诊呈鼓音。在女性病人叩诊音需与妊娠子宫、子宫肌瘤和卵巢囊肿、腹水等形成的浊音区相鉴别。

（四）触诊

触诊是腹部评估的主要方法，对于诊断腹部疾病具有重要意义。触诊时注意确保手温暖且动作轻柔，以减少因病人腹肌紧张而影响评估效果，对于精神紧张的病人，可以边触诊边与病人交谈，以转移其注意力，从而使其放松腹肌。触诊的原则是由浅入深，先采用浅部触诊法，再用深部触诊法。触诊的顺序通常是从左下腹开始，沿逆时针方向逐渐向上，先左后右进行评估。有病变者先从健侧开始，然后逐渐移向病变区域。触诊过程中，需边触诊边观察病人的反应与表情。

1. 腹壁紧张度

正常人的腹壁柔软，具有一定的张力，压之较易凹陷。在某些病理情况下，腹壁紧张度会发生改变。

(1)腹壁紧张度增加。①全腹紧张度增加：急性胃肠穿孔或脏器破裂所致的急性弥漫性腹膜炎，腹膜受刺激致腹肌痉挛，腹壁常有明显紧张感，硬如木板，称板状腹；结核性腹膜炎时，炎症发展缓慢，对腹膜的刺激缓和，且伴有腹膜增厚，肠管和肠系膜粘连，触诊腹壁柔韧且有抵抗，不易压陷，称柔韧感。②腹壁局部紧张度增加：常见于腹内脏器炎症波及局部腹膜而引起，如急性阑尾炎出现右下腹紧张，但还可见于胃肠穿孔；急性胆囊炎发生右上腹紧张；急性胰腺炎可有上腹或左上腹肌紧张。

(2)腹壁紧张度减低。多因腹肌张力减低或消失所致。检查时腹壁松软无力，失去弹性。①全腹紧张度减低：可见于慢性消耗性疾病、大量放腹水后，也可见于严重脱水、经产妇和年老体弱病人。②局部腹壁松弛无力：见于局部的腹肌瘫痪或缺陷，如腹壁疝。

2. 压痛及反跳痛

正常腹部在浅部触诊时不应有压痛。由浅入深按压腹部引起疼痛称为腹部压痛，该部位称为压痛点，如胆囊压痛点位于右侧腹直肌外侧缘与肋弓下缘的交界处；阑尾压痛点(麦氏点)位于脐与右髂前上棘连线的中外1/3交界处，提示阑尾病变。当触诊腹部出现压痛后，用并拢的2~3个手指(示、中、环指)仍压于原处稍停片刻，使压痛感觉趋于稳定，然后迅速将手抬起，如此时病人感觉腹痛骤然加重，并伴有痛苦的表情或呻吟，称为反跳痛。反跳痛是炎症波及壁层腹膜的征象，提示病情较为严重。急性阑尾炎时可出现阑尾点的压痛与反跳痛(图4-6-5)。腹肌紧张和压痛、反跳痛共同构成腹膜刺激征，是急性腹膜炎的重要体征。

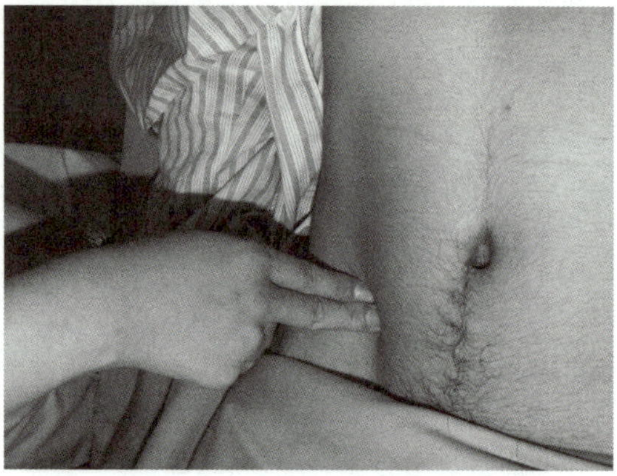

图4-6-5　阑尾点压痛与反跳痛检查

3. 肝脏触诊

肝脏触诊常用的方法包括单手触诊法、双手触诊法和冲击触诊法(图4-6-6)。

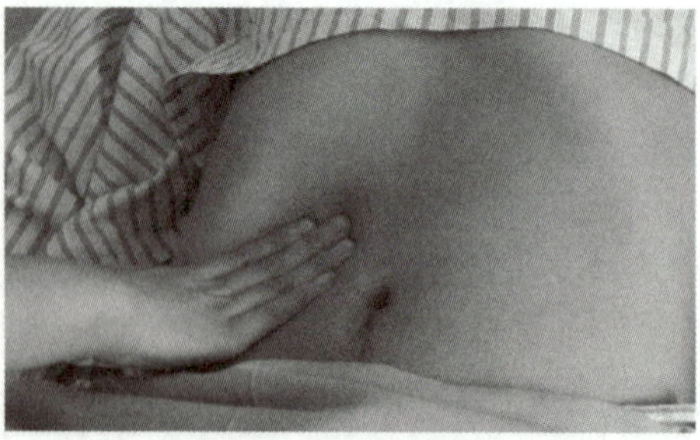

A. 单手触诊

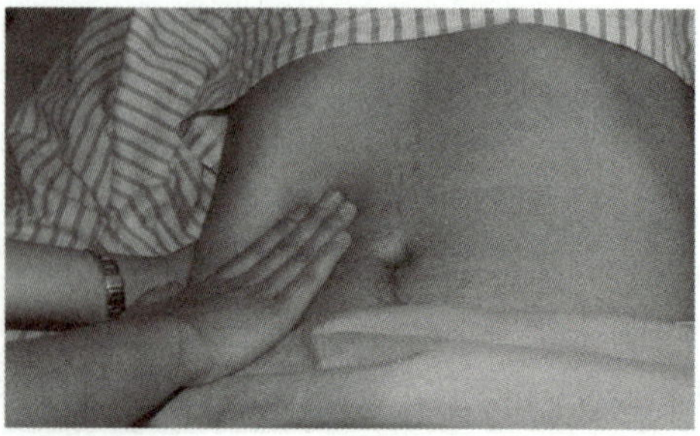

B. 双手触诊

图4-6-6　肝脏触诊

(1)单手触诊法。较为常用，检查者将右手掌平放于病人右上腹部，右手四指并拢，掌指关节伸直，使示指的桡侧缘面向肋缘或示指与中指的指端指向肋缘，嘱病人做缓慢而深的腹式呼吸，自脐水平线或估计肝下缘下方自下而上进行触诊。呼气时手指压向腹壁深部，吸气时手指缓慢抬起朝肋缘向上迎触下移的肝脏边缘。如此反复，手指逐渐向肋缘方向移动，直到触及肝下缘或肋缘为止。分别在右锁骨中线和前正中线上触诊肝下缘，并测量其与肋缘或剑突根部的距离，以厘米表示。

(2)双手触诊法。检查者右手位置同单手触诊法，用左手托住患者的右后腰部，左手拇指置于右季肋部，触诊时左手将肝脏向上托起，使肝下缘紧贴前腹壁，并限制右下胸扩张，以增加膈下移的幅度，可提高触诊的效果。

(3)触诊内容。在触诊过程中，护士需注意肝脏的大小、质地、表面状态及边缘、压痛等特征。①大小：正常人的肝脏一般在肋缘下不易触及，但腹壁松软的瘦长体型者，于深吸气时可于肋弓下触及肝下缘，在 1 cm 以内，在剑突下多在 3 cm 以内。肝脏大小超过正常范围时，应考虑肝大或肝下移的情况，常见原因包括肝炎、肝淤血、肝硬化、肝肿瘤等。②质地：一般将肝脏质地分为质软、质韧和质硬三级。正常肝脏质地柔软，如触口唇；质韧(中等硬度)如触及鼻尖，见于各类肝炎、脂肪肝；质硬如触及前额，见于肝硬化和肝癌。③表面及边缘：正常肝脏表面光滑，边缘整齐。若表面不光滑，呈结节状，边缘不规则，则常见于肝硬化、肝癌、多囊肝等疾病。④压痛：在触诊过程中，还需注意有无压痛，正常肝脏无压痛，若肝包膜有炎症反应或因肝大而受到牵拉，则会有压痛感。

4. 胆囊触诊

正常胆囊隐存于肝脏之后，不易触及。若胆囊肿大，可在右肋缘与腹直肌外缘交界处触及一梨形或卵圆形、张力较高的包块，且随呼吸上下移动。胆囊触诊主要采用单手滑行触诊法或钩指触诊法(图 4-6-7)。触诊时，护士将左手掌平放于病人右胸下部，以拇指指腹勾压于病人右侧腹直肌外缘与右肋弓交界处的胆囊点处，然后嘱病人缓慢深吸气，在吸气过程中，发炎的胆囊下移时碰到用手按压的拇指，即可引起疼痛，此为胆囊触痛，如因剧烈疼痛而致吸气中止，称墨菲征(Murphy sign)阳性，常见于急性胆囊炎。

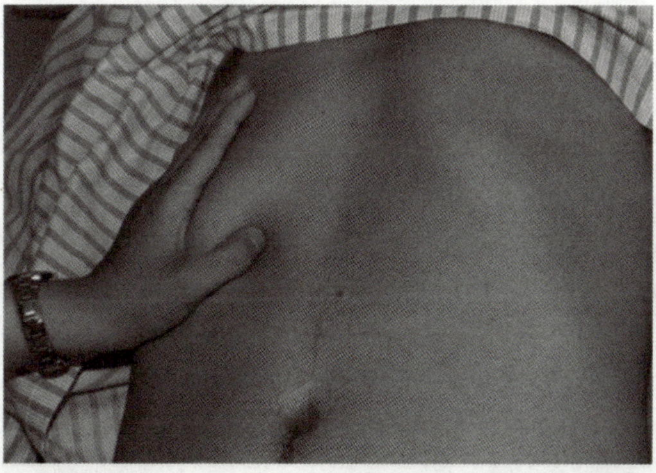

图 4-6-7 胆囊触诊

【护考真题链接】2014 年-A2 型题

对急性胆囊炎病人进行腹部触诊，最常见的压痛点在(　　)

考点：胆囊触诊

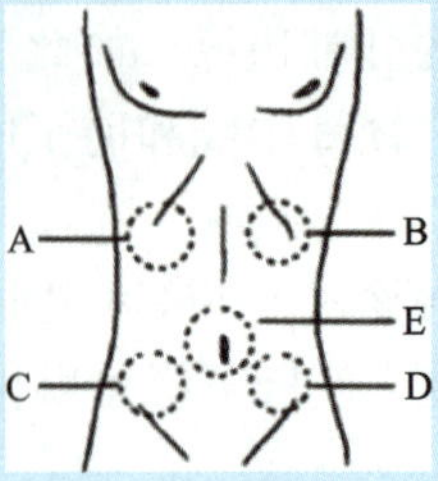

A. A　　B. B　　C. C　　D. D　　E. E

分析：触诊位置一般在右侧腹直肌外缘与右肋弓的交界处腹壁。A 对。

5. 脾脏触诊

正常情况下脾脏不能被触及。当内脏下垂、胸腔积液或积气使膈肌下降，脾脏向下移位，深吸气时可触及脾脏的边缘。

(1)触诊方法。①双手触诊法：脾脏轻度肿大，并且位置较深时，需用双手触诊法。触诊时病人采取仰卧位，双腿屈曲，护士站在病人右侧，左手绕过病人的腹前方，手掌平放置于其后背部第 9~11 肋处，试将脾脏由后向前托起，右手平放脐部与左肋弓大致呈垂直方向，自脐平面开始，配合深呼吸，如同触诊肝脏一样，直至触到脾下缘或左侧肋弓处。轻度肿大不易触及时，病人还可采取右侧卧位，右下肢伸直，左下肢屈髋屈膝则较易触及(图 4-6-8)。②单手触诊法：脾脏明显肿大，位置较表浅时，用单手触诊法，护士右手手法与双手触诊法中的右手相同。

(2)触诊内容。注意脾脏的大小、质地、表面情况、有无压痛和摩擦感等。

(3)脾脏肿大的测量方法。当触及肿大的脾脏，通常用三条线来表示(图 4-6-9)。①Ⅰ线测量(又称甲乙线)：指左锁骨中线与肋缘交点至脾下缘的距离，以厘米表示，一般轻度肿大时，只作Ⅰ线测量。②Ⅱ线测量(又称甲丙线)：指左锁骨中线与左肋缘交点至脾脏最远点距离。③Ⅲ线测量(又称丁戊线)：若脾脏大超过前正中线，测量脾右缘至前正中线的最大距离，以“+”表 示；若未超过前正中线，则测量脾右缘至前正中线的最短距离，以“-” 表示。

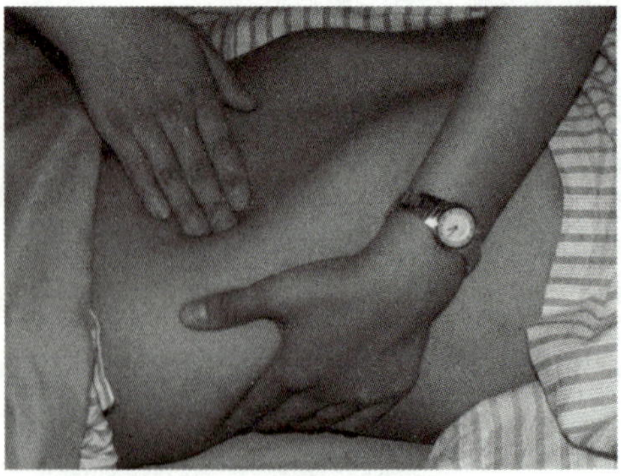

图 4-6-8　脾脏触诊(双手触诊)

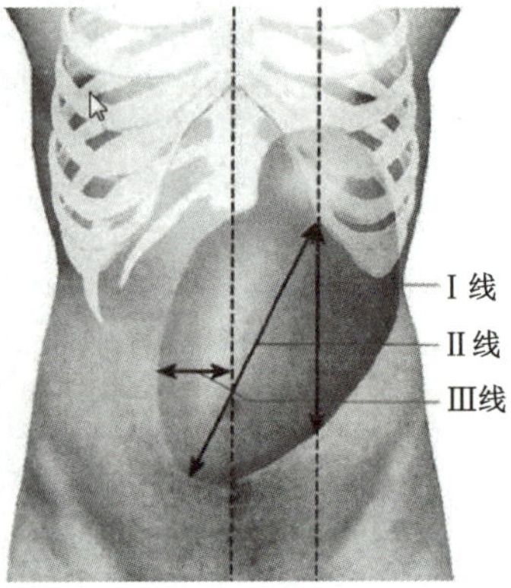

图 4-6-9　脾肿大测量法

(4)脾肿大的分度及临床意义。将肿大的脾脏分为轻、中、高三度。深吸气时，脾在肋缘下不超2 cm为轻度肿大，见于各类肝炎、伤寒、败血症等；超过2 cm至脐水平线以上者为中度肿大，见于肝硬化、慢性淋巴细胞白血病、淋巴瘤等；超过脐水平线或前正中线则为高度肿大，即巨脾，见于慢性粒细胞白血病、脾脏肿瘤等。

6. 腹部包块

健康体型消瘦者，其腹腔内某些器官可以被触及，如腹主动脉、乙状结肠、横结肠、充盈的膀胱、妊娠子宫等。腹部触诊时可能触及一些病理包块，如增大的脏器、肿瘤、囊肿、炎症组织或肿大的淋巴结等。触诊腹部肿块时，首先要排除正常可触及的组织和脏器，同时，注意肿块的位置、大小、形态、质地、压痛、移动度、搏动以及与邻近器官的关系等特点。不同性质疾病包块的特点见表4-6-1。

表4-6-1　不同性质疾病包块的特点

包块性质	质地	压痛	移动度
炎性包块	质中	压痛	不移动
良性肿瘤	质中	无压痛	移动度大
恶性肿瘤	质硬	无压痛	移动度差

案例分析

1. 该病人评估时，应关注腹部的形态、分区、腹壁紧张度、腹肌张力等，重点观察与胆囊有关的症状与体征。

2. 根据墨菲征阳性的结果，该病人最可能是急性胆囊炎。

第七节　脊柱及四肢评估

案例导入

案例

病人，男，3岁，因驼背并“O”型腿入院。查体：胸椎后凸，双下肢膝内翻。

思考

1. 该病人的可能诊断是什么？

2. 此病还存在哪些体征？

一、脊柱评估

脊柱位于背部正中，上端接颅骨，下端达尾骨尖，具有支持体重、维持躯体各种姿势、保护脊髓和进行灵活运动等功能。脊柱检查时病人可处站立位和坐位，按视、触、叩诊的顺序进行。检查时应注意脊柱弯曲度、活动度，有无畸形、压痛、叩击痛等。

(一)脊柱弯曲度

1. 侧面观察

从侧面观察脊柱有无前凸和后凸。正常人直立时，从侧面观察脊柱有四个生理性弯曲，即颈段稍向前凸，胸段稍向后凸，腰椎明显向前凸，骶椎则明显向后凸。

2. 背面观察

从背面观察脊柱有无侧弯。检查方法：护士用手指沿脊椎的棘突尖以适当的压力往下划压，划压后皮肤出现一条红色充血痕，以此痕为标准，判断侧弯的部位、方向、性质。

3. 脊柱病理性弯曲

包括①脊柱后凸：多发生于胸椎，表现为脊柱过度向后弯曲，常见于佝偻病、胸椎结核、类风湿脊柱炎、老年性退行性变及脊柱压缩性骨折等；②脊柱前凸：多发生于腰椎，表现为脊柱过度向前弯曲，常见于晚期妊娠、大量腹腔积液及腹腔巨大肿瘤者；③脊柱侧凸：表现为脊柱偏离正中线向左或向右偏移，见于儿童发育期姿势不良、慢性胸膜增厚、胸膜粘连、肩或胸廓畸形等。

(二)脊柱活动度

正常人脊柱各部位的活动范围明显不同(表 4-7-1)。颈椎段和腰椎段活动范围最大，胸椎段活动范围最小，骶椎和尾椎已融合成骨块状，几乎不活动。检查时嘱病人做前屈、后伸、侧弯、旋转等运动，观察脊柱的活动情况以及有无变形。

由于受年龄、运动训练及脊柱结构差异等因素的影响，脊柱运动范围个体差异较大。脊柱各段活动度障碍见于软组织损伤、骨关节病、结核、脱位及骨折等。

表 4-7-1 脊柱各部位活动范围

	前屈	后伸	左右侧弯	旋转
颈椎	35°~45°	35°~45°	45°	60°~80°
腰椎	75°~90°	30°	20°~35°	30°
胸椎	30°	20°	20°	35°
全脊柱	128°	125°	73.5°	115°

(三)脊柱压痛与叩击痛

1. 压痛

检查压痛时，病人取端坐位，身体稍向前倾。护士以右手拇指从枕骨粗隆开始自上而下逐个按压脊柱棘突及椎旁肌肉，并询问病人有无压痛，然后标记出疼痛的脊椎体。正常人无压痛，若某一部位有压痛，提示压痛部位的脊椎或肌肉可能有病变或损伤。

2. 叩击痛

检查叩击痛的方法有两种：①直接叩击法：即直接用叩诊锤或中指叩击各椎体棘突，多用于检查胸椎和腰椎。颈椎疾病，特别是颈椎骨关节损伤时，一般需慎用或不用此法检查。②间接叩击法：病人取坐位，护士以左手掌置于病人头顶部，右手半握拳，以小鱼际肌部位叩击左手背，询问病人有无疼痛及疼痛的部位。正常人无叩击痛，叩击痛的部位多为病变部位，叩击痛阳性常见于脊柱结核、脊椎骨折及椎间盘突出等。

二、四肢与关节评估

四肢与关节的评估以视诊和触诊为主，必要时结合叩诊和听诊。主要评估四肢及其关节的形态、肢体位置、活动度或运动情况等。正常人四肢及其关节左右对称、形态正常、无肿胀及压痛、能正常活动。

（一）形态异常

（1）匙状甲：亦称反甲，其特点是指甲中部凹陷，边缘翘起，指甲变薄，表面带条纹呈匙状。常见于缺铁性贫血、高原疾病等。

（2）杵状指（趾）：表现为末端指（趾）节明显增宽、增厚呈杵状膨大，指甲从根部到末端呈弧形隆起。其发生可能与肢端慢性缺氧、代谢障碍及中毒损害有关。常见于支气管扩张、肺脓肿、慢性阻塞性肺气肿、肺癌、发绀型先天性心脏病及感染性心内膜炎等。

（3）爪形手：病人掌指关节过伸，指间关节屈曲，骨间肌和大小鱼际萎缩，手似鸡爪样，见于尺神经损伤、进行性肌萎缩、脊髓空洞症及麻风病等。

（4）餐叉样畸形：即 Colles 骨折，桡骨下端骨折畸形。

（5）梭形关节：病人指关节呈梭形畸形，活动受限，重者手指及腕部向尺侧偏移，多为双侧对称性，见于类风湿关节炎。

（6）膝关节变形：膝关节红、肿、热、痛及运动障碍，多见于风湿性关节炎活动期、结核性关节炎、外伤性关节炎及痛风等。当关节腔有积液时，可有浮髌现象。评估浮髌现象的方法：以一手拇指与其余手指将髌骨向后方连续按压数次，如下压时有髌骨与关节面的触碰感，放开时有髌骨随手浮起感，为浮髌试验阳性，是关节腔积液的重要体征。

（7）膝内、外翻畸形：正常人两脚并拢时，双膝和双踝可靠拢。如双踝靠拢时，而双膝分离呈“O”形，称膝内翻；如双膝靠拢时，双踝分离呈“X”形，称膝外翻。膝内、外翻畸形见于佝偻病及大骨节病。

（8）足内、外翻畸形：足呈固定内翻、内收位或外翻、外展位。见于脊髓灰质炎后遗症、先天性畸形等。

（9）方肩：正常双肩对称，双肩呈弧形。如肩关节弧形轮廓消失，肩峰突出，称方肩，见于肩关节脱位或三角肌萎缩。

（10）肌肉萎缩：是指中枢或周围神经病变、肌炎或肢体废用所致的肢体肌肉组织的体积缩小。常见于脑血管意外后遗症、脊髓灰质炎后遗症、偏瘫、截瘫、周围神经损伤及多发性神经炎等。

【护考真题链接】2021 年-A2 型题

患儿，男，3 岁。生长发育落后，杵状指(趾)，喜蹲踞，诊断为法洛四联症。5 分钟前奔跑后，突然发生昏厥，应考虑为(　)

考点：杵状指的临床意义

A. 低血糖昏迷　　B. 重度贫血　　C. 缺氧发作

D. 呼吸衰竭　　E. 心力衰竭

分析：杵状指的发生与肢端慢性缺氧、代谢障碍及中毒损害有关，而法洛四联症病人在运动后会出现缺氧的情况。C 对。

(二) 运动功能异常

1. 正常活动范围

正常人四肢长度及周长相等、左右对称，指甲及关节形态正常，关节活动自如。正常上、下肢各关节活动度如下：

(1) 肩关节：前屈可达 135°，后伸可达 45°，内收肘部可达前正中线，外展可达 90°，内旋可达 90°，外旋可达 30°。

(2) 肘关节：只能作屈伸运动，屈肘拇指可及肩部，伸直可达 180°。

(3) 腕关节：屈腕可达 50°~60°，伸腕可达 30°~60°，内收可达 25°~30°，外展可达 30°~40°。

(4) 指关节：各指关节可伸直，屈可握拳。

(5) 髋关节：屈曲时，股部可与腹壁相贴，后伸可达 15°~30°，内收达 20°~30°，外展达 30°~45°，内旋与外旋各为 45°。

(6) 膝关节：屈膝时，小腿后部可与股后部相贴，伸位可达 120°~150°；膝关节半屈位时，小腿可作小幅度旋转动作。

(7) 踝关节：立位时足与小腿成直角，背屈可达 20°~30°，跖屈可达 40°~50°，内、外翻均可达 35°。

2. 运动异常

关节的炎症、创伤、肿瘤及退行性变等可引起疼痛、肌肉痉挛、关节囊及其周围组织的炎症或粘连，从而影响关节的主动或被动运动范围。检查时要测定关节的主动或被动运动范围，注意观察活动时有无疼痛、异常活动、肌痉挛、强直或挛缩，同时要注意听诊关节活动时是否出现摩擦音、弹响声或滴嗒声等。

案例分析

1. 该病人可能是佝偻病。
2. 此病还存在方颅、佝偻病胸、蹒跚步态等阳性体征。

第八节　肛门及直肠评估

案例导入

案例

病人，男，42 岁。排便时有一组织团块脱出肛门，便后可自行回纳，伴无痛性出血。

思考

1. 对该病人进行评估时可采取什么体位？
2. 如何判断该病人痔的种类？

直肠是一段长约 15 cm 的大肠，上端平第 3 骶椎处接续乙状结肠，沿骶骨和尾骨的前面下行，穿过盆膈，下端终于肛门。肛门是肛管下端在体表的开口。肛门与直肠检查对肛门、直肠疾病的诊断有重要价值。

一、肛门与直肠检查的常用体位

评估时，应依据病情和病人基本情况，协助病人采取不同的体位。

（1）左侧卧位：是身体评估最常用的体位。病人取左侧卧位，左腿伸直，右腿屈曲，臀部靠近检查床右边，护士位于病人背后进行检查。左侧卧位适用于病重、年老体弱或女性病人。

（2）膝胸位：病人两膝关节屈曲成直角跪在检查床上，臀部抬高，两肘关节屈曲，置于检查床上，胸部尽量贴近床面，头偏向一侧。膝胸位最适用于前列腺、精囊检查及内镜检查治疗（图 4-8-1）。

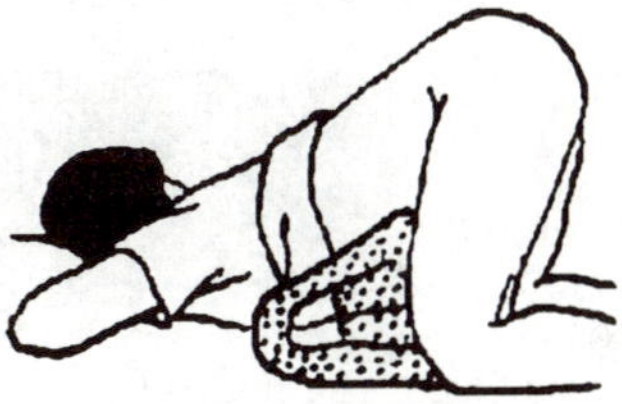

图 4-8-1　膝胸位

（3）仰卧位或截石位：是妇科检查常用的体位。病人仰卧于检查台上，臀部垫高，两腿屈曲、抬高并外展。膀胱直肠窝检查、直肠双合诊多采取此体位。

（4）蹲位：病人作蹲踞姿势，并屏气向下用力。适用于检查直肠脱出、内痔及直肠息肉等。

（5）弯腰扶椅位：病人向前弯腰，双手扶椅，露出臀部。此种体位方便，不需要特殊设备，适用于团体检查。

【护考真题链接】2018 年-A2 型题

病人，女，62 岁，可疑直肠癌，拟行直肠指诊。护士应协助病人采取的体位是(　　)

A. 弯腰前俯卧位　　B. 侧卧位　　C. 膝胸位

D. 蹲位　　E. 截石位

考点：肛门直肠疾病的检查体位

分析：题中病人 62 岁，怀疑直肠癌，属于年老体弱、病重，进行直肠指检时适合左侧卧位。B 对。

二、肛门与直肠检查方法

肛门与直肠的检查方法以视诊、触诊为主，辅以内镜检查。

1. 视诊

主要观察肛门周围有无脓血、黏液、肛裂、外痔、瘘口或脓肿等。视诊时病人多取左侧卧位，全身放松，护士用手分开病人臀部，观察肛门及其周围皮肤的颜色与皱褶。正常肛门周围皮肤的颜色较深，皱褶呈放射状，让病人收缩肛门括约肌时皱褶更明显，做排便动作时皱褶变浅，较容易观察周围病变。

(1)肛门闭锁与狭窄：肛门闭锁症又称锁肛、无肛门症，见于新生儿先天性消化道畸形。肛门狭窄与感染、手术及外伤等有关，可在肛周发现瘢痕。

(2)肛门周围红肿及压痛：肛门周围有红肿、压痛或有波动感，常为肛门周围脓肿。

(3)肛裂：肛裂是肛管下段即齿状线以下深达皮肤全层的纵行裂口或感染性溃疡。病人自觉疼痛，排便时尤其明显，在排出的粪便周围常附有少许鲜血。检查时肛门有明显触压痛。

(4)痔：俗称痔疮，是直肠下端黏膜下或肛管边缘皮下的内痔静脉丛或外痔静脉丛扩大和曲张所致的静脉团。根据病变部位不同，分为内痔、外痔和混合痔(图4-8-2)。内痔是位于肛管齿状线以上的直肠上静脉曲张所致，痔核表面被直肠下段黏膜所覆盖，在肛门内口可查到柔软的紫红色包块，排便时可突出肛门外，病人常有鲜血便。外痔是位于肛管齿状线以下的直肠下静脉曲张所致，痔核表面被肛管皮肤所覆盖，在肛门外口可见紫红色柔软包块，病人常有疼痛感。混合痔是肛管齿状线上、下静脉丛扩大、曲张所致，齿状线上、下均可发现紫红色包块，具有内痔与外痔的特点。

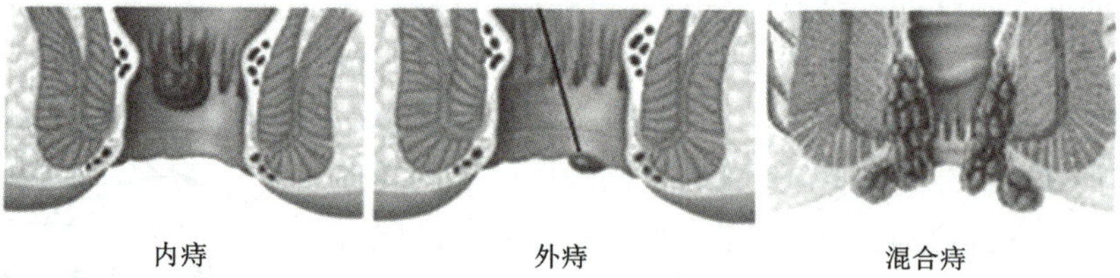

图4-8-2　痔的种类

(5)肛门直肠瘘：简称肛瘘，是直肠与肛门皮肤相通的瘘管，多见于肛管或直肠周围脓肿引流后或患有克罗恩病或结核病的病人，不易愈合。检查时可发现一个或多个瘘管的开口，或在皮肤黏膜表层下面触到瘘管，有时有脓性分泌物流出，在直肠或肛管内可见瘘管的内口或伴有硬结。

(6)直肠脱垂：又称脱肛，是指肛管、直肠或乙状结肠下端的肠壁部分或全层向外翻出而脱出于肛门之外。检查时让病人取蹲位，观察肛门外有无突出物，或让病人屏气做排便动作时，肛门外更易看见紫红色球状突出物，此即直肠部分脱垂；若突出物呈椭圆形块状，表面有环形皱壁，即为直肠完全脱垂。

2. 触诊

(1)触诊方法：肛门和直肠触诊检查通常称为肛诊或直肠指检。触诊时病人可采取左侧卧位、膝胸位或仰卧位，护士右手示指戴指套或手套，并涂以润滑剂，如液体石蜡、凡士林、肥皂水。先将检查的示指置于肛门外口轻轻按摩，等病人肛门括约肌适应放松后，再慢慢插入肛门、直肠内(图 4-8-3)。先检查肛门及括约肌的紧张度，再检查肛管及直肠的内壁，注意有无压痛、黏膜是否光滑、有无肿块及波动感。

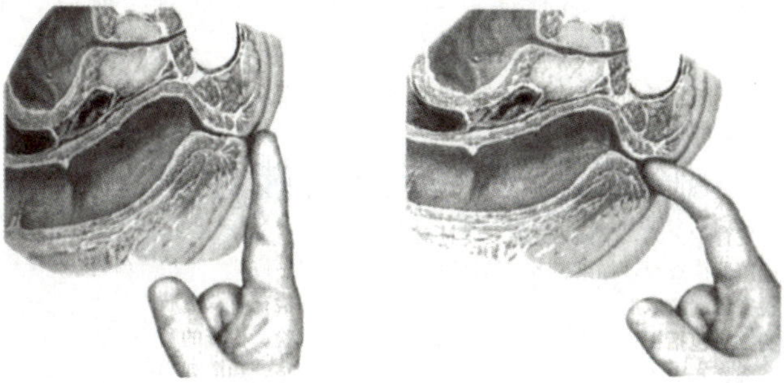

图 4-8-3　直肠指诊

(2)直肠指诊常见异常及其临床意义：

1)剧烈触痛：见于肛裂和感染。

2)触痛伴有波动感：见于肛门、直肠周围脓肿。

3)触及柔软、光滑而有弹性的包块：多见于直肠息肉。

4)触及坚硬、凹凸不平的包块：考虑直肠癌。

5)指检后指套表面带有黏液、脓液或血液：提示直肠炎或直肠癌，必要时应取其涂片作镜检或细菌学检查以协助诊断。

3. 内镜检查

常用的内镜检查有直肠镜和乙状结肠镜检查。正常直肠与乙状结肠黏膜完整，呈粉红色。若直肠与乙状结肠黏膜见充血、溃疡、出血、分泌液增多等，多为炎症所致。若见到肿块，常见为直肠息肉和癌肿，对所观察到的病变应注意其部位、大小及特点。

4. 检查结果记录

肛门与直肠检查结果及其病变部位按顺时针方向进行记录，并注明检查时的体位。如膝胸位时肛门后正中点为 12 点钟位，前正中点为 6 点钟位，而仰卧位或截石位的时钟位则与此相反(图 4-8-4)。

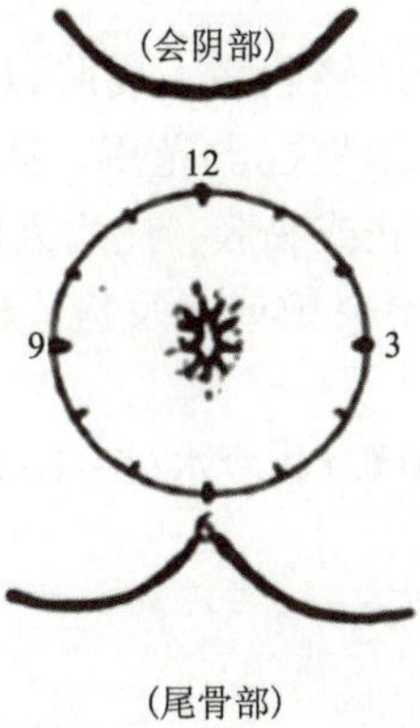

图 4-8-4　肛门病变记录法(仰卧位或截石位)

案例分析

1. 该病人进行评估时可采取蹲位。

2. 病人在排便时出现痔块，同时伴有鲜血，便后可以回纳，所以，属于内痔。

第九节　神经功能评估

案例导入

案例

病人，男，68岁，既往有高血压病史16年。今天中午病人突然晕倒在地，伴有呕吐。查体：呼吸深、脉搏62次/分，血压180/100 mmHg，右侧上下肢体不能活动，压迫眶上缘无反应。

思考

1. 如何对该病人进行肌力评估？

2. 该病人右侧上下肢体不能活动，可能的原因是什么？

神经系统评估包括：感觉功能、运动功能、神经反射功能等。进行神经系统评估时，首先要确定病人对外界刺激的反应状态，即意识状态。

一、感觉功能评估

感觉是作用于机体各个感受器的各种形式的刺激在人脑中的直接反映，包括浅感觉、深感觉和复合感觉。感觉功能检查必须在病人意识清晰的状态下进行。检查前让病人了解检查的目的和方法，使其能充分合作。检查时嘱病人闭目，以免主观和暗示作用，同时要注意左右和远近端部位的对比。

（一）浅感觉检查

（1）痛觉：用大头针的针尖均匀地轻刺病人皮肤以检查痛觉，注意两侧对称比较，判断感觉障碍类型（正常、过敏、减退或消失）与范围。痛觉障碍见于脊髓丘脑侧束病变。

（2）触觉：用棉签轻触病人的皮肤或黏膜，让病人回答有无轻痒的感觉。触觉减退或消失者分别表现为对触觉刺激反应不灵敏或无反应，触觉障碍见于脊髓丘脑前束和后索病变。

（3）温度觉：用盛有热水（40~50℃）和冷水（5~10℃）的试管交替测试皮肤温度觉。温度觉障碍见于脊髓丘脑侧束病变。

（二）深感觉检查

（1）运动觉：护士轻轻夹住病人的手指或足趾两侧，向上或向下移动，令病人根据感觉说出“向上”或“向下”。运动觉障碍见于脊髓后索病变。

(2)位置觉：护士将病人的肢体摆成某一姿势，请病人描述该姿势或用对侧相应肢体模仿。位置觉障碍见于脊髓后索病变。

(3)震动觉：用震动着的音叉柄置于骨隆起处(如内踝、外踝、手指、桡尺骨茎突、胫骨、膝盖等)，询问有无震动感觉，判断两侧有无差别。震动觉障碍见于脊髓后索病变。

(三)复合感觉检查

复合感觉是大脑综合、分析、判断的结果，也称皮质感觉。大脑皮质病变者可出现复合感觉障碍。

(1)皮肤定位觉：护士以手指或棉签轻触病人皮肤某处，让病人指出被触部位。皮肤定位觉障碍见于皮质病变。

(2)两点辨别觉：以钝脚分规轻轻刺激皮肤上的两点(小心不要造成疼痛)，检测病人辨别两点的能力，再逐渐缩小双脚间距，直到病人感觉为一点时，测其实际间距，两侧比较。触觉正常而两点辨别觉障碍见于额叶病变。

(3)实体觉：嘱病人用单手触摸熟悉的物体，如钢笔、钥匙、硬币等，并说出物体的名称。先测功能差的一侧，再测另一侧。实体觉障碍见于大脑皮质病变。

(4)图形觉：病人闭目，在其皮肤上画图形(方、圆、三角形等)或写简单的字(一、二、十等)，观察其能否识别。如有障碍，常为丘脑水平以上病变。

二、运动功能评估

运动包括随意和不随意运动，随意运动(自主运动)由锥体束支配，不随意运动(不自主运动)由锥体外系和小脑支配。

(一)肌力

是指肌肉运动时的最大收缩力。检查方法：令病人作肢体伸屈动作，护士从相反方向给予阻力，测试病人对抗阻力的力量，并注意两侧对比。

肌力的记录采用0~5级的六级分级法(表4-9-1)。

表4-9-1 肌力六级分级法

级别	0级	1级	2级	3级	4级	5级
特征	完全瘫痪，测不到肌肉收缩	仅测到肌肉收缩，但不能产生动作	肢体在床面上能水平移动，但不能抬离床面	肢体能抬离床面，但不能对抗阻力	能做对抗阻力动作，但较正常差	正常肌力

肌力可以作为随意运动的判断指标，随意运动功能的丧失称为瘫痪。依据程度不同，瘫痪可分为完全性和不完全性。依据形式可分为：①单瘫：为单一肢体瘫痪，见于脊髓灰质炎；②偏瘫：为一侧肢体瘫痪，常伴有同侧脑神经损害，见于脑血管疾病及脑肿瘤；③截

瘫：为双下肢瘫痪，见于脊髓外伤、炎症、结核及肿瘤所致的脊髓横贯性损伤；④交叉瘫：为一侧颅神经周围性麻痹及对侧肢体中枢性瘫，见于脑干病变。

（二）肌张力

是指静息状态下肌肉的紧张度。检查方法：在病人肌肉松弛时，护士的双手握住病人肢体，用不同的速度和幅度，反复做被动的伸屈和旋转运动，感到的轻度阻力就是这一肢体有关肌肉的张力。其次用手触摸肌肉，根据所触摸肌肉的硬度测知其肌张力。

1. 肌张力增高

触摸肌肉，呈坚实感，伸屈肢体时阻力增加。可表现为：①痉挛状态：被动伸屈肢体时起始阻力大，终末阻力突然减小，又称折刀现象，为锥体束损害现象；②铅管样强直：伸肌和屈肌的肌张力均增高，被动运动时，各个方向的阻力增加是均匀一致的，为锥体外系损害现象。

2. 肌张力降低

肌肉松软，伸屈其肢体时阻力低，关节运动范围扩大。见于周围神经病变。

（三）不随意运动

不随意运动是指病人意识清楚的情况下，随意肌不自主收缩所产生的一些无目的的异常动作，多为锥体外系损害的表现。

1. 震颤

为两组拮抗肌交替收缩引起的不自主动作。可有下列几种类型：①静止性震颤，静止时出现，运动时减轻，睡眠时消失，常伴肌张力增高，见于帕金森病；②意向性震颤，又称动作性震颤，在动作时出现，动作终末越接近目的物时越明显，休息时消失，见于小脑疾患。

2. 舞蹈样运动

为面部肌肉及肢体的快速、不规则、无目的、不对称、运动幅度大小不等的不自主运动，表现为“做鬼脸”、转颈、耸肩、手指间断性伸屈、摆手和伸臂等舞蹈样动作，可由基底节病变引起。

3. 手足抽搐

发作时，手足肌肉呈紧张性痉挛，手腕屈曲，手指伸展，指掌关节屈曲，拇指内收靠近掌心并与小指相对。见于低钙血症和碱中毒。

（四）共济失调

机体任一动作的完成均依赖于某组肌群协调一致的运动，称共济运动。小脑、前庭神经系统、视神经、深感觉以及锥体外系共同参与运动的协调与平衡，这些部位的任何病变，尤其是小脑的病变，均可导致共济失调。

1. 指鼻试验

嘱病人将前臂外旋、伸直，以示指触自己的鼻尖，先慢后快，先睁眼后闭眼，反复进行上述运动。小脑半球病变者同侧指鼻不准；如睁眼时指鼻准确、闭眼时出现障碍为感觉性共济失调。

2. 跟-膝-胫试验

嘱病人仰卧，上抬一侧下肢，将足跟置于另一下肢膝盖下端，再沿胫骨前缘向下移动，先睁眼、后闭眼，重复进行。共济失调者动作不稳或失误。

3. 轮替动作

嘱病人伸直手掌并以前臂做快速旋前、旋后动作，共济失调者动作笨拙、缓慢、不协调。

4. 闭目难立征(Romberg 征)

嘱病人足跟并拢站立，闭目，双手向前平伸，若出现身体摇晃或倾斜则为阳性。如睁眼闭眼都站立不稳提示小脑蚓部病变，如睁眼时能站稳而闭眼时站立不稳，则为感觉性共济失调。

三、神经反射评估

神经反射是由反射弧形成而完成，反射弧包括感受器、传入神经元、中枢、传出神经元和效应器。反射弧中任一环节有病变都可影响反射，使其减弱或消失；锥体束以上病变，因反射活动失去高级神经中枢的控制而出现反射亢进。

(一)浅反射

刺激皮肤或黏膜引起的反射称浅反射。

1. 角膜反射

病人向内上方注视，护士用细棉签毛由角膜外缘轻触病人的角膜。正常时，受检者眼睑迅速闭合，称为直接角膜反射。同时和刺激无关的另一只眼睛也会同时产生反应，称为间接角膜反射。直接与间接角膜反射皆消失，见于患侧三叉神经病变；直接角膜反射消失，间接角膜反射存在，见于该侧面神经瘫痪。深昏迷病人角膜反射完全消失。

2. 腹壁反射

嘱病人仰卧，双下肢稍屈曲使腹壁放松，护士用钝头竹签按上(肋缘下)、中(脐平)、下(腹股沟上)三个部位由外向内轻划腹壁皮肤。正常反应是局部腹肌收缩。上部反射消失见于胸髓7~8节段病变；中部反射消失见于胸髓9~10节段病变；下部反射消失见于胸髓11~12节段病变。一侧腹壁反射减弱或消失见于同侧锥体束病变；双侧腹壁反射完全消失见于昏迷或急腹症病人。

3. 提睾反射

嘱病人仰卧，下肢稍屈曲，护士用钝头竹签由下而上轻划股内侧上方皮肤，正常反应是同侧提睾肌收缩，睾丸上提。一侧反射减弱或消失见于同侧锥体束受损、老年人或腹股沟痛、阴囊水肿及睾丸炎等局部病变者。双侧反射消失见于腰髓1~2节段病变。

(二)深反射

深反射是指刺激骨膜、肌腱经深部感受器完成的反射，又称腱反射。检查时病人要合作，肢体应放松，护士叩击力量要均等，两侧要对比。

1. 肱二头肌反射

病人前臂屈曲，护士以左手拇指置于病人肘部肱二头肌肌腱上，右手持叩诊锤叩击左拇指(图 4-9-1)。正常反应为肱二头肌收缩，前臂快速屈曲。反射中枢位于颈髓 5~6 节段。

2. 肱三头肌反射

病人外展上臂，半屈肘关节，护士用左手托住其上臂，右手持叩诊锤直接叩击鹰嘴上方的肱三头肌肌腱(图 4-9-2)。正常反应为肱三头肌收缩，前臂稍外展。反射中枢位于颈髓 7~8 节段。

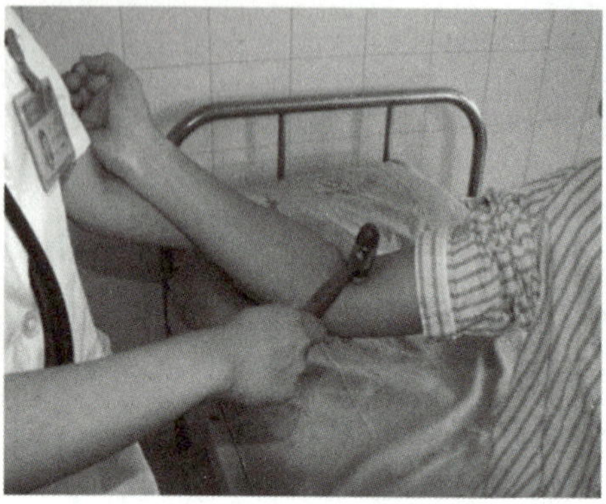

图 4-9-1　肱二头肌反射检查

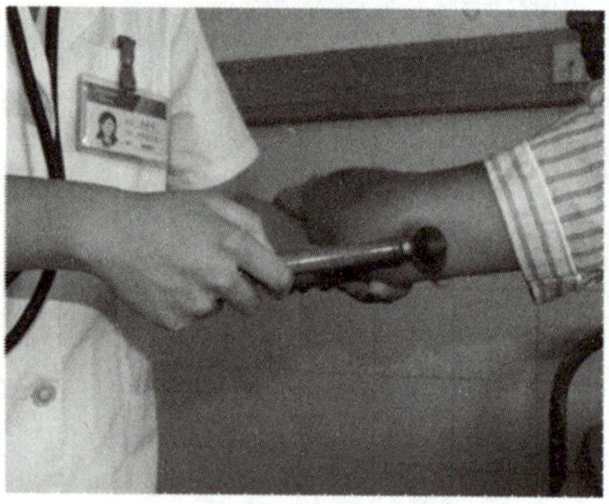

图 4-9-2　肱三头肌反射检查

3. 膝反射

病人取坐位，小腿自然下垂；或取仰卧位，护士以左手托起其膝关节使之屈曲约 120°，用右手持叩诊锤叩击膝盖髌骨下方股四头肌腱(图 4-9-3)。正常反应为小腿伸展，反射中枢位于腰髓 2~4 节段。

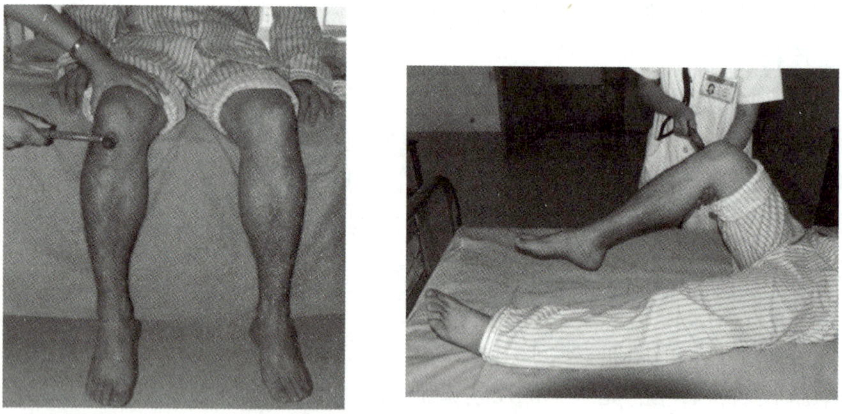

图 4-9-3　膝反射检查

4. 跟腱反射

病人仰卧，髋、膝关节稍屈曲，下肢取外旋外展位。护士左手将病人足部背屈成直角，再以叩诊锤叩击跟腱(图 4-9-4)。正常反应为腓肠肌收缩，足向跖面屈曲。反射中枢位于骶髓 1~2 节段。

深反射减弱或消失可见于末梢神经炎、神经根炎及脊髓灰质炎等所致反射弧受损；深反射亢进为上运动神经元瘫痪的重要体征。

5. 阵挛

在锥体束以上部位发生病变，深反射极度亢进时，用力使相关的肌肉处于持续性紧张状态，该组肌肉发生节律性收缩，称为阵挛，常见有以下两种：

(1)踝阵挛：病人仰卧，髋与膝关节稍屈，护士一手持病人腘窝部，一手持病人足底前端，用力使踝关节背曲。腓肠肌与比目鱼肌发生连续性节律性收缩而导致足部呈现交替性屈伸动作，此为阳性表现，为腱反射极度亢进。

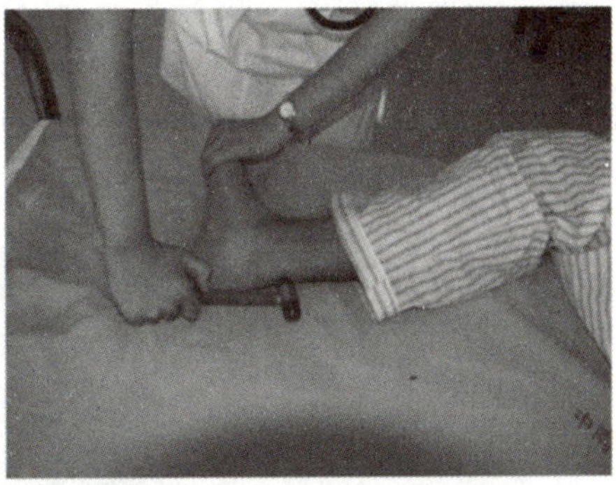

图 4-9-4 跟腱反射检查

(2)髌阵挛：病人下肢伸直，护士用拇指与示指捏住其髌骨上缘，用力向远端方向快速连续推动数次后保持推力。股四头肌发生节律性收缩，使髌骨上下移动，即为阳性表现。

(三)病理反射

病理反射是指当锥体束受损时，大脑失去了对脑干和脊髓的抑制作用而出现的异常反射。一岁半以内的婴儿因锥体束尚未发育完善，可出现病理反射；成人如出现则为病理性。

1. 巴宾斯基征(Babinski 征)

病人仰卧，下肢伸直，护士一手持病人踝部，另一手用竹签沿着病人足底外侧缘，由后向前划至小趾跟部，并转向内侧(图 4-9-5)。阳性反应为拇趾背伸，其余四趾呈扇形展开，见于锥体束损害。

2. 奥本汉姆征(Oppenheim 征)

护士用拇指及示指沿病人胫骨前缘用力由上向下滑压(图 4-9-6)。阳性表现同 Babinski 征。

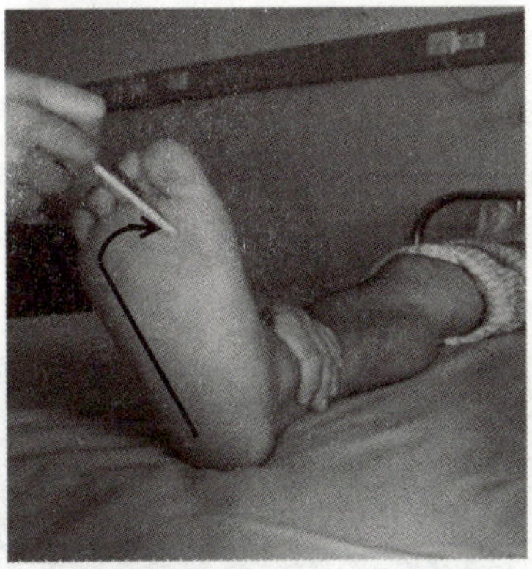

图 4-9-5 Babinski 征检查

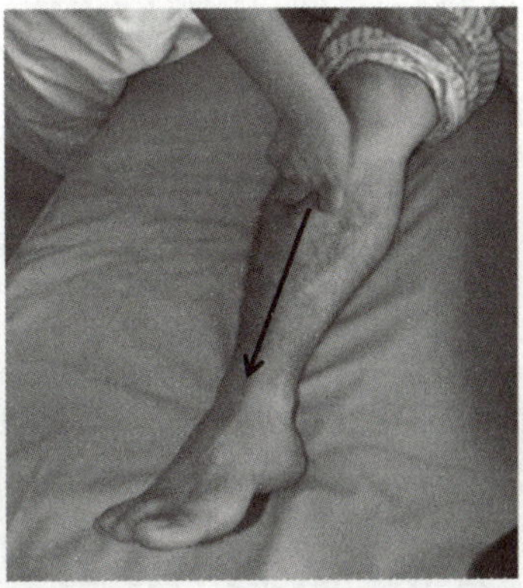

图 4-9-6 Oppenheim 征检查

3. 戈登征(Gordon 征)

护士用拇指和其他四指分别置于腓肠肌两侧，以适当的力量捏压。阳性表现同 Babinski 征。

4. 霍夫曼征(Hoffmann 征)

护士左手持被检者腕部，右手中指与示指夹住病人中指并向上提，使腕部处于轻度过伸位，用拇指迅速弹刮被检者的中指指甲(图 4-9-7)。由于中指深屈肌受到牵引而引起其余四指轻度掌屈反应为阳性。

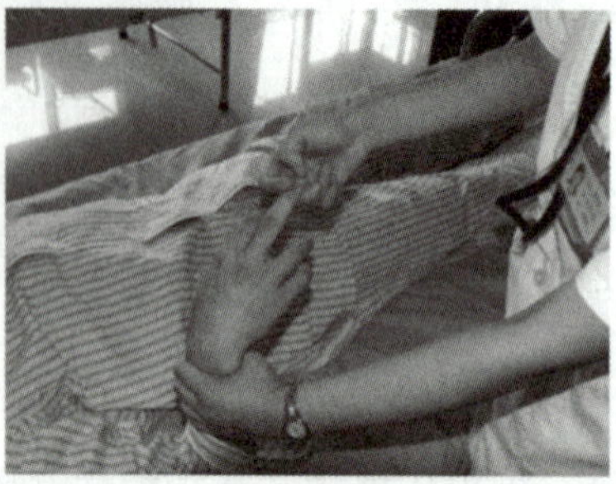

图 4-9-7 Hoffmann 征检查示意图

【护考真题链接】2020 年-A1 型题

用竹签划足底，拇趾背伸，其余四趾呈扇形展开为(　　)

A. 巴宾斯基征　B. 奥本汉姆征　C. 戈登征

D. 霍夫曼征　E. 克尼格征

考点：病理反射类型

分析：巴宾斯基征阳性反应为拇趾背伸，其余四趾呈扇形展开，根据题意可知为巴宾斯基征。A 对。

(四) 脑膜刺激征

脑膜刺激征为脑膜受激惹的体征，见于脑膜炎、蛛网膜下腔出血和颅内压增高等。

(1) 颈强直：病人仰卧，颈部放松，护士左手托病人枕部做被动屈颈动作以测试颈肌抵抗力(图 4-9-8)。若抵抗力增强，即为颈强直。

(2) 克尼格征(Kernig 征)：病人仰卧，先将一侧髋膝关节屈成直角，再用手抬高小腿，伸膝，正常人可将膝关节伸至超过 135°。阳性表现为伸膝受限，并伴疼痛，屈肌痉挛。

(3) 布鲁津斯基征(Brudzinski 征)：病人仰卧，下肢自然伸直，护士左手托病人枕部，右手按压其胸前以维持胸部位置不变，使头部被动前屈(图 4-9-9)。阳性表现为双侧膝关节和髋关节同时屈曲。

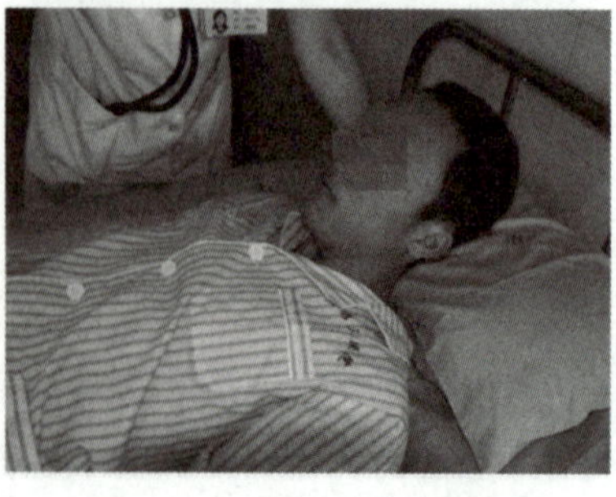

图 4-9-8 颈强直检查

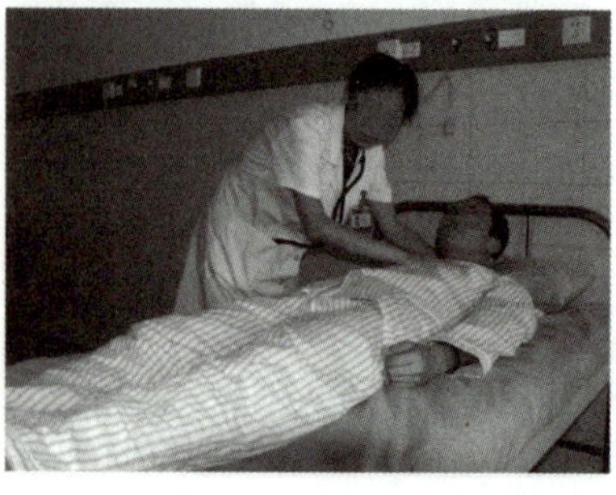

图 4-9-9 Brudzinski 征检查

案例分析

1. 该病人右侧上下肢体完全不能活动，属于肌力0级。

2. 该病人为68岁男性，既往有高血压病史16年，现出现一侧肢体瘫痪，属于偏瘫，常见于同侧脑神经损害，最可能的原因为脑血管疾病。

【本章小结】

第四章思维导图

【自 测 题】

一、选择题

1. 评估肝硬化病人有无腹水的最佳方法为(　　)

A. 视诊　B. 触诊　C. 叩诊　D. 听诊　E. 嗅诊

2. 病人，女，56岁，糖尿病酮症酸中毒。病人排出的尿液气味可能为(　　)

A. 烂苹果味　B. 氨臭味　C. 大蒜味

D. 苦杏仁味　E. 苯酚味

3. 关于肺气肿病人的体征，叙述正确的是(　　)

A. 叩诊浊音　B. 视诊桶状胸　C. 触诊语颤增强

D. 视诊呼吸变深　E. 听诊两肺呼吸音增强

4. 病人，男，16岁，因支气管哮喘发作入院，听诊可闻及(　　)

A. 两肺满布湿啰音　B. 两肺满布哮鸣音

C. 一侧满布湿啰音　D. 一侧满布哮鸣音

E. 两肺满布干、湿啰音

5. 病人，男，76岁，反复咳嗽、咳痰10余年，胸廓呈桶状，胸廓活动度减弱，叩诊过清音，最可能的诊断为(　　)

A. 胸膜炎　B. 气胸　C. 肺实变

D. 肺气肿　E. 肺不张

6. 有机磷农药中毒者尿液有(　　)

A. 氨臭味　B. 腥臭味　C. 鼠尿味

D. 烂苹果味　E. 蒜臭味

7. 尿毒症晚期病人的呼气中可有(　　)

A. 尿味　B. 樱桃味　C. 大蒜味

D. 甜味　　E. 烂苹果味

8. 护士对75岁的老年病人进行皮肤状况的评估，下列信息中，表明病人的皮肤存在潜在的问题的是(　　)

A. 皮肤皱纹增多　　B. 皮肤弹性减弱

C. 皮肤色素沉着增多　　D. 皮肤存在硬结

E. 皮肤表面干燥粗糙

9. 病人，男，40岁，血栓闭塞性脉管炎术后，为了解手术肢体远端血运情况，护士应观察的体征不包括(　　)

A. 双侧足背动脉搏动　　B. 皮肤温度　　C. 皮肤颜色

D. 皮肤出血　　E. 皮肤感觉

10. 判断扁桃体Ⅱ度肿大的标准是(　　)

A. 不超过咽腭弓　　B. 超过咽腭弓　　C. 达咽后壁中线

D. 超过咽后壁中线　　E. 超过咽腭弓但未达咽后壁中线

11. 小儿出现“落日现象”提示(　　)

A. 佝偻病　　B. 先天性梅毒　　C. 脑积水

D. Apert 综合征　　E. 囟门过早闭合

12. 气管移向患侧见于(　　)

A. 肺实变　　B. 气胸　　C. 胸腔积液

D. 肺气肿　　E. 肺不张

13. 正常成年男性右锁骨中线第3肋间的叩诊音是(　　)

A. 清音　　B. 实音　　C. 浊音

D. 鼓音　　E. 过清音

14. 支气管肺泡呼吸音的特点为(　　)

A. 像哨笛样的声音　　B. 呼气与吸气时间大致相等

C. 像水泡似的声音　　D. 呼气时间小于吸气时间

E. 呼气时间大于吸气时间

15. 病人，男，提重物时突感左胸刺痛，查体左胸叩诊鼓音，气管移向右侧。考虑为(　　)

A. 胸腔积液　　B. 气胸　　C. 肺气肿

D. 肺炎　　E. 胸膜增厚

16. 肺气肿病人的胸廓常表现为(　　)

A. 正常胸　　B. 漏斗胸　　C. 扁平胸

D. 鸡胸　　E. 桶状胸

17. 胸部触诊时，语颤增强见于(　　)

A. 肺气肿　　B. 肺组织炎性实变　　C. 气胸

D. 阻塞性肺不张　　E. 大量胸腔积液

18. 在正常人前胸上部的肺野听诊，只能听到(　　)

A. 肺泡呼吸音　　B. 支气管呼吸音　　C. 哮鸣音

D. 水泡音　　E. 胸膜摩擦音

19. 左心室增大时，其心尖搏动的位置(　　)
A. 向左移位　　B. 向右移位　　C. 向左下移位
D. 向左上移位　　E. 向下移位
20. 叩诊心界似靴形，见于(　　)
A. 二尖瓣狭窄　　B. 二尖瓣关闭不全　　C. 主动脉瓣关闭不全
D. 主动脉瓣狭窄　　E. 肺动脉瓣狭窄
21. 胸骨右缘第2肋间为哪个瓣膜听诊区(　　)
A. 三尖瓣区　　B. 二尖瓣区　　C. 肺动脉瓣区
D. 主动脉瓣第二听诊区　　E. 主动脉瓣第一听诊区
22. 心脏听诊，先从哪个瓣膜听诊区开始(　　)
A. 二尖瓣区　　B. 肺动脉瓣区　　C. 主动脉瓣第一听诊区
D. 主动脉瓣第二听诊区　　E. 三尖瓣区
23. 第一心音减弱见于(　　)
A. 心肌炎　　B. 高热　　C. 心室肥大
D. 甲状腺功能亢进　　E. 二尖瓣狭窄
24. 不属于周围血管征的是(　　)
A. 水冲脉　　B. 枪击音　　C. 杜柔双重杂音
D. 毛细血管搏动征　　E. 颈静脉怒张
25. 患儿，男，6岁。在玩耍时突发严重呼吸困难、发绀10分钟而来院急诊。查体：呈吸气性呼吸困难，并有“三凹征”。应首先考虑(　　)
A. 气管内异物　　B. 支气管哮喘　　C. 气胸
D. 慢性支气管炎　　E. 急性胸膜炎
26. 病人，女，19岁。骑车与人碰撞后呼吸困难前来急诊，考虑为左侧气胸。其触诊符合(　　)
A. 右侧呼吸增强，语颤消失　　B. 右侧呼吸及语颤均消失
C. 左侧呼吸增强，语颤消失　　D. 左侧呼吸及语颤均消失
E. 双侧呼吸及语颤均增强
27. 对某病人进行体格检查，心率94次/分，吸气时心率增快，呼气时心率减慢，心尖部有舒张期杂音，心底部第二心音亢进。反映有病理变化的特征是(　　)
A. 杂音　　B. 心律　　C. 呼吸　　D. 心率　　E. 第二心音
28. 正常腹部叩诊音为(　　)
A. 过清音　　B. 清音　　C. 实音　　D. 鼓音　　E. 浊音
29. 局部检查扪及胆囊肿大并有压痛，首先考虑(　　)
A. 慢性胆囊炎　　B. 胆囊癌　　C. 胰头癌
D. 急性胆囊炎　　E. 胆囊结石
30. 病人，男，35岁。腹部剧烈绞痛5小时，伴呕吐，不排气，腹胀。腹部查体可闻及金属音，肠鸣音18次/分，该病人最能的诊断为(　　)
A. 急性胰腺炎　　B. 机械性肠梗阻　　C. 急性胃炎
D. 幽门梗阻　　E. 急性胆囊炎

31. 肠鸣音减弱或消失可见于(　　)

A. 肠炎　　B. 细菌性痢疾　　C. 肠结核

D. 肠麻痹　　E. 肠痉挛

32. 腹部叩诊有移动性浊音，提示腹腔内游离液体量至少达(　　)

A. 100 mL　　B. 200 mL　　C. 500 mL

D. 1000 mL　　E. 1500 mL

33. 关于 Murphy 征的检查方法，下列叙述哪项不正确(　　)

A. 护士以左手掌平放于病人右肋下部

B. 以拇指指腹勾压于右肋缘与腹直肌外缘交界处

C. 在吸气过程中发炎的胆囊下移时碰到用力按压的拇指，引起疼痛，此为胆囊触痛

D. 如因剧烈疼痛而致吸气中止，称 Murphy 征阳性

E. 如因剧烈疼痛而致呼气中止，称 Murphy 征阳性

34. 病人，女，38 岁。转移性右下腹痛 4 小时，伴恶心、呕吐、发热。最能提示该病人阑尾炎的体征是(　　)

A. 移动性浊音　　B. 麦氏点压痛　　C. 肠鸣音亢进

D. 肠型蠕动波　　E. Murphy 征阳性

35. 病人，男，58 岁。腹壁静脉曲张，脐以上腹壁静脉血流方向由下向上，脐以下腹壁静脉血流方向也由下向上，应考虑(　　)

A. 门静脉高压　　B. 上腔静脉回流受阻

C. 下腔静脉受阻　　D. 大量腹水

E. 脾大

36. 杵状指产生的原因是(　　)

A. 指端关节炎　　B. 甲周炎　　C. 缺氧或中毒

D. 指端水肿　　E. 以上都不是

37. 爪形手见于(　　)

A. 桡神经损伤　　B. 正中神经损伤　　C. 尺神经损伤

D. 腋神经损伤　　E. 皮肤损伤

38. 匙状指见于(　　)

A. 某些呼吸系统疾病　　B. 某些心血管系统疾病

C. 营养障碍性疾病　　D. 缺铁性贫血

E. 再生障碍性贫血

39. 病人两肘关节屈曲，置于检查床上，胸部尽量靠近床面，两膝关节屈曲成直角跪于检查床上，臀部抬高，这属于肛门直肠的评估体位的(　　)

A. 膝胸位　　B. 左侧卧位　　C. 仰卧位

D. 蹲位　　E. 截石位

40. 直肠指诊检查肛管和直肠，有触痛并伴波动感，可见于(　　)

A. 黏膜损伤　　B. 直肠息肉　　C. 直肠癌

D. 肛门周围脓肿　　E. 肛裂

41. 属深反射的是(　　)

A. 角膜反射　　B. 腹壁反射　　C. 提睾反射
D. 膝腱反射　　E. 以上都不是

42. 用竹签划足底，拇趾背伸，其余四趾呈扇形展开为(　　)
A. 巴宾斯基征　　B. 奥本汉姆征　　C. 戈登征
D. 霍夫曼征　　E. 克尼格征

43. 某病人处于浅昏迷状态，护士用拇指和示指沿病人的胫骨前缘用力由上向下推压，出现拇趾背伸，其余四趾呈扇形展开，属于(　　)
A. 巴宾斯基征　　B. 奥本汉姆征　　C. 戈登征
D. 克尼格征　　E. 布鲁津斯基征

44. 脊柱后凸多发生于(　　)
A. 颈段　　B. 胸段　　C. 腰段　　D. 胸腰段　　E. 骶段

45. 下列属于深感觉的是(　　)
A. 痛觉　　B. 触觉　　C. 冷觉　　D. 热觉　　E. 震动觉

46. 病人，男，65 岁。有脑出血病史。查体：肢体能在床面上水平移动，但不能抬离床面。该病人的肌力为(　　)
A. 1 级　　B. 2 级　　C. 3 级　　D. 4 级　　E. 5 级

47. 检查脑膜刺激征的是(　　)
A. 霍夫曼征　　B. 奥本汉姆征　　C. 戈登征
D. 查多克征　　E. 布鲁津斯基征

(48~49 共用题干)病人，女性，58 岁，因“面色晦暗，双颊褐色色素沉着半年”入院。

48. 该病人的面容为(　　)
A. 二尖瓣面容　　B. 肝病面容　　C. 慢性面容
D. 面具面容　　E. 肾病面容

49. 皮肤出血斑点直径 3~5 mm 的是(　　)
A. 玫瑰疹　　B. 血肿　　C. 瘀点　　D. 瘀斑　　E. 紫癜

(50~51 共用题干)患儿，女，1 岁 3 个月。2 天前发热、全身皮肤出现斑丘疹，并在第二磨牙相对的颊黏膜上出现针尖大小的白色斑点，周围有红晕。

50. 口腔黏膜损害为(　　)
A. 瘀斑　　B. 黏膜疹　　C. Koplik 斑
D. 鹅口疮　　E. 铅线

51. 可能的临床诊断为(　　)
A. 麻疹　　B. 水痘　　C. 猩红热　　D. 风疹　　E. 幼儿急疹

(52~53 共用题干)患儿，女，12 岁。查体：胸骨左缘第 3、4 肋间闻及响亮收缩期杂音，伴明显震颤，但听诊器离开胸壁则听不到杂音。

52. 其心脏杂音强度为(　　)
A. 中度　　B. 3/6 级　　C. 4/6 级　　D. 5/6 级　　E. 6/6 级

53. 其最可能的诊断是(　　)
A. 室间隔缺损　　B. 主动脉关闭不全　　C. 二尖瓣狭窄
D. 动脉导管未闭　　E. 三尖瓣狭窄

二、填空题

1. 身体状况评估的基本方法包括__________、__________、__________、__________、__________。

2. 慢性肝病病人大、小鱼际处皮肤发红，加压后褪色，称为__________。

三、简答题

1. 病人排出的尿液中出现浓烈的氨味，最可能见于哪些情况？请解释气味形成的原因。

2. 如何识别和区分不同皮疹的类型？

（孙玫　莫辛欣　孙军妹）

第五章

心理与社会状况评估

学习目标

知识目标：能描述心理与社会评估的内容和常用方法。
能力目标：能运用相应的评估方法对病人进行心理及社会评估。
素质目标：愿意倾听病人心声并为病人提供帮助。

第一节　心理状况评估

案例导入

案例

病人，女，37岁，公司经理。健康体检时发现人乳头瘤病毒(HPV)感染阳性。之后病人表现为经常夜间失眠，对家人没有耐心、脾气大。

思考

1. 针对该病人患病后的表现，需要从哪些方面进行评估？
2. 该病人目前最主要的护理问题是什么？可能的原因是什么？

心理评估是护士采用心理学的理论和方法，对病人的心理状况进行评估，以帮助护士了解病人是否存在心理健康问题，为制定护理措施提供依据。随着社会的发展，人们越来越重视心理状态对健康的影响，一方面，心理状态会影响疾病发生和发展；另一方面，疾病不可避免地影响病人的心理反应，因此，准确地评估病人的心理，对提升护理质量具有重要意义。

一、评估目的

(1)发现病人的心理问题：评估病人的认知、情绪、自我概念等心理状态，能识别病人是否有现存的或潜在的心理健康问题。

(2)指导制定心理干预计划：评估病人的应激源、应激反应以及应对方式，能指导护士采取有针对性的干预方案，对病人进行有效护理。

(3)选择合适的沟通方式：评估病人的个性心理特征，并根据病人的不同性格、心理反应采取不同的交流方式，从而达到良好的沟通效果。

二、评估方法

心理评估的方法较多，有交谈法、观察法、心理测量法、医学检查法等，其中交谈法是心理评估最常用的方法。综合应用多种方法，可采集到更完整、更全面的健康资料。

(1)交谈法：分正式交谈和非正式交谈。正式交谈是提前与病人预约，按照提纲有目的、有计划、有步骤地交谈；非正式交谈是在日常工作中，与病人之间的比较随意的交谈。

(2)观察法：分为自然观察法和控制观察法。自然观察法是在不受外界干扰的自然条件下观察病人心理现象的外显活动；控制观察法是在预先设置的特殊实验环境下观察病人对特定刺激的反应。临床上比较常用的还有直接观察法和间接观察法。面对面观察病人的一言一行，以获取资料，为直接观察；从与病人接触最密切的人那里获取信息，或从病人的病历资料中获取信息，称为间接观察。

(3)心理测量学方法：分为心理测验法和量表评定法。心理测验法是依据心理学理论，使用一定的操作程序，在标准情境下，用统一的测量手段测试个体对测验项目集所作出的行为反应的方法；量表评定法是指应用量表，即一套预先已标准化的测试项目，对被评估者的某种心理品质进行测量、分析和鉴别的方法。

(4)医学检查法：包括身体评估和诊断性检查。主要为对前面几种方法采集的主观材料进行补充，以验证资料的真实性和有效性。

三、评估内容

人的心理分为心理过程和个性心理两个方面。心理过程包括认知、情绪与情感、意志与行为三个过程。个性心理是一个人独特的心理品质，如自我概念、需要、动机、理想、信念、世界观、能力、气质、人格等。其中，自我概念作为个性心理中人格结构的重要组成部分，与个体的健康密切相关。因此，对个体的心理评估应涵盖自我概念、认知、情绪与情感、应激等。

(一)自我概念

1. 自我概念

作为人格结构的重要组成部分，自我概念是人们通过对自己的内在和外在特征，以及他人对其反应的感知与体验而形成的对自我的认识与评价，是个体在与其所处的心理和社会环境的相互作用过程中形成的动态的、评价性的“自我肖像”。个体的自我概念是心理健康的重要标志，自我概念紊乱可极大地影响个体维持健康与康复的能力。自我概念主要包括个体的体像、社会认同、自我认同和自尊。

(1)体像：也称为身体意像，主要指的是个体对自己身体外形及功能的认识与评价，如觉得自己肥胖或矮小、虚弱或强健等。对住院病人来说，心电监护仪、引流管也可成为体像的组成部分。

(2)社会认同：指个体对自己的社会人口学特征，如年龄、性别、职业、社会团体成员资格，以及社会名誉和地位等的认知与感受。

(3)自我认同：指个体对自己的智力、能力、性情、道德水平等的认知与判断。

(4)自尊：是个体尊重自己、维护个人尊严和人格，不容他人歧视和侮辱的一种心理意识和情感体验。

2. 自我概念的评估

一般采用交谈、观察、画人测验、评定量表测评等方法对个体身体意像、社会认同、自我认同以及自尊等进行综合评估，以了解个体对自我概念的感受和评价、影响自我概念的相关因素及自我概念方面现存或潜在的威胁。

(1)体像评估：通过询问病人对自己身体是否有不满意的地方，了解个体对自我体像的认知。对体像已有改变的病人可进一步询问这些改变带来的影响有哪些等，了解个体是否存在对自我体像认知的改变。

(2)社会认同评估：通过询问了解病人的工作和家庭情况及其对自己工作的看法和态度等，对病人的社会认同进行评估。

(3)自我认同与自尊评估：通过询问病人对自己的评价以及同事、朋友对他的评价来评估个体的自我认同与自尊。

(4)自我概念的现存与潜在威胁评估：通过询问病人目前有哪些事情让其感到焦虑、恐惧或绝望来进行评估。

还可通过观察收集病人的外表、非语言行为以及与他人互动过程等与自我概念相关的客观资料，如外表是否整洁，穿着打扮是否得体，身体各部位有无异常；面部表情和目光接触等非语言信息；是否有“我怎么什么都做不好”“我真没用”等语言流露；有无哭泣、焦虑、抑郁等表现；有无睡眠障碍、食欲减退、体重下降、心慌、易疲劳等生理反应。还可以通过画像和相关量表测评来评估病人的自我概念。

(二)认知评估

1. 认知

认知是人们根据自身感知的外界刺激与信息，推测和判断客观事物的心理过程，包括感觉、知觉、注意、记忆、思维、语言、定向力及智能，其中思维是认知过程的核心。

(1)感知觉：感知觉是人脑对直接作用于感觉器官(眼、耳、鼻等)的当前客观事物的个别属性的反映，为最基本的认知过程。知觉是人脑将直接作用于感觉器官的当前事物的各个属性(例如，一个东西看起来形状是圆的、颜色是红色的，摸起来是光滑的，吃起来是脆甜的)整合在一起，最后形成对当前事物的整体印象(得出结论：这是一个苹果)的过程。感觉是知觉的基础，感知觉是思维的基础，对维持大脑正常活动有着重要的意义。

(2)注意：注意指心理活动对一定对象的指向和集中，具有选择、保持以及对活动的调节和监督功能。注意可分为无意注意、有意注意和有意后注意。

(3)记忆与遗忘：记忆是指在头脑中积累和保持个体经验的心理过程，是人脑对外界输入的信息进行编码、储存和提取的过程。记忆的基本过程包括识记、保持、再认和再现(回忆)。按信息在大脑中保存时间的长短，记忆可分为瞬时记忆、短时记忆和长时记忆。记忆的内容不能保持或提取有困难，称为遗忘，包括暂时性遗忘和永久性遗忘。

(4)思维：思维是人脑对客观现实间接的概括的反应，是认识事物本质特征及内部规律的理性过程。人的思维能力可以通过抽象思维、洞察力和判断力来反映。

(5)语言：语言是思维的物质外壳，思维支配着人的语言活动，同时还受语言的调节，思维的抽象与概括总是借助语言得以实现。思维和语言是一个密切相关的统一体。

(6)定向：定向是个体对时间、地点、人物及自身状态的判断认识能力，包括时间定向、地点定向、空间定向和人物定向等。

2. 认知评估

(1)感知觉评估：感知觉评估需综合应用会谈法、观察法和医学检测法。通过询问病人的视力、听力情况，同时结合观察以及对视力、听力等的医学检测，综合分析、判断病人的感知觉情况。

(2)注意能力评估：可通过观察病人对周围环境变化有无反应进行评估，或让病人完成某项任务，如填写入院评估表，同时观察其执行任务时的专注程度，或询问其能否集中精力做事或学习等来评估病人的有意注意情况。

(3)记忆能力评估：最常用的方法是回忆法，用于测量短时记忆和长时记忆。评估短时记忆可让病人重复听一句话或一组由5~7个数组成的数字串，如电话号码。评估长时记忆可让病人说出当天进食的食品、自己的生日或家人的姓名等。

(4)思维能力评估：护士可根据病人的年龄特征和认知特点提出相关问题，如让病人解释一种自然现象的形成过程。也可通过询问病人，如“你的同事或家人对你的态度如何？”“有没有人对你不友好，对你暗中使坏？”“外界有没有东西能影响或控制你的思维或行动？”等评估其思维内容是否正常。

(5)语言能力评估：可以请病人陈述健康史，观察其陈述是否流利、用字用词是否恰当。

(6)定向能力评估：可通过询问“今天是星期几或几月几号？”评估其时间定向能力；“现在在什么地方？”，判断其地点定向能力；“我站在你的左边还是右边？”，评估其空间定向能力；“你知道我是谁吗？”，判断其人物定向能力。

【护考真题链接】2011年-A2题型

病人，女，73岁，2年前丈夫病故后，经常独自流泪，近1年来常出现当天发生的事、刚说的话和做的事不能记忆，忘记进食或物品放何处，外出找不到家门，失眠，焦躁不安。根据临床表现，护士评估病人最可能发生了(　　)

考点：阿尔茨海默病临床表现

A. 老年精神病　　B. 抑郁症　　C. 大脑慢性缺血改变

D. 早期阿尔茨海默病　　E. 脑肿瘤

解析：早期阿尔茨海默病认知功能损害表现为记忆减退，对近事遗忘突出；判断能力下降，病人不能对事件进行分析、思考、判断，难以处理复杂的问题；工作或家务劳动漫不经心，不能独立进行购物、处理经济事务等，社交困难。因此，正确答案为D选项。

（三）情绪与情感评估

1. 情绪与情感

情绪和情感都是个体对客观事物是否满足自身需要的内心体验与反映。一般来说，需求获得满足会引起积极的情绪和情感；反之则导致消极的情绪和情感。情绪和情感既有联系，又有区别。情感是持久的，是在稳定情绪的基础上建立和发展起来的，是与社会性需求满足与否相联系的人类特有的心理活动，具有较强的稳定性、深刻性、持久性和内隐性。而情绪则为暂时性的，是与生理需求满足与否有关的心理活动，具有情境性、激动性和暂时性。情绪是情感的表达，在情绪发生过程中，往往包含着情感因素。

2. 情绪和情感的评估

可通过会谈、观察、医学测量和评定量表测评等多种方法对病人的情绪与情感进行综合评估。

（1）会谈：是评估情绪与情感最常用的方法，用于收集有关情绪、情感的主观资料。可询问病人“你近来心情如何？”“你如何描述你此时和平时的情绪？”“有什么事情使你感到特别高兴、担心或沮丧？这样的情绪存在多久了？”等，并应将问诊结果与病人家属进行核实。

（2）观察：观察情绪与情感的外部表现，即表情，包括面部表情、身体表情和言语表情。

（3）医学测量：情绪常伴随着一系列生理变化，主要为呼吸、循环系统的变化。因此，可通过测量病人的呼吸频率、心率、血压、皮肤颜色和温度、食欲及睡眠状态等变化获取情绪与情感异常的客观资料。注意对会谈所收集的主观资料进行验证，如紧张常伴有皮肤苍白，焦虑和恐惧常伴有多汗，抑郁可有食欲减退、睡眠障碍、体重下降等。

（4）评定量表测评：量表测评是临床常用的评估情绪与情感的方法，可根据需要选择适宜的量表，如 Anllo 情绪情感形容词检表、Zung 焦虑自评量表、Zung 抑郁自评量表、医院焦虑抑郁量表（表 5-1-1）等。此外，对于情绪抑郁者，需特别注意其有无自杀倾向和自伤或自杀的行为。

（四）个性评估

1. 个性

个性也称人格，是具有一定倾向性心理特征的总和，具有整体性、独特性、稳定性和社会性。①整体性：个体的心理全貌，是能力、气质、性格构成的有机整体。②独特性：个体特有的个性倾向性和个体心理特征。③稳定性：个性比较稳定的心理趋向和心理特征。④社会性：个性形成过程中，既有生物遗传因素的作用，又受到后天社会因素的影响，如生长环境、他人的关爱培育等。因此，个性既有生物属性，又有社会属性。

2. 个性的评估

采用观察、交谈、作品分析等方法进行综合评估。主要评估内容：①观察个体的言行、情感、意志的外部表现，感情外露还是内藏、意志脆弱还是坚强、处理事情习惯依赖别人还是独立完成。②与病人交谈了解其在各种情况下的态度和行为表现，如询问病人：“通常情况下，面对困难你如何解决？”③收集病人的作品，如书信、日记，分析其对事物所持的观点与态度。最后，综合分析采集到的资料，从而判断病人的性格类型。

表 5-1-1　综合性医院焦虑抑郁量表

请你阅读以下各个项目，在其中最符合你上个月以来的情绪的答案前的□内打“√”。

1. A 我感到紧张(或痛苦)※
□几乎所有时候　□大多数的时候　□有时　□根本没有
2. D 我对以往感兴趣的事情还是有兴趣
□肯定一样　□不像以往那样多　□只有一点儿　□基本上没有了
3. A 我感到有点害怕，好像预感到有什么可怕事情要发生※
□非常肯定和十分严重　□有，但并不太严重　□有一点，但并不使我苦恼
□根本没有
4. D 我能够哈哈大笑，并看到事物好的一面
□我经常这样　□现在已经不大这样了　□现在肯定是不太多了　□根本没有
5. A 我的心中充满烦恼※
□大多数时间　□常常如此　□有时，但并不经常　□偶然如此
6. D 我感到愉快※
□根本没有　□并不经常　□有时　□大多数时间
7. A 我能够安闲而轻松地坐着
□肯定　□经常　□并不经常　□根本没有
8. D 我对自己的仪容(打扮自己)失去兴趣※
□肯定　□并不像我应该做到的那样关心　□我可能不是非常关心
□我仍像以往一样关心
9. A 我有点坐立不安，好像感到非要活动不可※
□确实非常多　□是不少　□并不很多　□根本没有
10. D 我对一切都是乐观地向前看
□差不多是这样做的　□并不完全是这样做的　□很少这样做
□几乎从来不这样做
11. A 我突然产生恐慌感※
□确实经常　□时常　□并非经常　□根本没有
12. D 我好像感到情绪在渐渐低落※
□几乎所有的时间　□经常　□有时　□根本没有
13. A 我感到有点害怕，好像某个内脏器官变坏了
□根本没有　□有时　□经常　□非常经常
14. D 我能欣赏一本好书或一项好的广播或电视节目
□常常　□有时　□并非经常　□很少

注：量表使用说明：量表包括两部分，即焦虑亚量表[HAD(a)](量表条目前标有 A)和抑郁亚量表[HAD(d)](量表条目前标有 D)，分别有 7 个条目，合计共 14 条。每条分 4 级(0，1，2，3 分)计分，第 1、3、5、6、8、9、11、12 条为反向计分条目。分别计算[HAD(a)]和[HAD(d)]的分值。按原作者推荐标准，亚量表分：0~7 分为无表现；8~10 分属可疑，11~21 分属有反应。

(五)应激评估

1. 应激

应激是个体察觉各种刺激对其生理、心理及社会系统造成威胁时的整体现象，所引起的反应可以是适应或适应不良。应激包括应激源、应激反应和应对三个方面。

(1)应激源：能引起个体产生应激的各种因素称为应激源，包括：①生理性应激源：如疲劳、饥饿、失眠、外伤、手术、疾病等机体生理功能失调或组织结构残缺。②心理性应激源：主要指导致个体产生焦虑、恐惧和抑郁等情绪反应的各种心理冲突和心理挫折。③社会文化性应激源：包括战争、家庭功能失调、经济困难、职业压力、角色改变、文化差异等。④环境性应激源：包括寒冷、炎热、噪声、空气污染、生活环境改变等。

(2)应激反应：应激源引起的机体非特异性适应反应称为应激反应，包括生理、情绪、认知和行为等方面的反应。

1)生理反应：有无食欲变化、疲乏、头痛、气短、睡眠问题、心率增快、收缩压升高、心律失常、应激性溃疡等。

2)情绪反应：适度的应激水平使人保持适度的紧张和焦虑，从而有助于任务的完成。若应激水平过高，会引起过度焦虑和恐惧，还可导致抑郁、愤怒、敌意、过度依赖和无助感等。

3)认知反应：适度的应激水平可以引起积极的认知反应，如提高警觉、注意力集中、思维活跃，记忆力、判断力、洞察力和解决问题的能力均有所提高。应激水平较高或长时间处于高应激状态则会使人产生消极的认知反应，如注意力与记忆力下降、思维迟钝、感知混乱、判断失误、定向障碍等，发现、分析和解决问题的能力下降。

4)行为反应：常见的行为反应有以下几种。①逃避与回避，如拖延、闭门不出、离家出走或辞职；②退化与依赖，如哭闹、退化到儿童的反应方式；③敌对与攻击，如毁物、争吵、冲动、伤人或自杀；④无助与自怜，如不采取能够采取的行动积极应对；⑤物质滥用，如吸烟、酗酒或吸毒。这些行为改变可影响个体的社会适应性。

(3)应对：应对指个体对生活事件以及因生活事件而出现的自身不平衡状态所采取的认知和行为措施。常用的应对方式分为情感式应对和问题式应对。情感式应对指向应激反应，倾向于采用过度进食，用药，饮酒，远离、回避和忽视应激源等行为，来处理应激所致的情感问题。问题式应对指向应激源，倾向于通过有计划地采取行动，寻求排除或改变应激源所致影响的方法，来处理导致应激的情境本身。有效应对的标准：①应激反应维持在可控制的限度内；②希望和勇气被激发；③自我价值感得到维持；④人际关系及社会经济处境得到改善；⑤生理功能康复得到促进。

2. 应激的评估

通过访谈重点了解病人面临的应激源、应对方式、社会支持和应激反应等。

(1)应激源：可通过询问病人“目前让你感到有压力的事件有哪些?”“近来你的生活有哪些改变?”等问题，了解其近1年内是否经历过重大的生活事件和日常生活困扰及其对个体的影响。也可选用生活事件量表、住院病人压力评定量表进行测评。

(2)应对方式：可询问病人“通常你采取什么方式缓解紧张或压力?”“这样做的效果如何?”“这次生病住院对你有什么影响吗?”“你是怎么处理的?”等问题，了解病人的应对方式及其效果、目前所面临的应激事件的反应及应对情况。可选用简易应对方式问卷、特质应对方式问卷、医学应对方式问卷等进行测评。

(3)社会支持：可通过询问问题了解病人主观和客观的社会支持情况，如“当你遇到困难时，是否主动寻求家人、亲友或同事的帮助?”“你对家人、亲友或同事的帮助是否满意?”等。也可用社会支持评定量表进行测评。

(4)应激反应：询问病人有无食欲不振、头痛、疲乏、睡眠障碍等生理反应；有无焦虑、抑郁、愤怒等情绪反应；有无记忆力下降、思维混乱、解决问题的能力下降等改变；有无行为退化或敌对、物质滥用、自杀或暴力倾向等反应。还可观察和检测有无血压升高、心率加快、儿茶酚胺水平增高、注意力不集中、记忆力下降等。

四、心理状况相关护理诊断/问题

1. 焦虑　与需求未满足、过度担心、环境不适应等有关。
2. 恐惧　与疾病因素、环境因素、恐怖症等有关。
3. 悲伤　与患病住院、抑郁等有关。
4. 睡眠型态紊乱　与心理应激、情绪异常、环境改变等有关。
5. 应对无效　与应对方式不良、支持系统不足等有关。
6. 无能为力感/有无能为力感的危险　与应对方式不良、支持系统不足有关。
7. 不依从行为　与健康知识缺乏、不能耐受药物不良反应、对医护人员不信任等有关。

案例分析

1. 从以下几个方面进行评估：①一般情况，如病人的文化程度、婚姻状况及家庭关系、个性特征及病人既往健康状况等。②病人对HPV感染相关知识的了解程度和态度，病人对健康的态度。③病人习惯性的应对方式。④目前状况对病人情绪、饮食、睡眠、人际关系和处理问题方式的影响。

2. 病人目前主要的护理问题是焦虑，可能的原因是知识缺乏和应对无效。

第二节　社会状况评估

案例导入

案例

病人，女，42岁，小学老师，肺癌手术后，伤口愈合良好，各项检查正常，医护人员多次督促病人逐步增加活动，但病人不敢下床，进食、大小便及个人卫生料理等均依赖家人照顾。

思考

1. 需要从哪些方面评估病人的社会状况?
2. 该病人目前最主要的护理问题是什么?可能的原因是什么?

现代护理理论强调人是生物、心理、社会的综合体，人不仅是自然存在物，而且是社会存在物。要全面认识和衡量个体的健康水平，除评估生理和心理功能外，还应进行社会评估。

一、评估目的

社会状况评估常常与心理状况评估同时进行，评估的主要目的包括：

(1)评估病人的角色功能，了解有无角色功能紊乱和角色适应不良。

(2)评估病人的文化背景，了解其文化特征，以便提供符合病人文化需求的护理。

(3)评估病人的家庭，寻找影响其健康的家庭因素，指导制订家庭环境干预措施。

二、评估方法

心理评估中的交谈、观察、量表评定等方法均可用于社会评估。此外，环境评估，尤其是物理环境的评估，还应进行实地考察和抽样检查，以了解环境中是否存在有害因素。综合多种方法，可使收集的资料更为全面，结果更具科学性。

三、评估内容

(一)角色与角色适应

1. 角色与角色适应

角色是社会所规定的一系列与社会地位相一致的规范与行为模式，是社会对某一特定地位的人的行为期待。角色适应是指个体的心理行为与其角色的要求基本相符。例如病人能够面对现实，接受并承认自己患病，积极寻求医护帮助，遵循医嘱，接受治疗，采取积极的措施、以乐观的心态恢复健康等。

(1)病人角色：病人患病后自动进入了病人角色，原有的社会角色部分或全部被病人角色所代替。病人角色具有以下特征：①脱离或部分脱离日常生活中的其他角色，减轻或免除相应的责任与义务；②对自身疾病无直接责任，处于一种需要被照顾的状态；③有积极配合医疗护理、恢复自身健康的义务；④有享受健康服务、知情同意、寻求健康保健信息和要求保密的权利。

(2)病人角色适应不良：指个体的角色表现与角色期望不协调，或无法达到角色期望的要求时所引起的主观情绪反应。病人角色适应不良主要有以下几种类型。

1)病人角色冲突：是病人角色适应不良的常见类型。指个体在适应病人角色过程中与其常态下的各种角色发生心理冲突和行为矛盾。如某管理者住院期间因担心工作不能完成而在病室带病工作，致其得不到应有的休息而影响康复。

2)病人角色缺如：指病人患病后没有进入病人角色，不承认自己有病或不接纳和否认病人角色，以致不能很好地配合治疗和护理。如有的人虽然感到自己身体不适或明知自己患病在身，但因不想影响工作、学习等而不去就医，不承担病人角色。

3)病人角色强化：指个体已恢复健康，仍然沉溺于病人角色，对自我能力产生怀疑，对常态下承担的角色感到恐惧。表现为多疑、依赖、退缩，对恢复正常生活没有信心等，“小病大养”就是病人角色强化现象。

4)病人角色消退：指某些原因使一个已适应了病人角色的个体必须立即转入常态角色，在承担相应的义务与责任时，使已具有的病人角色行为退化甚至消失。如患病的母亲，因孩子突然患病住院而承担起照顾孩子的责任，此时其母亲角色上升为第一位，原有的病人角色则消退。

2. 角色的评估

通过会谈重点确认个体在家庭、工作和社会生活中所承担的角色、对角色的感知与满意情况，以及有无角色适应不良。同时观察有无角色适应不良的身心反应，如疲乏、头痛、心悸、焦虑、抑郁、忽略自己和疾病、缺乏对治疗护理的依从性等。

(1)角色数量与任务：询问病人目前在家庭、工作和社会生活中所承担的角色与任务有哪些。

(2)角色感知：通过询问病人对自己承担的角色数量与责任是否具有适当的评价，以了解其角色感知。

(3)角色满意度：通过询问病人对自己角色的满意情况、与自己的角色期望是否相符等，了解其有无角色适应不良。

(4)角色紧张：询问病人是否感到压力很大，有无疲乏无力、头痛、心悸、焦虑、抑郁等角色适应不良的生理和心理反应。会谈过程中应注意病人有关角色适应不良的叙述，并判断其类型。如“我因为生病而没有很好地照顾孩子”常提示角色冲突。

(二)文化评估

1. 文化

文化是一个社会及其成员所特有的物质和精神财富的总和，即特定人群为适应社会环境和物质环境而共有的行为和价值模式。

(1)与健康密切相关的文化的要素：主要包括价值观、语言符号、信念与信仰、规范、习俗等，其中价值观、信念与信仰、习俗为核心要素。

(2)文化休克：指生活在某一种文化环境中的人初次进入另一种不熟悉的文化环境，因失去自己熟悉的所有社交的符号与手段所产生的思想混乱与心理上的精神紧张综合征。病人刚入院，对医院环境及医护人员不熟悉，对将要接受的检查、治疗很陌生。由于环境陌生、与家人分离、缺乏沟通、日常活动改变、对疾病和治疗的恐惧等，可产生文化休克。

2. 文化的评估

护士可以通过询问“遇到困难时你是如何看待的?”等问题获取有关个体价值观的信息；通过与病人交谈，了解病人对健康与疾病的看法，了解病人生病后的就医过程以及对治疗和疾病的影响的看法，以评估病人的健康信念；还可通过了解病人的饮食习惯与禁忌，生活上是否有某些特殊要求等，评估病人的宗教信仰和习惯；此外，护士应注意结合病人的具体情况评估其有无文化休克的可能。

(三)家庭评估

1. 家庭

家庭是基于姻缘、血缘或收养关系而形成的社会生活基本单位，组成家庭的成员应共同生活，有较密切的经济和情感交往。家庭的主要功能是满足家庭成员和社会的需求，具体包括生物、经济、文化、教育和心理 5 个方面。家庭结构包括家庭人口结构、角色结构、沟通过程和家庭价值观等。家庭资源分为内部资源和外部资源。内部资源包括经济支持、情感支持、信息支持和结构支持；外部资源有社会资源、文化资源、宗教资源、医疗资源等。

2. 家庭评估

通过与病人交流了解病人家庭人员结构、家人之间的关系与相处情况、每个家庭成员在家庭中所承担的角色、家人对家庭成员的健康或疾病的态度等。注意观察有无家庭功能不良的现象：①家庭成员间频繁出现敌对性或伤害性语言；②所有问题均由一个家庭成员回答；③有家庭成员被忽视；④家庭缺乏民主气氛，家规过于严格；⑤家庭成员间缺乏平等和关爱。

（四）环境评估

1. 环境

环境是人类赖以生存或生活的空间，可分为物理环境和社会环境。

（1）物理环境：又称自然环境，是一切存在于机体外环境的物理因素的总和，包括空间、声音、温湿度、采光、通风、气味、整洁度、装潢、布局，以及各种与安全有关的因素，如大气污染、水污染和各种机械性、化学性、放射性、过敏性、医源性损伤因素等。这些环境因素如果超出一定范围可威胁人类健康。

（2）社会环境：社会是一个庞大系统，包括制度、法律、经济、文化、教育、人口、民族、职业、生活方式、社会关系、社会支持等。其中，尤以民族、职业、经济、文化、教育、生活方式、社会关系、社会支持等与健康直接相关，为社会环境评估重点。

2. 环境评估

（1）物理环境评估：通过交谈以及实地观察评估病人的家庭、工作和病房环境中是否存在影响健康和安全的物理因素。

（2）社会环境评估：着重于评估经济、教育、生活方式、社会关系和社会支持。

通过与病人交谈了解其经济来源及收入水平、医疗费用支付情况；病人及其主要家庭成员受教育程度，以及是否具备健康照顾所需的知识与技能。了解病人是否有吸烟、酗酒等不良生活方式及不良饮食习惯。通过交谈与观察，了解病人是否有支持性的社会关系网络，如家庭关系是否稳定、家庭成员是否彼此尊重，与同事、领导的关系如何，家庭成员或同事是否能提供病人所需的支持与帮助，病人在家里、单位上是否有被控制的感觉，甚至感到孤立无援、失望、绝望等。对于住院病人，还应了解病人需要住单间、双人间还是多人间，与病友、医生、护士的关系如何，是否获得及时有效的治疗，是否得到应有的尊重与关怀，各种合理需求是否被及时满足等。

四、社会状况相关护理诊断/问题

1. 角色紊乱　与缺乏有关角色的知识或对角色的自我感知有所改变有关。

2. 健康维持/管理无效　与健康知识缺乏、个人应对无效等有关。

3. 抉择冲突　与遇到两难选择的情景有关。

4. 沟通障碍　与家庭成员间亲近感减弱或家庭成员间没有沟通交流有关；与医院环境

中医务人员使用医学术语过多有关。

5. 社会交往障碍　与社交环境改变有关；与情感上失落、社交孤立及身体隔离有关。

案例分析

从以下几个方面评估病人的社会状况：①病人对生病的态度和看法：通过与病人交谈，了解其对于她自己疾病的看法，如是否存在放大疾病对她的健康和生活的影响等情况。②角色适应不良的表现：询问病人是否感到压力很大，有无疲乏无力、头痛、心悸、焦虑、抑郁等角色适应不良的生理和心理反应。③家庭情况：通过与病人交流了解病人家庭人员结构、家人之间的关系与相处情况、每个家庭成员在家庭中所承担的角色、家人对家庭成员的健康或疾病的态度等。注意观察有无家人之间缺乏关爱等家庭功能不良的现象。

2. 病人目前主要的护理问题是角色紊乱，可能的原因是病人对“病人”这一角色的感知有误，家庭成员对健康与疾病的态度存在偏差或家庭成员之间平时缺少关爱。

【本章小结】

第五章思维导图

【自 测 题】

一、选择题

A1/A2/A3 型题

1. 心理状况评估的目的正确的是(　　)

A. 找出病人的发病原因　　B. 指导制定心理干预计划

C. 动态评估病人病情变化　　D. 发现病人的非语言信息

E. 评估病人的家庭环境

2. 病人角色适应不良不包括(　　)

A. 病人角色冲突　　B. 病人角色缺如

C. 病人角色强化　　D. 病人角色消退

E. 病人角色矛盾

3. 观察法是心理社会评估的重要方法，关于观察法的叙述正确的是(　　)

A. 根据观察对象分为直接观察和间接观察

B. 从病人家属处了解病人信息为控制观察法

C. 观察病人非语言信息主要包括观察声音、动作和外表

D. 非语言表达的信息不一定很多，但也不能忽视

E. 病人语言表达的信息是最准确的信息

4. 以下关于心理社会评估内容的叙述正确的是(　　)

A. 了解病人疾病治疗经过与心理社会评估关系不大

B. 认知水平的评估属于心理状况评估

C. 生活自理能力的评估属于生理功能评估

D. 解决问题能力的评估属于心理功能评估

E. 应激源和应激反应的评估属于社会功能评估

5. 病人，男，60 岁。10 年前肺结核治愈，一周前因咯血就诊，经查病人再次感染结核，住院治疗过程中病人表现为烦躁、脾气大，经常向护士抱怨，一会说光线太强，一会说病房太吵。该病人很有可能是什么表现(　　)

A. 感觉减退　　B. 感觉增强

C. 知觉障碍　　D. 感知综合障碍

E. 意志活动增强

6. 病人，男，40 岁，以"心慌、气短、疲乏"为主诉入院。入院后予以心电图、B 超、肺部 CT、血常规和肝肾功能检查，均未发现明显异常。护士仔细查阅病人的病历资料，属于哪种评估方法(　　)

A. 间接观察　　B. 直接观察

C. 自然观察　　D. 控制观察

E. 医学检查

7. 病人，男，28 岁，患支气管哮喘。经常入睡后发作，病人白天没有精力工作，每到晚上就害怕病情发作，甚至危及生命，惶惶不可终日。该病人最主要的心理反应是(　　)

A. 依赖　　B. 恐惧

C. 悲观　　D. 焦虑

E. 抑郁

8. 病人，男，35 岁。10 月 1 日因胆结石收入院，在院期间饮食、作息、排泄均正常，手术拟于 10 月 18 日进行，10 月 16 日值班护士巡视时发现其晚上入睡困难，夜间常醒来，且多次询问护士做手术会不会痛，手术有无危险，对于该病人目前的情况，正确的护理问题是(　　)

A. 睡眠型态紊乱 与入睡困难，夜间常醒有关

B. 睡眠型态紊乱 与环境的改变有关

C. 睡眠型态紊乱 与护士夜间巡视有关

D. 睡眠型态紊乱 与即将手术，心理负担过重有关

E. 睡眠型态紊乱 与生理功能改变有关

9. 病人，男，35 岁，因胆结石入院，在院期间饮食、作息、排泄均正常，手术前 2 天的晚上，值班护士巡视时发现其晚上入睡困难，夜间常醒来，且多次询问护士做手术会不会痛，是否有危险等，针对病人目前的情况，护士最合适的做法是(　　)

A. 请精神心理科会诊　　B. 请医生给病人开助眠药

C. 请家属陪护　　D. 评估病人对疾病和手术的认知

E. 评估病人家庭支持情况

10. 病人，男，65 岁，农民，小学文化。胃癌术后第 1 天，护士到病人床旁指导其饮食

和活动，病人反复强调伤口疼痛，并显得烦躁，导致难以继续。导致此次交谈困难最可能的原因是病人(　　)

A. 身体衰弱　　B. 年龄大，不能理解护士的指导
C. 情绪烦躁　　D. 护士指导的内容病人已经知晓
E. 伤口疼痛

11. 病人，女，35 岁。因颅脑外伤入住重症监护室，早上医生查房时问病人“现在是什么时候”，病人回答“晚上”。该病人的心理状态为(　　)

A. 智力减退　　B. 思维障碍
C. 记忆障碍　　D. 定向力障碍
E. 感觉障碍

12. 病人，男，50 岁。因上腹部疼痛入院，诊断胃溃疡。入院后病人表现多卧床，个人卫生均需家属在床旁完成，有时家属到病房外面接电话时间稍长一点，病人就焦虑。该病人的表现属于(　　)

A. 自理能力缺陷　　B. 角色适应不良
C. 应激相关障碍　　D. 人际关系受损
E. 处理问题能力下降

13. 病人，女，73 岁，2 年前丈夫病故后，经常独自流泪，近 1 年来常出现当天发生的事、刚说的话和做的事不能记忆，忘记进食或物品放何处，外出找不到家门，失眠，焦躁不安。根据临床表现，护士评估病人最可能发生了(　　)

A. 老年精神病　　B. 抑郁症
C. 大脑慢性缺血改变　　D. 早期阿尔茨海默病
E. 脑肿瘤

14. 病人，女性，20 岁，因心悸不适，容易烦躁、发脾气就诊，确诊甲状腺功能亢进，病人服药 1 周左右后停药，3 个多月后因睡眠障碍、脾气大就诊。为提高该病人治疗的依从性，主要收集病人哪方面的资料(　　)

A. 甲状腺功能情况
B. 病人家庭支持情况
C. 病人对疾病与治疗的认知情况
D. 使用量表测量病人的情绪状态
E. 病人的经济状况

15. 病人，女，78 岁，因发现血糖升高入院，入院后病人精神很紧张，问话不答。通过与家属交流，了解到该病人从小生活在山区，在这之前从没走出过他们的村庄。该病人很有可能是(　　)

A. 角色适应不良　　B. 担心疾病
C. 恐惧死亡　　D. 害怕注射治疗
E. 文化休克

16-18 共用题干

病人，女，48 岁，7 天前诊断为 2 型糖尿病入院，病人自诉入院以来每晚只能睡 2~3 个小时，精神差，食欲下降。

16. 根据题干提供的信息，我们大致推测该病人需要解决的紧急护理问题是什么(　　)

A. 睡眠型态紊乱　　B. 应对无效

C. 情绪调控受损　　D. 悲伤

E. 不依从行为

17. 根据题干提供的信息，我们大致推测该病人需要解决的根本护理问题是什么(　　)

A. 睡眠型态紊乱　　B. 应对无效

C. 情绪调控受损　　D. 悲伤

E. 不依从行为

18. 我们从题干信息就能大致推测出病人需要解决的紧急护理问题和根本护理问题，这属于哪种资料收集方法(　　)

A. 自然观察法　　B. 控制观察法

C. 直接观察法　　D. 间接观察法

E. 病历分析法

19-20 共用题干

病人，女，42 岁，与邻居发生肢体冲突后摔倒，诉右腿疼痛，不能站立，查体：右腿外侧有一 4 cm×6 cm 的皮肤淤青，X 线检查结果正常。

19. 分析病人不能站立的原因，最有可能的是(　　)

A. 疼痛　　B. 皮肤淤青

C. 骨折　　D. 讹诈

E. 应激反应

20. 护士对该病人的评估正确的是(　　)

A. 全面进行心理社会因素的评估

B. 重点评估其平时的人际关系

C. 病人检查结果正常，没必要过多关注

D. 还需进一步检查确定是否有骨折

E. 重点评估其家庭支持情况

二、填空题

1. 病人角色适应不良主要包括＿＿＿＿＿、＿＿＿＿＿、＿＿＿＿＿、＿＿＿＿＿等四种类型。

2. 记忆的基本过程包括＿＿＿＿＿＿＿、＿＿＿＿＿＿＿、＿＿＿＿＿＿＿和＿＿＿＿＿＿＿。

三、简答题

1. 人一般在什么情况下容易发生文化休克？

2. 认知评估的内容主要包括哪几个方面？

(陈琼妮)

第六章 实验室检查

学习目标

知识目标：能叙述血液、尿液、粪便标本的采集方法与注意事项；能列举血液常规检查、肝肾功能、常用生化检查的正常参考值范围及异常的临床意义。

能力目标：能正确采集与处理各种实验室检查标本。

素质目标：愿意站在病人角度考虑并尽力满足其需求。

实验室检查是运用生物、免疫、化学和物理学等实验室技术，对病人的血液、体液、分泌物、排泄物以及组织细胞等标本进行检验，所得到的检查结果可直接或间接地反映机体功能状态或病理变化，在协助疾病诊断、推测疾病预后、制定治疗与护理措施、观察病情与疗效方面具有十分重要的作用，因此，实验室检查是健康评估不可或缺的内容。

第一节 血液检查

案例导入

案例

病人，男，30岁。3天前开始周身不适，不发烧，无咳嗽、咳痰。昨日开始咽痛，自觉发热，今日加重。查体：体温39.5℃，脉搏132次/分，呼吸30次/分，血压120/80 mmHg。实验室检查：RBC 4.80×10^{12}/L，Hb 140 g/L；WBC 12.0×10^{9}/L；PLT 320×10^{9}/L。

思考

1. 该病人实验室检查属于什么标本类型？如何采集？
2. 请分析实验室检查结果。

一、血液标本采集

（一）血液标本种类

(1)全血：抗凝血标本，主要用于对血细胞成分的计数和分类、形态学检查等。

(2)血清：用于临床生化检查和免疫学检查，如肝功能、血清酶、脂类、电解质等。

(3)血浆：用于凝血因子测定和游离血红蛋白以及部分临床生化检查。

（二）血液标本采集方法

(1)皮肤采血法：适用于微量血液检查的项目和婴幼儿血常规检查。一般选择手指指端或耳垂(婴幼儿可选择趾或足跟)，局部有水肿、炎症、发绀或冻疮等病变均不作为穿刺部位；严重烧伤病人应选择皮肤完整处。

(2)静脉采血法：是临床广泛应用的采血方法，能准确反映全身血液的真实情况。可分为普通静脉采血法和负压静脉采血法。一般选择肘正中静脉采血。

(3)动脉采血法：通过采集动脉血做血气分析，观察病人血氧情况，为诊断和治疗提供依据。一般选择桡动脉(最方便)、股动脉、肱动脉。

（三）血液标本采集注意事项

1. 采血前准备

(1)病人准备：采血前护士应告知病人检验的目的、要求及注意事项等。为避免饮食对检测结果的影响，一般要求清晨起床前、空腹时采集，但门诊、急诊或其他特殊原因除外。

(2)核对相关信息：采血前核对医嘱、检验申请单、病人的床号、姓名、住院号、腕带、申请单与采血管信息是否一致。

(3)用物准备：根据检验项目及所需采血量选择采血方式及注射器，注射器和采血针为一次性无菌物品。

2. 采血注意事项

(1)采血时：必须注意严格执行无菌操作，止血带不得束缚太紧、时间太长；严禁在输液、输血的针头处或同侧肢体抽取血标本。

(2)皮肤采血时：可稍加挤压，但切忌用力过大，以免使过多组织液混入血液中；采血要迅速，防止流出的血液发生凝固。静脉采血时，切忌用手挤压，迫使血液流出。

(3)负压静脉采血时：首支采血管有血液流入时松开止血带。每支采血管取下后立即颠倒混匀，不可用力震荡或摇晃，注意手法轻柔，采血管来回颠倒180°为1次。

(4)普通静脉采血时：切忌将针栓往回推，以免注射器内的空气进入血液循环而形成气栓。采血时不宜过度用力回抽，以免血液产生泡沫而造成溶血。同时抽取几个种类的血标本时，应先将血液注入血培养瓶，再注入抗凝管，最后注入干燥试管。采血后将血液沿管壁缓慢注入干燥试管内，勿将泡沫注入，并避免震荡，以防红细胞破裂溶血而直接影响检验结果的准确性。

(5)动脉采血时：应注意动脉血需隔绝空气，用于血气分析的标本采集后先立即封闭针头斜面，目前临床上广泛使用的是“一次性使用人体动脉血样采集器”(图 6-1-1)，采血器中有抗凝剂并配有隔绝空气的黑色小帽，抽完动脉血后及时盖上黑色小帽即可。采血完毕拔针后，用消毒干棉签用力按压采血处 10~15 分钟止血，以防形成血肿。

图 6-1-1　一次性使用人体动脉血样采集器

(6)所有标本应尽快送检。

【护考真题链接】2020 年—A1 型题

病人，男，65 岁。锻炼时突发心前区绞痛，大汗淋漓，呕吐，晕厥，急诊入院。医嘱行血 CPK(肌酸磷酸激酶)检查。采血时的正确操作是(　　)

考点：血标本采集

A. 采血量为 10 mL　　B. 缓慢注入盛有抗凝剂的试管内

C. 采血后必须立即更换无菌针头　　D. 迅速将血液全部注入试管内

E. 采血后避免震荡以防止溶血

【答案解析】CPK 为血清酶，故应采取血清标本。血清标本应注入干燥试管，采取后立即取下针头，将血液沿管壁缓慢注入干燥试管内，勿将泡沫注入，并避免震荡，以防红细胞破裂溶血而直接影响检验结果的准确性(E 对，CDB 错)；血培养时亚急性细菌性心内膜炎病人应取血 10~15 mL，以提高细菌培养阳性率(A 错)。

(四)血液标本的处理与运送

1. 血液标本的处理

(1)采血前采血管：每一根采血管都是唯一的标本容器，使用唯一信息条形码，无法重复获得，应当保持条形码的完整和整洁，与标本一同送检，切勿遗失。

(2)采血后采血管：视所有的标本都有传染性，避免标本与皮肤接触或污染采血管的外部。对“高危”标本(如乙型肝炎、艾滋病病人血液标本等)，要注明标识。

2. 血液标本运送

血液标本的运送有人工运送、轨道传送或气压管道运送等方式，无论采用哪种运送方式，都应注意：

(1)每份血液标本都应在容器外贴唯一标识：标识内容包括病人科别、病室、床号、姓名、住院号、检验目的、送检日期等最基本的信息，应用条形码系统是解决唯一标识最好的方式。

(2)使用专用容器运送：特殊标本使用有特殊标识字样(如剧毒、烈性传染等)的容器密封运送。气压管道运送使用负压采血管，确保试管管盖和橡皮塞牢固。

(3)要尽快送检：以符合检验质量要求和临床诊治需求。若血液标本不能及时转运，或需要将其送到另一机构进行检验时，应按机构要求给予保存和运送。

【知识链接】

成年人静脉血液标本采集最新行业标准

2020 年 3 月 26 日，国家卫健委发布成年人静脉血液标本采集最新行业标准《WS/T 661-2020 静脉血液标本采集指南》，该指南自 2020 年 10 月 1 日起施行，旨在提高静脉血液标本质量，确保医护工作人员及病人安全。

二、血液常规检查

血液常规检查主要是对红细胞、白细胞和血小板等外周血液中细胞成分的数量和质量进行检查。它能在疾病的诊断、治疗效果以及判断药物不良反应等方面提供重要线索，因此，是临床常规的检查项目。

(一)红细胞(RBC)计数

1. 标本采集

非空腹采血，取抗凝静脉血 1 mL 或手工法非抗凝末梢采血 1 滴。

2. 参考值

成年男性：$(4.0\sim5.5)\times10^{12}/L$；成年女性：$(3.5\sim5.0)\times10^{12}/L$；新生儿：$(6.0\sim7.0)\times10^{12}/L$。

3. 临床意义

(1)红细胞增多：指单位容积血液中红细胞数高于参考范围上限。①生理性增多：一般在增多 20%以内，如高原居民、新生儿、剧烈运动等都能引起生理性红细胞增多。②病理性增多：血浆容量减少，如剧烈呕吐、严重腹泻等可引起红细胞容量相对增多；严重的慢性心肺疾病、发绀型先天性心脏病等引起的继发性绝对性增多。常见于阻塞性肺气肿、肺源性心脏病、肾癌等。

(2)红细胞减少：单位容积血液中红细胞数低于参考范围下限。①生理性减低：常见于生理性贫血，如婴幼儿及 15 岁以前的儿童、老年人、妊娠中晚期血浆量明显增多的孕妇。②病理性减少：常见于各种原因导致的贫血。

(二)血红蛋白(Hb)测定

1. 标本采集

非空腹采血，取抗凝静脉血 1 mL 或手工法非抗凝末梢采血 1 滴。

2. 参考值

成年男性：120~160 g/L；成年女性：110~150 g/L；新生儿：170~200 g/L。

3. 临床意义

血红蛋白测定的临床意义和红细胞测定相同，但是判定贫血程度优于红细胞测定。根据血红蛋白浓度可将贫血分为 4 度。轻度贫血：Hb<120 g/L(女性 Hb<110 g/L)；中度贫血：Hb<90 g/L；重度贫血：Hb<60 g/L；极重度贫血：Hb<30 g/L。红细胞和血红蛋白减少的程度不一致时，同时测红细胞和血红蛋白，对诊断更有意义。

(三)网织红细胞计数(Ret)

1. 标本采集

非空腹采血。网织红细胞计数仪法或血液分析仪法采用乙二胺四乙酸(EDTA)抗凝全血或末梢采血；手工法采用末梢采血。

2. 参考值

百分数0.005~0.015；绝对数(24~84)×10^9/L。

3. 临床意义

网织红细胞增减可反映红细胞增生的情况，直接反映骨髓的造血功能。

(1)网织红细胞增多：表示骨髓红细胞系增生旺盛。常见于急性失血、溶血性贫血等。缺铁性贫血或巨幼细胞贫血有效治疗3~5天后可见网织红细胞增多，网织红细胞可作为贫血病人疗效观察的指标。

(2)网织红细胞减少：表示骨髓造血功能降低，常见于再生障碍性贫血或骨髓病性贫血。

(四)红细胞沉降率(ESR，简称血沉)测定

1. 标本采集

空腹静脉血1.6 mL，以3.8%枸橼酸钠溶液0.4 mL抗凝，混匀(魏氏法)。

2. 参考值

魏氏法成年男性0~15 mm/h末，成年女性0~20 mm/h末。

3. 临床意义

(1)生理性增快：见于儿童、老年人、妇女月经期或妊娠3个月以上。

(2)病理性增快见于：①各种急性炎症性疾病：临床上常用血沉来观察结核病及风湿热有无活动表现；②组织损伤及坏死：较大的组织损伤、手术创伤或脏器梗死均可引起血沉增快；③恶性肿瘤血沉加快，良性肿瘤血沉多正常；④血浆球蛋白增高的疾病，如慢性肾炎、肝硬化、系统性红斑狼疮等。血沉减慢意义较小。

(五)白细胞(WBC)计数与白细胞分类计数

1. 标本采集

非空腹采血，取抗凝静脉血1 mL或手工法非抗凝末梢采血1滴。

2. 参考值

白细胞计数：成人(4.0~10.0)×10^9/L；儿童(5.0~12.0)×10^9/L；婴儿(11~12)×10^9/L；新生儿(15.0~20.0)×10^9/L。白细胞分类计数见表6-1-2。

表6-1-2　白细胞分类计数正常参考值

白细胞分类	参考值(%)	绝对值(×10^9/L)
中性杆状核粒细胞(st)	1~5	0.04~0.05
中性分叶核粒细胞(sg)	50~70	2~7

续表 6-1-2

白细胞分类	参考值(%)	绝对值($\times10^9$/L)
嗜酸性粒细胞(E)	0.5~5	0.02~0.5
嗜碱性粒细胞(B)	0~1	0~0.1
淋巴细胞(L)	20~40	0.8~4
单核细胞(M)	3~8	0.12~0.8

3. 临床意义

白细胞通过不同方式，不同机制消灭病原体，清除过敏原和参加免疫反应。白细胞计数和分类计数有助于诊断感染、肿瘤、过敏或免疫抑制状态等。

(1)中性粒细胞(N)：①中性粒细胞增多。生理性增多见于新生儿、妊娠、分娩、情绪激动等，多为一过性。病理性增多见于急性感染尤其是急性化脓性感染、严重的组织损伤或大量血细胞破坏、急性大出血、急性化学物质或药物中毒及恶性肿瘤；②中性粒细胞减少，常见于某些感染性疾病、某些血液病、理化因素损伤、化学药物、自身免疫性疾病等均可引起中性粒细胞减少；③中性粒细胞的核象变化：核左移，常见于各种病原体所致的感染，特别是急性化脓性感染；核右移，常见于巨幼细胞贫血、造血功能障碍、感染恢复期。

(2)嗜酸性粒细胞(E)：嗜酸性粒细胞增多见于过敏性疾病，也可见于寄生虫病、皮肤病等；嗜酸性粒细胞减少见于伤寒、副伤寒初期，大手术或长期应用肾上腺皮质激素后。

(3)嗜碱性粒细胞(B)：嗜碱性粒细胞增多见于过敏性疾病、血液病(如慢性粒细胞白血病)和恶性肿瘤等。嗜碱性粒细胞减少无临床意义。

(4)淋巴细胞(L)：①淋巴细胞增多，生理性增多见于出生后4~6天的新生儿至6~7岁的儿童；病理性增多见于病毒感染性疾病、血液病、肿瘤等。②淋巴细胞减少，见于应用肾上腺皮质激素、抗肿瘤药，放射性损伤，免疫缺陷病等。

(5)单核细胞(M)：单核细胞生理性增多见于婴幼儿及儿童，病理性增多见于某些感染及血液病等；单核细胞减少一般无临床意义。

(六)血小板检查(PLT)

1. 标本采集

非空腹采血，取抗凝静脉血 1 mL 或手工法非抗凝末梢采血 1 滴。

2. 参考值

(100~300)$\times10^9$/L。

3. 临床意义

(1)血小板减少：当血小板计数为(20~50)$\times10^9$/L 时，可有轻度出血或手术后出血；低于 20×10^9/L，可有较严重出血；低于 5×10^9/L 时，可导致严重出血。可见于：①血小板生成障碍，如急性白血病、再生障碍性贫血等；②血小板破坏或消耗过多，如脾功能亢进、系统性红斑狼疮等；③血小板分布异常，脾大、肝硬化、输入大量库存血等。

(2)血小板增多：超过 400×10^9/L 可见于①骨髓增生性疾病和恶性肿瘤，如慢性粒细胞白血病、淋巴瘤、结肠癌等；②反应性增多，如急性大出血、急性化脓性感染、脾切除手术后。

三、止血与凝血功能检查

止血、凝血检查是最常用的检验项目之一。

(一)血浆凝血酶原时间(PPT)

指在缺乏血小板的血浆中加入过量的组织因子后，凝血酶原转化为凝血酶，导致血浆凝固所需的时间。

1. 标本采集

静脉血 2 mL，以 3.8%枸橼酸钠溶液抗凝，充分混匀。

2. 参考值

PPT 平均值为(12±1)秒，病人检测结果超过正常对照 3 秒以上才有意义。

3. 临床意义

(1)凝血酶原时间延长：常见于先天性凝血因子缺乏，如血友病、严重肝病、血液中存在抗凝物质等。

(2)凝血酶原时间缩短：常见于血液高凝状态，血栓前状态或血栓性疾病，如 DIC 高凝期、心脑血管疾病。

(二)出血时间(BT)

1. 标本采集

指人工将皮肤毛细血管刺破后，血液自然流出至自然停止所需的时间。测定出血时间是判断凝血功能的重要监测指标。

2. 参考值

Duke 法：1~3 分钟，>4 分钟为异常；Ivy 法：2~6 分钟，>7 分钟为异常。

3. 临床意义

(1)出血时间延长：常见于①血小板数量减少：如特发性或继发性血小板减少性紫癜；②血小板功能异常：如巨大血小板综合征、血小板无力症等；③血管壁异常：如遗传性出血性毛细血管扩张症、过敏性紫癜等；④凝血因子缺乏或功能异常：如血友病、DIC 等。⑤药物影响：如服用阿司匹林、双嘧达莫等。

(2)出血时间缩短：常见于某些严重的血栓前状态及血栓形成性疾病，如心肌梗死、脑血管病等。

(三)凝血酶时间(TT)

TT 是反映血浆纤维蛋白原转变为纤维蛋白的筛检指标，是外源凝血系统较为灵敏和最为常用的筛选指标。

1. 标本采集

静脉血 2 mL，以 3.8%枸橼酸钠溶液抗凝，充分混匀。

2. 参考值

16~18 秒，超过正常对照值 3 秒为异常。

3. 临床意义

(1)凝血酶时间延长：常见于①低(无)纤维蛋白原血症和异常纤维蛋白原血症，其中更多见于获得性低纤维蛋白原血症；②肝素或类肝素抗凝物质，如肝素治疗、肿瘤和 SLE 等；③原发性或继发性纤溶亢进时（如 DIC），由于纤维蛋白降解产物（FDP）增多对凝血酶有抑制作用，可导致 TT 延长。

（2）凝血酶时间缩短：一般无临床意义。

四、血液生化检查

（一）血糖相关检查

1. 空腹血糖测定

空腹血糖（FBG）测定指至少 8 小时内不摄入含热量食物后测定的血浆葡萄糖浓度，是目前诊断糖尿病的主要依据，也是判断糖尿病病情和控制程度的主要指标。

（1）标本采集：监测空腹血糖有两种方法。①静脉血采集：采血前 12～14 小时内禁止进食、吸烟，停用胰岛素和降血糖药物，避免精神紧张和剧烈运动等；②便携式血糖仪：采用毛细血管全血标本测定。

（2）参考值：酶法 3.9～6.1 mmol/L。

（3）临床意义：①空腹血糖增高而又未达到诊断糖尿病标准时，称为空腹血糖过高；超过 7.0 mmol/L 时称为高血糖症。②当空腹血糖水平超过 9 mmol/L（肾糖阈值）时出现尿糖阳性。③空腹血糖降低：空腹血糖低于 3.9 mmol/L 为空腹血糖降低；空腹血糖低于 2.8 mmol/L 时称为低血糖症。

2. 餐后 2 小时血糖

（1）标本采集：监测餐后 2 小时血糖有两种方法。①口服 75 g 无水葡萄糖后做葡萄糖耐量试验；②吃 100 g 面粉制成的馒头或方便面（含糖量相当于 75 g 无水葡萄糖，也叫馒头餐试验），从吃第一口饭的时间开始计算，然后测量 2 小时后的血糖值。

（2）参考值：餐后 2 小时血糖<7.8 mmol/L。

（3）临床意义：①反映胰岛 B 细胞的储备功能；②协助控制餐后血糖，对于老年糖尿病病人或并发症较重者，餐后 2 小时血糖可适当放宽至 7.8～11.1 mmol/L；③餐后 2 小时血糖能较好地反映进食量及使用的降糖药是否合适，这是仅查空腹血糖所不能替代的。

3. 口服葡萄糖耐量试验（OGTT）

（1）标本采集：WHO 推荐的标准化 OGTT 试验前 3 天，受试者每日食物中含糖量不低于 150 g，同时停服所有影响试验的药物，可维持正常的活动。受试前晚餐后禁食 10～16 小时，试验日于清晨采集空腹血糖标本后，将 75 g 葡萄糖溶于 250 mL 水中饮完，每隔 30 分钟采血一次，共 4 次，历时 2 小时。采血的同时留取尿标本，分别测定血糖和尿糖浓度。采血时取坐位，整个试验过程不能吸烟、饮茶或咖啡，根据血糖水平绘制糖耐量曲线。

（2）参考值：空腹血糖<6.11 mmol/L；服糖后 30 分钟至 1 小时血糖达峰值，峰值<11.1 mmol/L（一般为 7.8～9.0 mmol/L）；2 小时血糖<7.8 mmol/L，3 小时应恢复至空腹血糖水平。各检测时间点尿糖均为阴性。

（3）临床意义：糖耐量降低指空腹血糖<7.0 mmol/L，服糖后 2 h 血糖 7.8～11.1 mmol/L 者；或血糖到达高峰时间延至 1 h 后，血糖恢复正常时间延至 2～3 h 后，且尿糖阳性者。糖耐量降低见于 2 型糖尿病、甲状腺功能亢进症、肥胖病等。

(二)血脂与脂蛋白检查

血液中所有脂质总称为血脂，包括总胆固醇(TC)、甘油三酯(TG)、磷脂(PL)、游离脂肪酸(FFA)。根据其分子大小和密度又将脂蛋白分为低密度脂蛋白(LDL)和高密度脂蛋白(HDL)等。

1. 血脂测定(TC，TG)

(1)标本采集：素食或低脂饮食 3 天后，空腹采静脉血。采血过程中止血带结扎时间不可过长，防止标本溶血。采血前 24 小时内禁酒、避免剧烈运动。

(2)参考值：TC<5.20 mmol/L；TG 0.56~1.70 mmol/L 。

(3)临床意义：①血清血脂升高受年龄、家族、性别、遗传、饮食、精神等多种因素影响。男性高于女性，脑力劳动者高于体力劳动者。②病理性升高：患冠心病的危险性增加，常见于高脂血症、糖尿病、肾病综合征、甲状腺功能减退等。③病理性降低，常见于甲状腺功能亢进、癌症晚期等。

2. 高密度脂蛋白测定(HDL)

HDL 是血清中颗粒密度最大的一组脂蛋白，其蛋白质和脂质各占 50%。

(1)标本采集：同血脂测定。

(2)参考值：1.04~1.56 mmol/L。

(3)临床意义：①HDL 增高。对防止动脉粥样硬化、预防冠心病的发生有重要作用，HDL 可用于评价发生冠心病的危险性，增高可见于慢性肝炎、原发性胆汁性胆管炎等。②HDL 减低。常见于动脉粥样硬化、急性感染、糖尿病、肾病综合征以及应用雄激素、β-受体阻滞剂等药物。

3. 低密度脂蛋白测定(LDL)

是富含胆固醇(CHO)的脂蛋白，是动脉粥样硬化的危险性因素之一。

(1)标本采集：同血脂测定。

(2)参考值：≤3.4 mmol/L。

(3)临床意义：①LDL 增高。LDL 增高可用于判断发生冠心病的危险性；遗传性高脂蛋白血症、甲状腺功能减退症、肾病综合征、胆汁淤积性黄疸、肥胖症以及应用雄激素、β-受体阻滞剂、糖皮质激素等 LDL 也增高。②LDL 减低。常见于无 β-脂蛋白血症、甲状腺功能亢进症、吸收不良、肝硬化以及低脂饮食和运动等。

(三)血清电解质测定

1. 参考值

血清钠 135~145 mmol/L；血清钾 3.5~5.5 mmol/L；血清氯 95~105 mmol/L；血清总钙 2.25~2.58 mmol/L，离子钙 1.10~1.34 mmol/L；血清无机磷 0.97~1.61 mmol/L。

2. 临床意义

(1)血清钾测定：①血清钾降低，常见原因有摄入不足、排出增多、肾小管功能障碍、长期应用肾上腺皮质激素、钾向细胞内转移等；②血清钾增高，常见原因有钾摄入过多、钾排泄障碍、细胞内钾离子外移。

(2)血清钠测定：①血清钠降低，常见于丢失过多、摄入不足、慢性消耗性疾病、细胞外液稀释；②血清钠增高，常见于水分摄入不足、水分丢失过多、钠摄入过多、内分泌病变。

(3)血清氯测定：①血清氯降低，常由丢失过多或摄入不足所致；②血清氯增高，常由排泄减少、摄入过多、血液浓缩、低蛋白血症或代偿性增高所致。

(4)血清钙测定：①血清钙降低，常见原因有钙吸收减弱、长期低钙饮食、维生素D缺乏、慢性肾衰竭、坏死性胰腺炎或妊娠等；②血清钙增高，常见原因有原发性甲状旁腺功能亢进症、急性白血病、急性肾衰竭、大量应用维生素D或静脉输入钙过多。

(四)心肌酶检测

心肌酶是位于心肌细胞内多种酶的总称。心肌损伤和坏死时，心肌细胞内酶类物质会释放到血液中，导致血液中心肌酶水平增高。心肌酶升高可作为心肌损伤的标志。

1. 血清肌酸激酶(CK)及同工酶

(1)标本采集：同血脂测定。

(2)参考值：CK男性50~310 U/L，女性40~200 U/L。

(3)临床意义：CK主要用于心肌梗死诊断，尤其是混合型同工酶(CK-MB)升高是诊断心肌梗死最特异、敏感的指标，急性心肌梗死发生3~8 h开始升高，10~36 h达到高峰，3~4天恢复正常。

2. 血清乳酸脱氢酶(LD)及同工酶

广泛存在于人体组织中，以心肌、骨骼肌和肾脏含量最丰富，其次存在于肝、脾、胰、肺和肿瘤组织。

(1)标本采集：同血脂测定。

(2)参考值：LD总酶109~245 U/L(37℃，以乳酸为底物)；LD同工酶比例：LD2>LD1> LD3>LD4>LD5。

(3)临床意义：①血清LD总酶活性测定：主要用于急性心肌梗死(AMI)的辅助诊断。②血清LD同工酶测定的意义：通常在发病后12~24小时有50% AMI病人，48小时有80%的AMI病人LD1、LD2明显增高。当AMI病人的LD1/LD2倒置且伴有LD5增高时，提示病人心衰并伴有肝脏淤血或肝功能衰竭。③心肌炎、巨幼细胞贫血和溶血性贫血病人，可出现LD1>LD2的情况。④肝脏疾病。⑤肿瘤。⑥骨骼肌疾病。

(五)血清淀粉酶(AMY)

胰液中的蛋白酶原无活性，不会损伤胰腺自身，但在急性胰腺炎时，胰液中胰蛋白酶和磷脂酶被激活，可致胰腺组织被消化性破坏。同时，胰液中的酶进入血液循环，导致血液中酶活性升高。

(1)标本采集：同血脂测定。

(2)参考值：酶偶联法，血清淀粉酶≤220 U/L(37℃)。

(3)临床意义：血清AMY是诊断急性胰腺炎最可靠的指标之一，在发病后6~12小时活性开始升高，12~72小时达峰值，3~5天后恢复正常。超过500 U/L即有诊断价值。

案例分析

1. 该病人实验室检查属于血液常规检查。非空腹采血，取抗凝静脉血 1 mL 或手工法非抗凝末梢采血 1 滴。

2. 实验室检查结果分析：①RBC 的所有检查及血小板计数均正常。②WBC 的所有检查都符合急性化脓性感染。WBC 计数增高（12.0×10^9/L）；中性粒细胞（N）增高达 0.80（Sg 0.72，St 0.08）；中性粒细胞有核左移（St 0.08>5%）。中性粒细胞病理性增多见于急性感染，尤其是急性化脓性感染。中性粒细胞的核象变化核左移，常见于各种病原体所致的感染，特别是急性化脓性感染；明显核左移伴白细胞增高，提示感染严重。

第二节　尿液检查

案例导入

案例

病人，女，66 岁。门诊就诊，自述 5 天前劳累后出现排尿时烧灼样痛，伴尿急、尿频，10 次/天，无肉眼血尿。既往体健，否认传染病接触史。查体：T 36.2℃，P 92 次/分，R 12 次/分，BP 130/80 mmHg。腹平软，肝脾肋下未触及，双肾区叩击痛阴性，双下肢无水肿。实验室检查：尿常规，淡黄色，稍浑浊，RBC 3~5 个/HP，WBC 10~21 个/HP。

思考

1. 该病人应采集哪种类型的尿液标本？如何采集？
2. 请分析实验室检查结果。

一、标本采集

（一）尿液标本的类型

1. 晨尿

晨尿为清晨起床后的第一次尿液，一般留取 2~10 mL 的中段尿即可，尿液在膀胱内潴留时间较长，发生浓缩、酸化，有形成分、化学成分浓度高，适用于有形成分、化学成分和早孕检查。

2. 随机尿

随机尿为可随时采集的尿液标本，其采集方便，标本易得，但影响因素多，适合于门诊、急诊。

3. 餐后尿

餐后尿指餐后（通常在午餐后）2 小时的尿液标本，主要用于检查病理性尿蛋白、尿糖和尿胆原等。

4. 清洁中段尿

清洁中段尿是指清洗外阴后，不间断排尿，弃去前、后时段的尿液，无菌容器采集的中间时段的尿液，可用于进行尿微生物培养。

5. 计时尿

计时开始前嘱病人排空膀胱，收集此后一定时间内的产生的所有尿液即计时尿。常用的有：

(1)3 小时尿：一般采集上午 6~9 时时段内的尿液标本，适用于尿液有形成分排泄率检查，如白细胞排泄率等。

(2)12 小时尿：晚 8 时排空膀胱并弃去此次尿液，采集至次日晨 8 时最后一次排出的全部尿液，用于尿有形成分计数，但其检查结果变化较大，已较少应用。

(3)24 小时尿：晨 8 时排空膀胱并弃去此次尿液，采集此后直至次日晨 8 时的全部尿液，用于尿液化学成分定量检查。

(二)尿液标本的采集与保存

1. 采集要求

病人务必用肥皂洗手、清洁尿道口及其周围皮肤留取，应避免粪便、精液、阴道分泌物、月经血和消毒液等污染标本。

2. 采集容器

尿液一般检查标本应留取于清洁、干燥的容器，必要时加盖，做尿细菌培养时应使用无菌容器。

3. 特殊人群采集

不能配合的婴幼儿等特殊人群先消毒会阴部后，将塑料采集袋黏附于尿道外口收集，避免粪便混入尿液。

4. 送检时间

尿液一般检查的标本，夏天不超过 1 小时，冬天不超过 2 小时完成采集后送到检验室。

5. 化学防腐

(1)甲醛：适于细胞及管型的保存(按每升尿液 40% 甲醛 5~10 mL 计算)。

(2)甲苯或二甲苯(按每升尿液 5 mL 计算)：在尿液表面形成一薄膜层，阻止标本与空气接触，适用于尿肌酐、尿糖、尿蛋白、丙酮、乙酰乙酸检测的标本。

(3)盐酸(按每升尿液 10 mL 计算)：用于尿 17-羟或 17-酮类固醇、肾上腺素或去甲肾上腺素、儿茶酚胺、香草扁桃酸、丙酮等化学成分定量检测的标本。

(4)Na_2CO_3：用于卟啉检查的标本。

(5)冰乙酸：用于醛固酮及 5-羟色胺测定的标本。

二、一般性状检查

(一)尿量

尿量(urine volume)是指 24 小时内人体排出体外尿液的总量。

1. 参考值

正常成人 1000~2000 mL/24 h，平均为 1500 mL/24 h。儿童按千克体重计算排尿量。

2. 临床意义

（1）多尿：成人24小时尿量大于2500 mL，儿童24小时尿量大于3000 mL称为多尿：①生理性多尿：如饮水过多、食用水分多的食物、静脉输液、精神紧张和癔症等，也可见于服用咖啡因、利尿剂等药物的病人；②病理性多尿：可见于糖尿病、尿崩症等内分泌疾病以及肾脏疾病等病人；③少尿与无尿：成人尿量<400 mL/24 h或<17 mL/h；学龄前儿童尿量<300 mL/24 h；婴幼儿尿量<200 m/24 h，称为少尿。成人<100 mL/24 h，小儿<30~50 mL/24 h，称为无尿。

【护考真题链接】2021-A1型题

考点：尿量判断
护考真题链接

下列关于尿量描述错误是

A. 正常成人24小时尿量为1000~2000 mL

B. 24小时尿量少于400 mL称为少尿

C. 夜尿持续大于500 mL称为夜尿增多

D. 24小时尿量少于100 mL称为无尿

E. 24小时尿量大于2500 mL称为多尿

【答案解析】夜尿增多指夜间尿量超过白天尿量，或夜间尿量持续增多至超过750 mL，且尿比重低而固定，提示肾小管浓缩功能减退（C错，为本题正确答案）；正常成人24小时的尿量为1000~2000 mL（A对）；少尿指每天尿量少于400 mL或每小时尿量少于17 mL（B对）；无尿指每天尿量少于100 mL或12小时无尿液排出（D对）；多尿指每天尿量超过2500 mL（E对）。

（二）尿液外观

1. 参考值

健康人的尿液肉眼观察多呈淡黄色或清黄色。

2. 临床意义

（1）红色：①血尿，最常见，尿液内含有一定量的红细胞时称为血尿。1000 mL尿液中含有1 mL以上血液，尿液外观呈红色，称为肉眼血尿；镜检时每高倍镜视野红细胞平均>3个，称为镜下血尿。排除女性月经血的污染。②血红蛋白尿：尿色呈浓茶色或酱油色，隐血试验阳性。③肌红蛋白尿：尿液呈粉红色或暗红色。正常人剧烈运动后也可偶见肌红蛋白尿。

（2）深黄色：最常见于胆红素尿，尿液呈深黄色或褐色，尿液震荡后的泡沫呈黄色，不易消失，服用药物也可使尿呈黄色，如维生素B_2、大黄、核黄素等。

（3）白色：乳糜尿、脓尿、结晶尿。主要是由尿液含有高浓度的盐类结晶所致，以磷酸盐或碳酸盐最常见，其在碱性或中性尿液中呈灰白色浑浊。

（三）尿比重

1. 参考值

成年人1.015~1.025。

2. 临床意义

(1)高比重尿：①尿少、比重增高：见于急性肾炎、肝脏疾病、心力衰竭、周围循环衰竭、高热、脱水或大量排汗等；②尿多、比重增高：常见于糖尿病、使用放射造影剂等。

(2)低比重尿：常见于大量饮水、慢性肾小球肾炎、肾小管间质性疾病、慢性肾衰竭、尿崩症等。尿比重固定于1.010±0.003，提示肾脏浓缩稀释功能丧失。

(四)酸碱度(pH)

1. 参考值

晨尿pH为5.5~6.5；随机尿可波动在4.6~8.0。

2. 临床意义

(1)生理性变化：尿液pH受食物、生理活动和药物等因素影响。例如，食用肉类或高蛋白食物可导致尿pH降低，而食用蔬菜或水果则使尿pH升高。剧烈运动、应激、饥饿或出汗也会降低尿pH 。

(2)病理性变化：①尿pH降低：见于代谢性酸中毒、发热、慢性肾小球肾炎、糖尿病、低钾血症、痛风、白血病、呼吸性酸中毒(因CO_2潴留)；②尿pH升高：见于碱中毒、尿潴留、膀胱炎、肾小管性酸中毒及应用利尿剂等。

三、化学检查

(一)尿蛋白检测

1. 参考值

定性：阴性。定量：0~80 mg/24 h。

2. 临床意义

当蛋白质浓度大于100 mg/L或150 mg/24 h尿液，蛋白质定性检查呈阳性的尿液，称为蛋白尿。

(1)生理性蛋白尿：①功能性蛋白尿。多见于青少年，尿蛋白定性不超过(+)，定量不超过500 mg/24 h。②体位性蛋白尿。又称为直立性蛋白尿，此种蛋白尿多发生于瘦高体型的青少年。

(2)病理性蛋白尿：①肾小球性蛋白尿，是最常见的蛋白尿；②肾小管性蛋白尿；③混合性蛋白尿；④溢出性蛋白尿，溢出性蛋白尿多为(+)~(++)，常见于多发性骨髓瘤等。

(二)尿糖

1. 参考值

正常人尿中可有微量葡萄糖，葡萄糖含量<2.8 mmol/24 h。普通方法检测为阴性。

2. 临床意义

(1)血糖增高性糖尿：①代谢性糖尿：由于内分泌激素分泌失常，糖代谢发生紊乱，典型的代谢性疾病是糖尿病；②内分泌性糖尿：甲状腺功能亢进，餐后血糖增高，餐后尿糖阳性，空腹血糖、餐后2小时血糖正常等。

(2)血糖正常性糖尿：又称肾性糖尿，见于慢性肾小球肾炎、肾病综合征、间质性肾炎、新生儿糖尿或家族性糖尿等。

(3)暂时性糖尿：生理性糖尿，应激性糖尿。

(4)其他糖尿：如哺乳期妇女的乳糖尿、肝功能不全者的果糖尿和(或)半乳糖尿，以及大量进食水果后的果糖尿、戊糖尿等。

(5)假性糖尿：尿液中含有的某些还原性物质，可使尿糖定性检查出现假阳性反应。

(三)尿酮体

酮体包括丙酮、β-羟丁酸和乙酰乙酸，三者是体内脂肪代谢的中间产物。

1. 临床意义

(1)糖尿病性酮尿：糖尿病出现酮血症或酮症酸中毒。

(2)非糖尿病性酮尿：如感染性疾病、发热、剧烈运动、严重腹泻、呕吐、长期饥饿、禁食或全身麻醉后等糖代谢障碍而出现酮尿。

(3)中毒：如氯仿、乙醚麻醉后和磷中毒等。

(4)服用降糖药：由于药物抑制细胞呼吸的作用，出现酮尿。

四、显微镜检查

显微镜检查主要是对尿液有形成分等的检查。

(一)红细胞

1. 参考值

玻片法<3 个/HP。

2. 临床意义

玻片法红细胞>3 个/HP，见于急、慢性肾小球肾炎、肾盂肾炎、泌尿系感染、泌尿系结石、肾结核、多囊肾、肾外伤等；还可见于其他系统疾病，如出血性疾病等。

(二)白细胞

1. 参考值

玻片法<5 个/HP。

2. 临床意义

尿液中白细胞增多主要见于泌尿系统感染，如急性肾盂肾炎、膀胱炎、尿道炎等，也可见于各种肾脏疾病、肾移植后。若尿中含大量白细胞，称为肉眼脓尿。

(三)尿液管型

管型是尿液中蛋白质和细胞等在肾小管、集合管内凝固而形成的圆柱体。常见管型的特征及临床意义如下。

1. 透明管型

正常成人浓缩尿中偶尔可见透明管型。剧烈运动、发热、麻醉、心功能不全时，尿中可出现透明管型。急、慢性肾小球肾炎、肾病综合征、肾盂肾炎、肾淤血等时尿中透明管型可增多。

2. 细胞管型

细胞管型为含有细胞成分的管型，按细胞类别可分为：

(1)红细胞管型：提示肾单位内有出血，见于急性肾小球肾炎、慢性肾炎急性发作、急性肾小管坏死、肾出血、肾移植术后排异反应、狼疮性肾炎等。

(2)白细胞管型：提示肾实质有活动性感染，见于急性肾盂肾炎、间质性肾炎等。

(3)肾上皮细胞管型：提示肾小管病变，见于急性肾小管坏死及重金属、化学物质、药物中毒等；混合管型(同时含有上皮细胞、红细胞、白细胞及颗粒物)可见于各种肾小球疾病。

3. 颗粒管型

根据颗粒的大小分为粗、细颗粒管型。见于肾实质性病变，如急、慢性肾小球肾炎及肾盂肾炎，药物中毒损伤肾小管及肾移植术发生急性排异反应时亦可见。

4. 脂肪管型

脂肪管型为肾小管损伤后上皮细胞脂肪变性所致，见于慢性肾炎，尤多见于肾病综合征。

5. 蜡样管型

尿中出现蜡样管型多提示有严重的肾小管变性坏死，预后不良，见于肾小球肾炎晚期、肾衰竭等。

6. 肾功能不全管型

肾功能不全管型又称宽大管型，急性肾功能不全多尿期可大量出现，随着肾功能改善而逐渐减少或消失。慢性肾衰竭病人出现此管型提示预后不良。

五、细菌学检查

(一)显微镜检查

1. 细菌

健康人新鲜尿液中无细菌存在和生长，当标本采集过程中尿液被污染时，可检出少量细菌，无临床意义。如按无菌要求采集的尿液标本，见到较多量的细菌，同时见到大量白细胞和上皮细胞及红细胞，多提示尿路感染。

2. 真菌

多为白假丝酵母菌，常见于糖尿病病人、女性尿液或碱性尿液。

(二)细菌培养

尿液细菌培养主要适用于检查肾盂、输尿管、前列腺、膀胱与尿道的感染。为确保细菌培养结果的准确性，正确采集尿液标本至关重要。最常用的方法是中段尿收集法及无菌导尿法。

案例分析

1. 该门诊病人应采集随机尿、清洁中段尿。随机尿采集方便，标本易得，但影响因素多，适合于门诊、急诊。清洁中段尿采集是指清洗外阴后，不间断排尿，弃去前、后时段的尿液，以无菌容器采集中间时段的尿液。

2. 该病人尿液检查 RBC 3~5 个/HP，大于正常值，见于急、慢性肾小球肾炎、肾盂肾炎、泌尿系感染、泌尿系结石、肾结核、多囊肾、肾外伤等；还可见于其他系统疾病，如出血性疾病等。该病人尿液检查 WBC 10~21 个/HP，尿液中白细胞增多主要见于泌尿系统感染如急性肾盂肾炎、膀胱炎、尿道炎等，也可见于各种肾脏疾病、肾移植后。若尿中含大量白细胞，称为肉眼脓尿。

第三节　粪便检查

案例导入

案例

病人，男，46 岁，因腹胀、腹痛 10 天就诊，追问病史，诉近 2 日内出现解黑便，每日 1~2 次，成形，无特殊气味。粪便隐血试验阳性。

思考

1. 该病人做粪便隐血试验前应注意什么？
2. 粪便隐血试验阳性的意义是什么？

一、标本采集

（一）粪便标本采集方法和要求

1. 常规检查标本

常规检查包括颜色和显微镜检查，应采集新鲜标本，选择含有异常成分的不同部位的粪便，如含黏液或脓血等病理成分的部分；外观颜色无异常的粪便则必须从其表面、深处及末端等多处采集。一般采集 3~5 g 粪便，无污染，及时送检。

2. 寄生虫检查

标本送检时间不宜超过 24 小时，原虫和某些蠕虫有周期性排卵现象，未发现寄生虫或虫卵时，应连续送检 3 天，以免漏诊。

3. 隐血试验

做粪便隐血试验，病人应禁食肉类、动物血和某些蔬菜 3 天，并禁食肉类、动物血、铁剂或维生素 C 等，否则易出现假阳性。

4. 特殊检查

检查蛲虫卵须用透明薄膜拭子或玻璃纸拭子于深夜 12 时或清晨排便前，自肛门周围皱襞处拭取粪便，立即送检；检查痢疾阿米巴滋养体应于排便后立即自脓血和稀软部分取样，寒冷季节标本送检需保温，以免滋养体因失去活动力而难以检出；孵化血吸虫毛蚴时至少留取 30 g 粪便且需尽快处理。找寄生虫虫体及作虫卵计数时应采集 24 小时粪便混匀后检查。

【护考真题链接】2022 年-A2 型题

考点：粪便标本采集护考真题链接

病人，男，27 岁，按医嘱服用驱虫药后，需留便标本检查寄生虫，护士告知病人留取粪便的正确方法是

A. 留取全部粪便　　B. 取不同部位粪便

C. 取边缘部位粪便　　D. 取前段粪便少许

E. 取带血或黏液部分粪便

【答案解析】病人服用驱虫药或做血吸虫孵化检查，应留取全部粪便(A 对，CD 错)；不同寄生虫粪便的留取方法：①检查寄生虫：用检便匙在粪便不同的部位采集带血或黏液部分(BE 错)；②检查蛲虫：嘱病人在晚上睡觉前或早晨起床前，将透明胶带贴在肛门周围；取下透明胶带，将粘有虫卵的一面贴在载玻片上，或相互对合；③检查阿米巴原虫：采集标本前，应先将便盆加温，再嘱病人排便，并连同便盆一起立即送检，以保持阿米巴原虫的活动状态。

(二)一般性状检查

1. 粪便量

健康人粪便量与进食食物种类、食量及消化器官的功能状态有关。一般健康成人排便频率可隔天 1 次至每天 2 次，多数为每天 1 次，每次排便量为 100~250 g。当胃肠道、胰腺有炎症或功能紊乱时粪便量和排便次数均有不同程度的改变。

2. 颜色与性状

正常成人粪便为黄褐色圆柱形软便，婴儿呈黄色或金黄色糊状便。病理情况下可见如下改变：

(1)黏液便：见于各类肠炎、细菌性痢疾、阿米巴痢疾等。

(2)胶冻状便：见于肠易激综合征、慢性细菌性痢疾。

(3)脓性及脓血便：阿米巴痢疾呈暗红色稀果酱样；细菌性痢疾、溃疡性结肠炎则以黏液及脓血为主。

(4)鲜血便：见于直肠息肉、直肠癌、肛裂及痔疮等。

(5)柏油样便：见于上消化道出血，且出血量已达 50~70 mL 时。

(6)稀糊状或稀汁样便：见于各种感染性或非感染性腹泻。

(7)米泔样便：粪便呈白色淘米水样，见于重症霍乱、副霍乱病人。

(8)白陶土样便：见于胆管阻塞病人，服用硫酸钡、金霉素者。

(9)干结便：见于习惯性便秘者及老年排便无力或极度虚弱者。

(10)变形便：粪便呈细条状或不规则状，提示直肠狭窄，多见于肠痉挛、直肠癌。

3. 气味

恶臭见于慢性肠炎、胰腺疾病、消化道大出血、结肠或直肠癌溃烂时，为未消化的蛋白质发生腐败所致；鱼腥臭见于阿米巴肠炎；酸臭是由脂肪、糖类消化不良或吸收不良，脂肪酸分解或糖的发酵所致。

(三)显微镜检查

1. 细胞

(1)白细胞：正常人粪便中无或偶见白细胞。白细胞或脓细胞增多见于肠道细菌感染。嗜酸性粒细胞增多可见于过敏性肠炎、肠道寄生虫病。

(2)红细胞：正常粪便中无红细胞。出现红细胞增多，见于肠道下段炎症或出血，如息肉、细菌性痢疾、阿米巴痢疾、结肠癌或直肠癌等。

(3)巨噬细胞：见于急性细菌性痢疾、出血性肠炎、溃疡性结肠炎的病人。是诊断急性细菌性痢疾的主要依据之一。

(4)肠黏膜上皮细胞：大量增多或成片出现见于结肠炎、假膜性肠炎病人。

(5)肿瘤细胞：见于乙状结肠癌、直肠癌者。

2. 食物残渣

正常粪便中的食物残渣为已消化的无定形细小颗粒。如含大量脂肪颗粒见于急慢性胰腺炎、胰头癌及吸收不良综合征等；淀粉颗粒增多见于慢性胰腺炎、胰腺功能不全；植物纤维增多见于肠蠕动亢进。

3. 细菌

成人粪便中以双歧杆菌、大肠埃希菌、厌氧菌和葡萄球菌为主，约占80%，此外尚可有少量芽孢菌和酵母菌。若正常菌群突然消失或比例失调为肠道菌群失调症，见于长期使用广谱抗生素、免疫抑制剂及假膜性肠炎者。

4. 寄生虫卵或原虫

是诊断肠道寄生虫感染的最常用的化验指标。

(四)粪便隐血试验

消化道出血量较少时，红细胞被消化破坏，粪便在外观上无颜色改变，可通过化学方法或免疫学方法检测。后者采用人血红蛋白或红细胞基质的单克隆抗体检测，特异性强，敏感性高，且不需限制饮食。

正常人粪便隐血试验呈阴性。阳性见于各种原因引起的消化道出血，尤其是上消化道出血。消化性溃疡活动期，粪便隐血试验阳性率为40%~70%，静止期呈阴性。消化道恶性肿瘤时，如胃癌、结肠癌，粪便隐血试验阳性率可达95%，呈持续性。粪便隐血试验常作为消化道恶性肿瘤诊断的一个筛选指标。

(五)细菌学检查

通过粪便细菌培养可以找到伤寒、副伤寒、结核、志贺菌属、沙门菌属、变形菌等多种病原菌。

案例分析

1. 做粪便隐血试验，病人应禁食肉类、动物血和某些蔬菜3天，并禁服铁剂及维生素C，否则易出现假阳性。

2. 阳性见于各种原因引起的消化道出血，尤其是上消化道出血。消化性溃疡活动期，粪便隐血试验阳性率为40%~70%，静止期呈阴性。消化道恶性肿瘤时，如胃癌、结肠癌，粪便隐血试验阳性率可达95%，呈持续性。

第四节 常用肝功能检查

案例导入

案例

病人，男，54岁。1个月前无明显诱因出现乏力、腹胀不适；最近1周皮肤瘙痒，皮肤及巩膜黄染。实验室肝功能检查：TP 50 g/L，ALB 17 g/L，GLB 33 g/L，A/G 比值倒置。

思考

1. 如何正确采集该病人肝功能血液检查标本？
2. 实验检查结果中 A/G 比值倒置代表什么？

肝脏是人体重要器官，含酶最丰富，在蛋白质、氨基酸、糖、脂肪、维生素、激素等物质代谢中发挥着重要作用，同时，肝脏还有分泌、排泄、生物转化等功能。当肝细胞发生损伤、坏死时，肝脏功能会减退，检测血清某些酶及其同工酶、物质代谢功能，对诊断肝脏疾病和评价肝功能具有重要意义。

一、血清蛋白质检查

(一)标本采集

空腹不抗凝静脉血 2 mL 注入干燥试管内，勿溶血。

(二)参考值

血清总蛋白(TP)：60~80 g/L；血清清蛋白(ALB)：35~50 g/L；血清球蛋白(GLB)：20~30 g/L；清蛋白/球蛋白比值(A/G)：1.5∶1~2.5∶1。

(三)临床意义

肝代偿功能强，且清蛋白的半衰期较长，因此，只有当肝损害达到一定程度，才出现总蛋白和清蛋白的变化。

1. 清蛋白

清蛋白增高较少见，见于各种原因导致的血液浓缩，如严重脱水、休克和饮水量不足。清蛋白减低见于各种急慢性肝疾病、营养不良、蛋白质消耗或蛋白质丢失过多等。

2. 球蛋白

球蛋白增高见于慢性肝疾病、多发性骨髓瘤、淋巴瘤、自身免疫性疾病、慢性炎症与感染等；球蛋白降低少见，见于小于3岁的婴幼儿、免疫功能抑制和先天性低 γ-球蛋白血症。

3. 清蛋白与球蛋白比值(A/G)倒置

因清蛋白降低或球蛋白增高引起，见于严重肝功能损伤，如慢性肝炎、肝硬化、原发性肝癌、多发性骨髓瘤等。

二、血清酶学检查

(一)血清转氨酶测定

1. 标本采集

空腹不抗凝静脉血 2 mL 注入干燥试管内，勿溶血。

2. 参考值

丙氨酸氨基转移酶(ALT)：<40 U/L(37℃)；天门冬氨酸氨基转移酶(AST)：<40 U/L(37℃)；AST/ALT 比值：1.15。

3. 临床意义

(1)急性病毒性肝炎：急性肝损伤时，血清 ALT 和 AST 均升高 2 倍以上，是判断急性肝炎预后的良好指标。重症肝炎时，因大量肝细胞坏死，血中 ALT 逐渐下降，甚至回到正常水平，但胆红素却进行性升高，呈现“胆酶分离”现象，提示肝细胞严重坏死，预后极差。

(2)慢性病毒性肝炎：ALT、AST 中度升高(100~200 U/L 或正常)，AST/ALT<1，若 AST 升高较 ALT 显著，即 AST/ALT>1，提示慢性肝炎可能进入活动期。

(3)酒精性肝病、药物性肝炎、脂肪肝、肝癌等非病毒性肝病：转氨酶轻度升高或正常，AST/ALT>1，其中肝癌时 AST/ALT≥3，脂肪肝时 ALT 可持续轻度升高并伴有高脂血症。

(4)肝硬化：肝硬化代偿期 ALT 可轻度增高或正常，失代偿期 ALT 可持续升高。肝硬化病变累及线粒体时，AST/ALT>2。

(5)肝内、外胆汁淤积：转氨酶活性通常正常或轻度上升。

【护考真题链接】2021 年—A1 型题

急性心肌梗死时血清标志物中出现最早的是(　　)

A. 肌酸磷酸激酶　　B. 肌钙蛋白

C. 肌红蛋白　　D. 天门冬氨酸氨基转移酶

E. 肌酸磷酸激酶同工酶

考点：血清酶的临床意义护考真题链接

【答案解析】急性心肌梗死血清检查：1. 血心肌坏死标志物增高是诊断心肌梗死的敏感指标。①肌红蛋白起病后 2 小时内升高，12 小时内达到高峰，24~48 小时恢复正常。②肌钙蛋白 I 或 T 起病后 3~4 小时升高。肌钙蛋白 I 11~24 小时达到高峰，7~10 天恢复正常。肌钙蛋白 T 24~48 小时达到高峰，10~14 天恢复正常。2. 血清心肌酶测定：出现肌酸磷酸激酶同工酶、肌酸磷酸激酶、天门冬氨酸氨基转移酶、乳酸脱氢酶升高，其中肌酸磷酸激酶是出现最早、恢复最早的酶(A 对，BCDE 错)。

（二）血清碱性磷酸酶测定（ALP）

1. 标本采集

空腹不抗凝静脉血 2 mL 注入干燥试管内，勿溶血。

2. 参考值

成人男性：20~115 U/L（37℃）；女性：20~105 U/L（37℃）。

3. 临床意义

（1）生理性增高：主要见于骨生长、妊娠、成长、成熟和脂肪餐后分泌等。

（2）病理性增高：主要见于肝内、外胆管阻塞性疾病；肝炎、肝硬化、佝偻病、骨软化病。

（3）病理性减少：血清 ALP 活性降低较少见，主要见于呆小病、ALP 过少症、维生素 C 缺乏症。

（三）血清 γ-谷氨酰转移酶测定（GGT）

1. 标本采集

空腹不抗凝静脉血 2 mL 注入干燥试管内，勿溶血。

2. 参考值

男性：11~50 U/L（37℃）；女性：7~32 U/L（37℃）。

3. 临床意义

肝癌病人血清 GGT 明显增高，在恶性肿瘤肝转移和肝癌术后尤为明显，其阳性率可为 90%以上。GGT 明显增高还见于胆道阻塞性疾病、急性病毒性肝炎、慢性肝炎和肝硬化，非活动期 GGT 正常，活动期或病情恶化时持续增高。

案例分析

1. 肝功能血液标本需要空腹采集，2 mL，注入不抗凝干燥试管内，勿溶血。

2. 清蛋白与球蛋白比值（A/G）倒置：见于慢性中度以上持续性肝炎、肝硬化、原发性肝癌、多发性骨髓瘤等。

第五节　常用肾功能检查

案例导入

案例

病人，18 岁，男，因受凉后咽部不适，伴水肿、少尿半个月来就诊。查体：T 36.5℃，P 80 次/分，R 18 次/分，BP 155/ 95 mmHg，双肾区无叩击痛，双下肢轻度凹陷性水肿。实验室检查：尿蛋白（++），尿 WBC 0~1/HP，尿 RBC 20~30/HP，偶见颗粒管型，24 小时尿蛋白定量 3.0 g。血 ALB 35.5 g/L，BUN 8.5 mmol/L，Cr 140 μmol/L，Ccr 60 mL/min。

思考

1. 请正确为该病人采集血标本。
2. 请分析实验室检查结果。

肾脏是人体重要的生命器官，主要生理功能是生成尿液，并维持水、电解质、蛋白质和酸碱平衡，这对维持生命系统的稳态至关重要。同时也有内分泌功能，如产生肾素、红细胞生成素、活性维生素 D 等，调节血压、钙磷代谢和红细胞生成。肾功能检查代表肾脏最重要的功能，是判断肾脏疾病严重程度和预测预后、确定疗效、调整药物剂量的重要依据。

一、肾小球功能

肾小球的主要功能为滤过，反映滤过功能的客观指标主要是肾小球滤过率(GFR)。临床上最常用的是内生肌酐清除率测定。

(一)内生肌酐清除率

在严格控制饮食和肌肉活动相对稳定的情况下，肾脏在单位时间将若干毫升血浆中的内生肌酐全部清除出去，称内生肌酐清除率(Ccr)。

1. 标本采集

(1)试验前应给受试者无肌酐饮食 3 天，并限制蛋白入量(<40 g/d)，避免剧烈运动。

(2)试验前 24 小时禁服利尿剂，禁服咖啡、茶等利尿性物质。

(3)第 4 天晨 8 时将尿液排净，收集并记录 24 小时尿量(次日晨 8 时尿液必须留下)，加入防腐剂或者放于低温处保存。

(4)取血 2~3 mL，与 24 小时尿液同时送检。

2. 参考值

成人：80~120 mL/min。

3. 临床意义

(1)判断肾小球损害的敏感指标：成人 Ccr 降低时，低于参考值的 80%，血清尿素氮、肌酐测定仍可在正常范围。因此，Ccr 能较早反映肾小球滤过功能是否有损害。

(2)评估肾小球功能损害程度：根据 Ccr 指标一般将肾功能分为 4 期：①第 1 期(肾衰竭代偿期)，Ccr 为 80~51 mL/min；②第 2 期(肾衰竭失代偿期)，Ccr 为 50~20 mL/min；③第 3 期(肾衰竭期)，Ccr 为 19~10 mL/min；④第 4 期(尿毒症期或终末期肾衰竭)，Ccr 小于 10 mL/min。

(3)指导治疗和护理：Ccr<40 mL/min 时，应限制蛋白质摄入。Ccr<30 mL/min 时，提示噻嗪类药物无效。Ccr<10 mL/min 时，应进行血液透析治疗。此外，应根据 Ccr 减低的程度调节用药剂量及间隔时间。

(二)血肌酐测定

血肌酐(creatinine，Cr)主要由肾小球滤过排出体外，在肾功能受损、GFR 下降到临界水平时，血中肌酐浓度明显上升，随损害程度加重，上升速度也加快。

1. 标本采集

空腹静脉血 3 mL，注入干燥试管后送检。

2. 参考值

男性 53~106 μmol/L；女性 44~197 μmol/L。

3. 临床意义

血肌酐常作为肾衰竭、氮质血症的判断指标，血肌酐升高，反映肾小球滤过率降低明显，肾脏病变较重。

(三)血清尿素氮

血清尿素氮(BUN)主要是经肾小球滤过而随尿排出，当肾实质受损害、肾小球滤过率降低时，血中 BUN 浓度增加。

1. 标本采集

空腹静脉血 3 mL，注入干燥试管后送检。

2. 参考值

成人 3.2~7.1 mmol/L；婴儿、儿童 1.8~6.5 mmol/L。

3. 临床意义

血清尿素氮增高见于：①肾小球滤过功能损害已达中晚期；②蛋白质分解或摄入过多，如上消化道出血、甲状腺功能亢进症、摄入过多高蛋白饮食等。③肾前性少尿，如休克、失水、心力衰竭等，血清尿素氮明显增高。

二、肾小管功能

(一)尿浓缩稀释试验

1. 标本采集

(1)昼夜尿比重试验：受试日正常饮食，少饮水，晨 8 时排尿弃去，每 2 小时留尿 1 次，白天 6 次，晚上 8 时至次日晨 8 时 1 次共 7 个标本，分别测定尿量和尿比重。

(2)3 小时尿比重试验：受试日正常饮食与活动，晨 8 时排尿弃去后，每 3 小时留尿 1 次至次晨 8 时，分装 8 个容器，分别测定尿量和尿比重。标本采集过程中，务必注意排尿间隔时间准确，尿须排尽。

2. 参考值

成人 24 小时尿量 1000~2000 mL，其中夜尿量<750 mL；昼尿量∶夜尿量为 3∶1~4∶1，至少 1 次尿比重>1.018，最高与最低比重之差≥0.009。3 小时尿比重试验：至少 1 次尿比重>1.020，另一次尿比重<1.003。

3. 临床意义

(1)夜尿增多、尿比重异常：见于间质性肾炎、慢性肾小球肾炎、高血压肾病和痛风性肾病早期损害肾小管时。

(2)尿量超过 4 L/24 h，尿比重均低于 1.006，见于尿崩症。

(二)尿渗量测定

尿渗量即尿渗透压，是指尿内具有渗透活性的全部溶质微粒的总数，单位为 mOsm/

(kg · H_2O)。

1. 标本采集

尿量基本正常者，晚饭后禁饮 8 小时，清晨 1 次性送尿液检查，同时测空腹血浆渗量。

2. 参考值

尿渗量：600~1000 mOsm/(kg · H_2O)，平均 800 mOsm/(kg · H_2O)。血浆渗量：275~305 mOsm/(kg · H_2O)，平均 300 mOsm/(kg · H_2O)。尿渗量/血浆渗量为(3~4.5)∶1。

3. 临床意义

若尿渗量<300 mOsm/(kg · H_2O)，称低渗尿，提示肾浓缩功能丧失而稀释功能仍然存在，见于尿崩症；正常人禁饮 8 小时后尿渗量<600 mOsm/(kg · H_2O)，且尿渗量/血浆渗量等于或小于 1，表明肾浓缩功能障碍。

【护考真题链接】2017 年—A2 型题

考点：肾功能检查

病人，女，48 岁，以“慢性肾小球肾炎”入院。查体：血压 182/104 mmHg，意识清醒。实验室检查，血肌酐 708 μmol/L，肾小球滤过率 10 mL/min，血钙 1.6 mmol/L，该病人可能发生了(　　)

A. 肾性骨病　　B. 内分泌失调　　C. 运动神经损害
D. 营养不良　　E. 脑血管意外

【答案解析】肾性骨病是慢性肾功能衰竭时由于钙、磷及维生素 D 代谢障碍，继发甲状旁腺功能亢进、酸碱平衡紊乱等因素而引起的骨病，根据题干病人有高血压，血肌酐明显高于正常值，肾小球滤过率明显低于正常值，提示肾功能衰竭，故最可能为肾性骨病，其他选项中题干没有提示(A 对)。

案例分析

1. 正确采集血标本：①选用干燥试管，采血量 3 mL 左右；②一般采用负压静脉采血，选取肘正中静脉；③标本应尽快送检。

2. 该病人实验室检查结果分析：①检查尿蛋白(++)，WBC 0~1/HP，RBC 20~30/HP，偶见颗粒管型，24 小时尿蛋白定量 3.0 g；②BUN、Cr 略升高，CCr 降低。实验结果表明：肉眼血尿、蛋白尿，肾小球滤过率降低，肾小球功能有损害，处于代偿期。

第六节　浆膜腔积液检查

案例导入

案例

病人，男，56 岁，因胸闷、气短、呼吸困难入院。经体格检查和影像学检查诊断为右侧胸腔积液，为明确积液性质及病因，医生决定进行胸腔穿刺抽液检查，抽出的胸水为黄色、浑浊，放置后凝固。

思考

1. 抽出的胸腔积液标本如何送检？
2. 根据该病人胸水的特点能否鉴别渗出液与漏出液？

人体的胸腔、腹腔、心包腔及关节腔等统称为浆膜腔。正常时，浆膜腔内仅含有少量液体，起润滑作用。病理情况下，浆膜腔内有大量液体潴留而形成浆膜腔积液。根据积液产生的原因及积液性质不同，将浆膜腔积液分为漏出液和渗出液(表6-6-1)。漏出液是通过毛细血管滤出，并在组织间隙或浆膜腔内积聚的非炎性积液；渗出液为各种炎症或其他原因如恶性肿瘤导致血管通透性增加而引起的积液。确定浆膜腔积液的性质，对疾病诊断有重要意义。

一、标本采集与处理

(一)标本采集

浆膜腔积液标本由医生在相应的部位经无菌穿刺术采集。标本分4管留取，每管1~2 mL，第1管做细菌学检查(如做结核分枝杆菌检查，留1 mL)；第2管做化学(生化检查用肝素抗凝)及免疫学检查；第3管做细胞学检查(用EDTA-K2抗凝)；第4管不加抗凝剂，以观察有无凝集现象。

(二)标本处理

由于积液易出现凝块、细胞变性等，采集标本后应在30分钟内送检。若不能及时送检，则应将标本置于4℃冰箱内保存。

二、一般性状检查

(一)颜色

漏出液与渗出液的一般性状特点不同，漏出液多为淡黄色，透明或微浊；渗出液多为深黄色，常浑浊，因病因不同还可有其他颜色改变，如：出血性疾病或内脏损伤时呈红色；铜绿假单胞菌感染时呈绿色；化脓性感染时多呈白色脓样。

(二)凝固性

漏出液一般不易凝固，渗出液易凝固。

(三)比重

漏出液含细胞、蛋白质成分少，因而比重低于1.015；渗出液因含细胞、蛋白质多而比重大于1.018。

三、化学检查

（一）蛋白质

（1）黏蛋白定性试验：是一种简单的黏蛋白过筛试验，简便、快捷、不需特殊设备，临床上较常用，能粗略区分渗出液和漏出液。参考值：渗出液阳性，漏出液阴性。

（2）蛋白定量试验：浆膜腔积液中蛋白质定量。参考值：漏出液小于 25 g/L，渗出液大于 30 g/L。

（二）葡萄糖测定

渗出液葡萄糖为 3.6~5.5 mmol/L，漏出液较渗出液葡萄糖含量稍低。葡萄糖减低主要见于化脓性积液、结核性积液、恶性积液等。

四、显微镜检查

（一）细胞计数

漏出液细胞数常低于 100×10^6/L，渗出液细胞数常高于 500×10^6/L。

（二）细胞分类

漏出液中主要为间皮细胞及淋巴细胞，渗出液可因病因不同而出现多种不同种类的细胞。细胞分类检查可提示以下情况：

（1）以中性粒细胞为主：多见于急性化脓性感染或结核性感染早期。

（2）以淋巴细胞为主：见于各种慢性感染。

（3）嗜酸性粒细胞增多：常见于过敏性疾病或寄生虫病。

（4）肿瘤细胞：浆膜腔积液中检出肿瘤细胞是诊断原发性或转移性肿瘤的重要依据。

五、细菌学检查

如果是渗出液或疑是渗出液则需做涂片镜检和细菌培养，必要时可进行动物接种。感染性积液常见的细菌有大肠埃希菌、粪肠球菌、铜绿假单胞菌、结核分枝杆菌等。

表 6-6-1　浆膜腔漏出液与渗出液的鉴别

鉴别要点	渗出液	漏出液
原因	炎症、肿瘤、化学物理刺激有关	非炎症
外观	不定，可为血性、脓性、乳糜性等	淡黄、浆液性
透明度	混浊，可有雾状、絮状沉淀	透明或微混
凝固	常自凝	不自凝
比重	>1.018	<1.015
黏蛋白	阳性	阴性

续表 6-6-1

鉴别要点	渗出液	漏出液
蛋白定量	>30 g/L	<25 g/L
葡萄糖定量	低于血糖水平	与血糖相近
细胞计数	多>500×10^6/L	多<100×10^6/L
细胞分类	视病因不同可为中性粒细胞、嗜酸性粒细胞、淋巴细胞及肿瘤细胞	多为淋巴细胞、间皮细胞
细菌学检验	可找到病原菌	阴性

案例分析

1. 采集后的胸腔积液应在 30 分钟内送检，如不能及时送检，应将标本置于 4℃冰箱内保存。

2. 该病人抽出的胸水呈黄色、浑浊，放置后凝固，可初步判断为渗出液。

第七节 脑脊液检查

案例导入

案例

患儿，女，8 个月，以高热 4 天伴阵发性双目凝视 1 天入院。辅助检查：行腰椎穿刺，脑脊液外观浑浊，WBC 960×10^9/L，分叶核 0.85，蛋白质 1.4 g/L，葡萄糖定量 1.8 mmol/L，氯化物 110 mmol/L。

思考

1. 腰椎穿刺后的护理方面要点有哪些？

2. 请分析实验室检查结果。

脑脊液(cerebrospinal fluid，CSF)为水样透明液体，主要由侧脑室脉络丛产生，包含在脑室和蛛网膜下腔内，具有保护脑和脊髓、维持渗透压平衡、清除代谢产物、调节颅内压等作用。当脑组织及脑膜等有病变时，脑脊液的理化性质发生变化。因此，通过脑脊液检查对神经系统疾病的诊断、疗效观察和预后判断等均有重要意义。

一、标本采集与处理

(一) 标本采集

脑脊液由临床医生进行腰椎穿刺采取，穿刺成功后立即测定脑脊液压力，并将脑脊液分别收集于 3 管无菌试管中，每管 1～2 mL。第一管做病原生物学检查；第二管做化学和免疫学检查；第三管做一般性状检查和细胞学检查。

脑脊液穿刺术后病人应去枕平卧4~6小时，要求24小时卧床，以免引起术后低颅压性头痛。同时观察意识、瞳孔及生命体征变化。观察病人有无头痛、恶心、腰背痛，有无脑疝及感染等穿刺后并发症。观察穿刺处有无渗液及渗出液的性质、颜色，保持局部敷料清洁干燥，24小时内不宜淋浴，以免引起局部感染。

（二）标本处理

脑脊液标本采集后应立即送检，一般不超过1小时，若不能及时送检，应将标本保存于2~4℃冰箱中。转送过程中避免过度震荡。

二、一般性状检查

正常脑脊液呈无色或淡黄色，清澈透明，静置后无凝块、无沉淀。

（一）颜色及透明度

1. 参考值

正常脑脊液为无色透明的液体。

2. 临床意义

在病理情况下，脑脊液可呈不同颜色改变。红色：一般由出血引起，常见于穿刺损伤出血、蛛网膜下腔出血或脑室出血。白色：多由白细胞增多引起，常见于化脓性脑膜炎。绿色：多见于铜绿假单胞菌性脑膜炎。脑脊液透明度改变，反映相应的疾病，如细胞增多或细菌感染时发生混浊，见于病毒性脑膜炎、结核性脑膜炎、急性化脓性脑膜炎等。

（二）凝固性

1. 参考值

正常脑脊液不含纤维蛋白原，放置24小时不形成薄膜，无凝块和沉淀。

2. 临床意义

①化脓性脑膜炎时，脑脊液静置1~2小时即可出现凝块或沉淀物。②结核性脑膜炎的脑脊液静置12~24小时后，出现薄膜或纤细凝块。③蛛网膜下腔阻塞时，脑脊液呈黄色胶冻状。

（三）压力

1. 参考值

正常成人（卧位）：80~180 mmH_2O。

2. 临床意义

脑脊液压力大于200 mmH_2O称为颅内压增高，常见于：①化脓性脑膜炎、结核性脑膜炎等各种颅内炎症性病变。②脑出血、脑肿瘤等颅内非炎症性病变。③高血压、动脉硬化等。

三、化学检查

（一）蛋白质检查

1. 参考值

正常人蛋白定性：阴性。蛋白定量：0.20~0.40 g/L。

2. 临床意义

脑脊液蛋白质含量增高可见于：①中枢神经系统炎症，如化脓性脑膜炎、结核性脑膜炎等，常见中枢神经系统疾病脑脊液检查特点见表6-7-1。②脑或蛛网膜下腔出血。③椎管内梗阻，如脊髓肿瘤、蛛网膜下腔粘连等。

（二）葡萄糖定量

1. 参考值

正常为2.5~4.4 mmol/L。

2. 临床意义

（1）葡萄糖浓度降低：见于细菌性脑膜炎和真菌性脑膜炎，早期化脓性脑膜炎最明显；结核性脑膜炎、隐球菌性脑膜炎可轻度降低。

（2）葡萄糖浓度增加：见于脑或蛛网膜下腔出血所致的血性脑脊液；病毒性脑膜炎或脑炎；急性颅脑外伤、中毒、缺氧、脑出血所致下丘脑损伤等。

（三）氯化物定量

1. 参考值

正常为120~130 mmol/L。

2. 临床意义

所有脑膜炎的脑脊液氯化物含量均减少，其减少程度大致和病情严重程度一致。脑脊液氯化物测定对于化脓性脑膜炎与结核性脑膜炎的诊断与鉴别有重要意义，前者减少较少，为107~116 mmol/L；而后者减少较多，常低于106 mmol/L。

四、显微镜检查

（一）红细胞

正常脑脊液一般无红细胞。在蛛网膜下腔出血或腰椎穿刺损伤血管时，可有大量的红细胞出现。

（二）白细胞计数及分类

1. 参考值

成人为0~8/μL；儿童为0~15/μL；正常脑脊液含少量淋巴细胞。

2. 临床意义

白细胞增多是中枢神经系统炎症的重要指标。中性粒细胞增多见于化脓性脑膜炎、流行性脑脊髓膜炎及结核性脑膜炎的急性期；淋巴细胞增多见于结核性脑膜炎、病毒性脑炎、真菌性脑膜炎等。

（三）细胞学检查

脑脊液中查到肿瘤细胞和白血病细胞，对中枢神经恶性肿瘤和脑膜白血病的诊断有重要意义。

表 6-7-1　常见中枢神经系统疾病脑脊液检查主要特点

疾病	压力	外观	凝固	蛋白质	葡萄糖	氯化物	细胞增高	细菌
化脓性脑膜炎	↑↑↑	浑浊、脓性	凝块	↑↑	↓↓↓	↓	显著，多核细胞	化脓菌
结核性脑膜炎	↑↑	毛玻璃样微浊	薄膜	↑	↓↓	↓↓	中性粒细胞、淋巴细胞	结核菌
病毒性脑膜炎	↑	透明或微浊	无	↑	正常	正常	淋巴细胞	无
流行性乙型脑炎	↑	透明或微浊	无	↑	正常或↑	正常	中性粒细胞、淋巴细胞	无
蛛网膜下腔出血	↑	血性	可有	↑↑		正常	红细胞	无
脑肿瘤	↑	透明	无	↑	正常	正常	淋巴细胞	无

【护考真题链接】2021 年-A2 型题

考点：脑脊液检查

病人，男，50 岁。突然剧烈头痛伴呕吐，随即昏迷入院，经检查为血性脑脊液。首先考虑的诊断是(　　)

A. 脑血栓形成　　B. 脑出血　　C. 高血压脑病

D. 脑栓塞　　E. 蛛网膜下腔出血

【答案解析】蛛网膜下腔出血属出血性脑疾病，该类疾病起病急骤，常在活动中突然发病，表现为剧烈头痛，喷射性呕吐，脑膜刺激征阳性，一般无肢体瘫痪。脑脊液检查为血性，压力增高至 200 mmH_2O 以上，据题干可知该病人的临床表现与蛛网膜下腔出血的临床表现相符。(E 对)

案例分析

1. 腰椎穿刺后的护理要点：①嘱病人去枕平卧 4~6 小时；②密切观察病人神志、瞳孔及生命体征的变化，观察病人有无头痛、恶心、腰背痛，有无脑疝及感染等穿刺后并发症。③观察穿刺处有无渗液及渗出液的性质、颜色，保持局部敷料清洁干燥，24 小时内不宜淋浴，以免引起局部感染。

2. 该病人脑脊液外观浑浊，WBC 960×10^9/L，分叶核 0.85，蛋白质 1.4 g/L，糖定量 1.8 mmol/L，氯化物轻度减少，为 110 mmol/L，结合临床表现，考虑化脓性脑膜炎可能性大。

第八节 常用免疫学检查

案例导入

案例

病人，女，46岁，恶心、纳差、尿黄10天。实验室检查：肝功能ALT 150 U/L，AST 180 U/L，TBIL 52 μmol/L，DBIL 24 μmol/L，TP 80 g/L，ALB 45 g/L。尿胆红素(+)，尿胆原(++)，尿隐血(-)，尿蛋白(-)。HBsAg(+)，HBsAb(-)，HBeAg(-)，HBeAb(+)，HBcAb(+)。

思考

1. 该病人HBsAg(+)说明什么？
2. "大三阳"是指什么？有什么临床意义。

常用免疫学检查因其具有的高度特异性和敏感性，在临床诊断中具有重要的作用，主要用于疾病的诊断、鉴别诊断、疗效观察、预后判断以及对人体免疫功能的动态监测。

一、肝炎病毒标志物检测

(一)甲型肝炎病毒标志物检测

甲型肝炎病毒(HAV)感染后，机体在急性期和恢复早期出现抗-HAV IgM抗体，恢复后期出现抗-HAV IgG抗体，可维持终身，对HAV的再感染有免疫防御能力。

(1)标本采集：静脉血3 mL，避免溶血。

(2)参考值：阴性。

(3)临床意义：抗-HAV IgM阳性是甲型肝炎病毒急性感染早期诊断的主要标志物，可作为临床确诊依据；抗-HAV IgG阳性表示曾感染过HAV，主要用于甲型肝炎的流行病学调查。

(二)乙型肝炎病毒标志物检测

在乙型肝炎病毒(HBV)感染的病人血液中可出现3种不同形状的HBV颗粒，这些病毒颗粒分别含有乙型肝炎病毒表面抗原(HBsAg)、乙型肝炎病毒核心抗原(HBcAg)和乙型肝炎病毒e抗原(HBeAg)，机体感染HBV后产生针对上述抗原的相应抗体，从而组成3种不同的抗原抗体系统，即HBsAg和抗-HBs、HBcAg和抗-HBc、HBeAg和抗-HBe，其中，核心抗原(HBcAg)在病人外周血中难以检测到，因此，三对抗原抗体的化验检测简称乙肝二对半试验。

(1)参考值：均为阴性。

(2)临床意义：HBV血清标志物的临床意义见表6-8-1。

表 6-8-1　HBV 血清标志物的临床意义

HBsAg	抗-HBs	HBeAg	抗-HBe	抗-HBc	临床意义
+	-	+	-	+	急、慢性乙型肝炎，传染性强（俗称“大三阳”）
+	-	-	+	+	急性乙型肝炎趋向恢复或慢性乙型肝炎，弱传染性（俗称“小三阳”）
-	-	-	+	+	乙型肝炎恢复期，弱传染性
+	-	-	-	+	急性乙肝或慢性 HBsAg 携带者
-	-	-	-	+	急性 HBV 感染窗口期或既往感染过乙型肝炎
-	+	-	+	+	急性乙型肝炎康复期，开始产生免疫力
-	+	-	-	+	急性 HBV 感染康复期或既往有感染史，目前有免疫力
-	+	-	-	-	疫苗接种后或 HBV 感染后康复
-	-	-	-	-	未感染过 HBV
+	-	+	-	-	乙型肝炎潜伏期或急性乙型肝炎早期

【护考真题链接】2022 年-A2 型题

考点：肝炎病人健康评估

病人，男，50 岁。确诊乙型肝炎 20 年，长期需要家人照顾其生活起居，今日该病人因食欲不振、厌油、腹胀 3 个月，加重 1 个月入院。查体：全身皮肤散在紫癜，腹部胀痛，叩诊移动性浊音阳性，肝脏触诊质硬有结节感，边缘较薄，无压痛。实验室检查：ALT（GPT）显著升高，AFP 正常。该病人最可能的诊断是（　）

A. 酒精性肝病　　B. 肝硬化　　C. 原发性肝癌

D. 结核性腹膜炎　　E. 腹腔内肿瘤

【答案解析】据题干可知病人确诊乙型肝炎 20 年，食欲不振、厌油、腹胀 3 个月，全身皮肤散在紫癜，腹部胀痛，叩诊移动性浊音阳性，肝脏触诊质硬有结节感，ALT（GPT）显著升高。该病人临床表现与肝硬化临床表现相符，故该病人最有可能的诊断为肝硬化。（B 对）。

二、肿瘤标志物检测

肿瘤标志物是指存在于肿瘤细胞内或肿瘤细胞表达及脱落的物质，或者是宿主对体内肿瘤反应而产生的物质，可存在于细胞、血液、组织或体液中。对其进行检测，有助于肿瘤的诊断和预后判断。

（一）血清甲胎蛋白（AFP）测定

（1）参考值：正常成人<20 μg/L

（2）临床意义：AFP 是诊断原发性肝癌较为敏感和特异的肿瘤标志物，升高见于原发性肝癌、睾丸癌、卵巢癌、畸胎瘤、胃癌、胰腺癌等，病毒性肝炎及肝硬化病人血 AFP 轻度升高。

（二）癌胚抗原（CEA）测定

（1）参考值：<5.0 μg/L。

（2）临床意义：CEA 是一种广谱肿瘤标志物，用于消化系统恶性肿瘤的诊断。CEA 升高见于结肠癌、直肠癌、胰腺癌、肺癌、胃癌、乳腺癌、卵巢癌及子宫癌等。其他疾病，如肝硬化、肺气肿、直肠息肉、肠胃炎症等 CEA 可轻度升高。

（三）血清癌抗原 125（CA125）测定

（1）参考值：ELISA 法<35000 U/L。

（2）临床意义：CA125 是上皮性卵巢癌和子宫内膜癌的首选标志物。升高见于卵巢癌，对卵巢癌的早期诊断、疗效观察、预后判断、复发及转移的监测具有重要价值。其他疾病如乳腺癌、胰腺癌、胃癌、肺癌、结肠癌、直肠癌、子宫内膜异位症、盆腔炎、卵巢囊肿等 CA125 也可升高。

（四）血清癌抗原 153（CA153）测定

（1）参考值：ELISA 法<25000 U/L。

（2）临床意义：CA153 是乳腺癌最重要的标志物，升高见于乳腺癌，其含量的变化与治疗效果相关。肺癌、胃肠癌、子宫内膜癌、卵巢癌、宫颈癌等病人血清 CA153 也升高。

（五）血清癌抗原 199（CA199）测定

（1）参考值：ELISA 法<37000 U/L。

（2）临床意义：CA199 主要用于胰腺癌的鉴别诊断和病情监测，升高见于胰腺癌。其他消化道肿瘤，如胃癌、结肠癌、直肠癌、胆囊癌、胆管癌、肝癌病人也可升高。

案例分析

1. 肝炎病毒标志物检测 HBsAg(+)，代表乙肝表面抗原阳性。感染 HBV1~2 个月后于血清中出现乙肝表面抗原，可维持数周、数月至数年，HBsAg 本身不具有传染性，但阳性常作为具有传染性的标志之一。HBsAg 阳性见于乙型肝炎潜伏期和急性期、慢性乙型肝炎、乙型肝炎肝硬化等。

2. “大三阳”是指 HBsAg(+)、HBeAg(+)、抗-HBc (+)。表示患有急性或慢性乙型肝炎，且病毒在体内复制比较活跃，具有很强的传染性。

【本章小结】

第六章思维导图

【自测题】

一、选择题

A1/A2/A3 型题

1. 病人女，25 岁。不明原因持续发热 1 个月余，体温波动在 37～38.5℃，今晨心悸、胸闷加重。既往患风湿性心脏瓣膜病。以“感染性心内膜炎”收治入院。现遵医嘱查心肌酶、血沉及做血培养。采集三种标本时注入容器的先后顺序是(　　)

A. 血培养瓶、心肌酶试管、血沉试管

B. 心肌酶试管、血沉试管、血培养瓶

C. 血沉试管、心肌酶试管、血培养瓶

D. 血培养瓶、血沉试管、心肌酶试管

E. 心肌酶试管、血培养瓶、血沉试管

2. 病人，女，21 岁。10 天前开始出现发热、腰痛，遂来院就诊。急性面容，体温 39℃、脉搏 140 次/分、血压 105/70 mmHg，脾大，心脏听诊有杂音，全身皮肤有多处出血斑点，疑为亚急性细菌性心内膜炎。需做血培养，采血量应为(　　)

A. 3～4 mL　　B. 5～8 mL　　C. 16～18 mL

D. 10～15 mL　　E. 1～2 mL

3. 病人，男，45 岁，有溃疡病史，近日来上腹部疼痛加剧，需做大便隐血试验。下列哪种食物对隐血试验有影响(　　)

A. 卷心菜　　B. 炒猪肝　　C. 豆腐

D. 红烧猪肉　　E. 小白菜

4. 病人，女，50 岁，尿频、尿急 2 天。为明确诊断，需留取尿常规标本，正确留取尿标本的方法为(　　)

A. 留取晨起第一次尿　　B. 饭前半小时留取

C. 随时收集尿液　　D. 收集 12 h 尿

E. 收集 24 h 尿

5. 病人，男，58 岁，初步诊断为“糖尿病”，需做尿糖定量检查，为保持尿液的化学成分不变，尿标本中需加入(　　)

A. 乙醇　　B. 草酸　　C. 浓盐酸

D. 甲醛　　E. 甲苯

6. 病人，男，55 岁。1 周来体温持续在 39～40℃。护理查体：面色潮红，呼吸急促，口唇轻度发绀，意识清楚。为明确诊断，需查心肌酶、血沉及做血培养。应选用的血沉标本容器是(　　)

A. 血培养瓶　　B. 无菌试管　　C. 干燥试管

D. 抗凝试管　　E. 液状石蜡试管

7. 病人，女，44 岁，因尿频、尿急、尿痛 3 天来院就诊，医嘱做尿培养，病人神志清楚，一般情况尚好，护士留尿标本的方法是(　　)

A. 收集 12 h 尿　　B. 收集 24 h 尿　　C. 留晨起第一次尿

D. 经导尿术取尿　　E. 留取中段尿

8. 病人，男，37 岁，出现向心性肥胖、痤疮、高血压，疑为皮质醇增多症，准备进行尿 17-皮质类固醇监测，24 小时尿中加入浓盐酸的剂量是(　　)

A. 1~2 mL　　B. 3~4 mL　　C. 5~10 mL

D. 15~20 mL　　E. 25~30 mL

(9~10 共用题干)

病人，男，58 岁。因气促、双下肢水肿 2 天入院。既往高血压病 10 年，入院当日下午 3 点突发严重呼吸困难，呼吸 30~40 次/分，咳嗽、咳大量粉红色泡沫样痰，血压降低，诊断为急性左心衰竭。医嘱予高流量吸氧，监测动脉血气分析结果。

9. 该病人的动脉血气分析标本应置于下列哪种试管中(　　)

A. 枸橼酸钠试管中密封　　B. 清洁试管中密封

C. 肝素抗凝注射器中密封　　D. 清洁试管中不密封

E. 无菌试管中密封

10. 动脉采血后局部加压止血的时间是(　　)

A. 1~5 min　　B. 5~10 min　　C. 10~15 min

D. 15~20 min　　E. 20~25 min

11. 成年女性血红蛋白(Hb)浓度低于多少为轻度贫血(　　)

A. <120 g/L　　B. <110 g/L　　C. <90 g/L

D. <60 g/L　　E. <30 g/L

12. 诊断急性胰腺炎的最重要指标是(　　)

A. 血清碱性磷酸酶　　B. 血清转氨酶

C. 血清淀粉酶　　D. 血清肌酸激酶

E. 血清乳酸脱氢酶

13. 健康成年女性红细胞数参考值是(　　)

A. $(4.0\sim5.5)\times10^{12}/L$　　B. $(3.5\sim5.0)\times10^{12}/L$

C. $(6.0\sim7.0)\times10^{12}/L$　　D. $(8.0\sim9.0)\times10^{12}/L$

E. $(10.0\sim11.0)\times10^{12}/L$

14. 正常成人白细胞参考值为(　　)

A. $(2.0\sim4.0)\times10^{9}/L$　　B. $(4.0\sim10.0)\times10^{9}/L$

C. $(5.0\sim12.0)\times10^{9}/L$　　D. $(11\sim12)\times10^{9}/L$

E. $(15.0\sim20.0)\times10^{9}/L$

15. 内生肌酐清除率测定是反映(　　)

A. 肾脏浓缩、稀释功能　　B. 近端肾小管排泌功能

C. 远端肾小管重吸收功能　　D. 肾脏血流量

E. 肾小球滤过功能

16. 脑脊液可呈黄色胶冻状，常见于下列何种疾病(　　)

A. 结核性脑膜炎　　B. 化脓性脑膜炎

C. 脊髓灰质炎　　D. 蛛网膜下腔梗阻

E. 流行性乙型脑炎

17. 血小板(PLT)降低至多少可出现严重出血(　　)

A. $(200\sim400)\times10^9/L$
B. $(100\sim300)\times10^9/L$
C. $(70\sim100)\times10^9/L$
D. $(20\sim50)\times10^9/L$
E. $<20\times10^9/L$

18. 以下反映肾功能损害程度的描述哪项不正确(　　)
A. 肾衰竭代偿期 Ccr 为 80~51 mL/min
B. 尿毒症期或终末期肾衰竭 Ccr 小于 10 mL/min
C. 肾衰竭期 Ccr 为 19~10 mL/min
D. 肾衰竭失代偿期 Ccr 为 50~20 mL/min
E. 肾衰竭期 Ccr 小于 10 mL/min

19. 下列哪项检测对原发性肝癌诊断最有价值(　　)
A. 血清甲胎蛋白
B. 癌胚抗原
C. 血清癌抗原 125
D. 血清癌抗原 153
E. 血清癌抗原 199

20. 腰椎穿刺采取脑脊液标本术后注意事项不包括下列哪项(　　)
A. 术后去枕平卧 4~6 小时
B. 注意观察穿刺处敷料的情况
C. 24 小时不能淋浴
D. 标本应及时送检，不能超过 2 小时
E. 送检过程中避免震荡

二、填空题

1. 检查肾小球功能常用的方法是__________ __________ __________。
2. 浓缩稀释试验主要检查肾脏__________。
3. 浆膜腔穿刺液检查的主要目的是鉴别__________和__________。
4. 漏出液形成的主要原因为__________ __________ __________。
5. 正常成人的脑脊液蛋白定量浓度为__________。
6. 列出几种常见肿瘤标志物__________ __________ __________ __________ __________。

三、简答题

1. 请写出甲醛、甲苯、盐酸 3 种尿液中防腐剂的用法及临床应用。
2. 尿浓缩稀释试验的临床意义是什么？
3. 渗出液与漏出液的鉴别要点有哪些？

（黄晓毅、张克美）

第七章 心电图检查

学习目标

知识目标：能叙述心电图各波段的组成、命名及正常值；常见异常心电图的特点。

能力目标：学会心电图导联体系和心电图测量方法；能够分析心电图和判断常见异常心电图。

素质目标：具有尊重、关爱病人的职业素质。

第一节 心电图基本知识

案例导入

案例

病人，男，65 岁，4 小时前突感心前区痛，伴左肩臂酸胀，自含硝酸甘油 1 片未见好转，伴憋气、乏力、出汗，二便正常。既往高血压病史 6 年，最高血压 160/100 mmHg，未规律治疗，吸烟 10 年，每日 20 支左右，不饮酒。查体：体温 37℃，脉搏 100 次/分，呼吸 24 次/分，血压 150/90 mmHg。已抽血查心肌酶学、肌钙蛋白等。

思考

1. 此时可做什么检查来快速辅助诊断？
2. 该检查应有多少导联？

心脏在机械收缩之前，首先产生电激动，心脏电激动所产生的微小电流可通过人体组织传导至体表。心电图(electrocardiogram，ECG)是利用心电图机自体表记录的心脏每一心动周期所产生的电活动变化的曲线图形。

一、心电图产生基本原理

心肌细胞的生物电变化是由细胞膜对其两侧的 K^{+}、Na^{+}、Cl^{-}、Ca^{2-} 等带电离子的选择性通透及各种离子的定向流动引起的，表现为细胞膜内外电位的变化，形成无限个电循环。也就是说，心肌细胞的电活动在一次心动周期中需要经历三个阶段，即极化、除极和复极。①当心肌细胞处在极化阶段即静息状态时，细胞膜外聚集着带正电荷的阳离子，膜内聚集着同等数量的带负电荷的阴离子，常称之为“外正内负”，此时，细胞膜外无电流产生，同时，膜内外维持着动态平衡。②当心肌细胞受到一定强度的刺激时，细胞膜内外电荷发生交换，膜电位由极化阶段时的“外正内负”状态迅速逆转为“外负内正”状态，这个过程称为除极，有解除极化之意。除极过程中已除极部位膜外带负电荷，邻近未除极部位膜外仍带正电荷，正负电荷形成一对电偶，产生电流，且电流从未除极部位流向已除极部位，并沿着一定的方向迅速扩展，直至整个心肌细胞完全除极。③心肌细胞除极完毕后，细胞膜的离子泵再对细胞膜内外的多种离子进行后续调整，使细胞膜逐渐恢复到静息时的极化状态，此过程称为复极，即恢复到极化状态之意（图 7-1-1）。

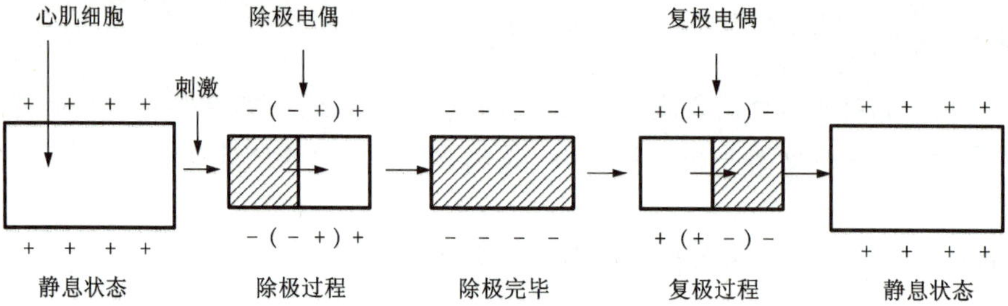

图 7-1-1　心肌细胞除极与复极及细胞膜内外电位变化示意图

心脏是由心房和心室等不同部位心肌细胞构成的立体器官，每个部位所有心肌细胞在极短的时间内共同除极或复极时，其电偶的大小和方向会按照一定的规律叠加，形成瞬间综合向量，把几个不同方向的心电向量综合成一个向量，这就代表整个心脏的综合心电向量。利用综合心电向量在心电图导联上的投影，便能描记出心电图图形。

二、心电图导联

将电极置于人体不同部位，并通过导联线与心电图机电流计的正、负极相连，这种电路连接方法称为导联。不同的电极位置和连接方法可组成不同的导联，目前被广泛采纳的是国际通用的常规十二导联体系，包括标准导联Ⅰ、Ⅱ、Ⅲ及加压单极肢体导联 aVR、aVL、aVF，胸导联 V_1、V_2、V_3、V_4、V_5、V_6。

（一）肢体导联

1. 标准导联

属于双极肢体导联，反映两个肢体之间的电位差变化，分别用Ⅰ、Ⅱ、Ⅲ作为标记，连接方式见图 7-1-2。

2. 加压单极肢体导联

属单极肢体导联，基本上代表正极（探测电极）所置部位的电位变化，连接方法见图 7-1-2。肢体导联电极主要放置于右臂（R）、左臂（L）、左腿（F）（图 7-1-3）。

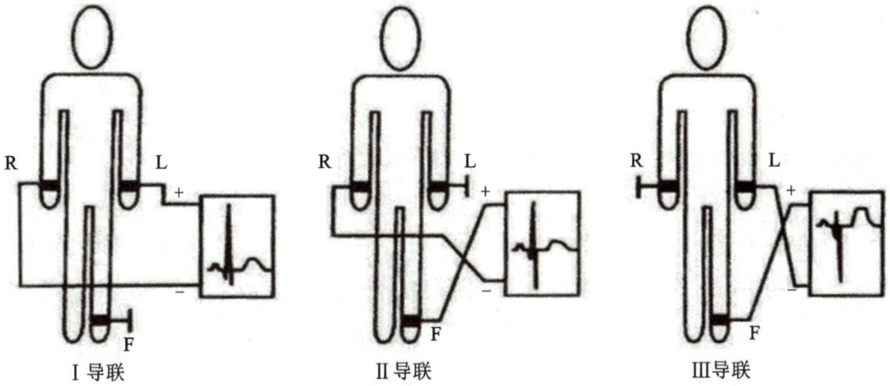

图 7-1-2　标准导联和电极位置及正负极连接方式

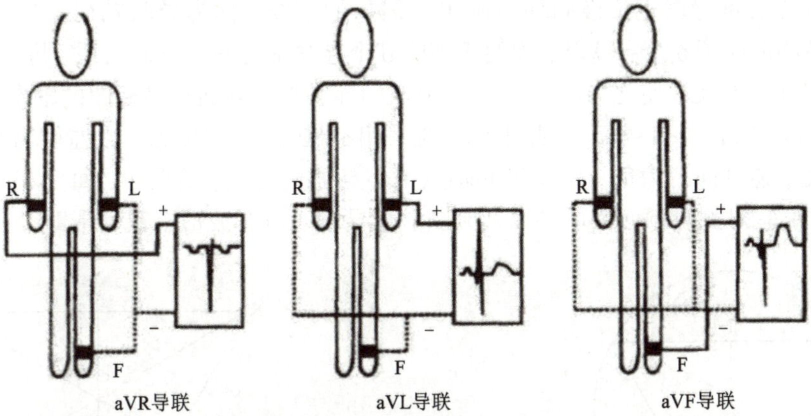

图 7-1-3　加压肢体导联的电极位置及正负极连接方式

(二)胸导联

胸导联又称心前区导联，属单极导联，即将正极(探查电极)分别放置于心前区不同部位，负极则与中心电端连接(表 7-1-1)。

表 7-1-1　常用胸导联连接法及主要作用

导联	正极(探查电极)	负极	主要作用
V_1	胸骨右缘第 4 肋间	中心电端	反映右心室壁改变
V_2	胸骨左缘第 4 肋间	中心电端	反映右心室壁改变
V_3	V_2 与 V_4 连线中点	中心电端	反映左、右心室移行改变
V_4	左锁骨中线平第 5 肋间	中心电端	反映左、右心室移行改变
V_5	左腋前线与 V_4 同一水平	中心电端	反映左心室壁改变
V_6	左腋中线与 V_4 同一水平	中心电端	反映左心室壁改变

【护考真题链接】2021 年-A1 型题

考点：心电图

心电图 V_2 导联检测电极放置的位置是(　　)

A. 胸骨右缘第 2 肋间　　B. 胸骨右缘第 4 肋间

C. 胸骨左缘第 2 肋间　　D. 胸骨左缘第 4 肋间

E. 胸骨左缘第 5 肋间

【答案解析】胸导联心电图放置位置：V_2 在胸骨左缘第 4 肋间(D 对)；V_1 在胸骨右缘第 4 肋间(平乳头)；V_4 在左锁骨中线平第 5 肋间；V_3 在 V_2 与 V_4 连线中点；V_5 在腋前线平 V_4 水平；V_6 在左侧腋中线平 V_4 水平(ABCE 错)。

三、导联轴

在每一个标准导联正负极间均可画出一假想的直线，称为导联轴(图 7-1-4 a、b)。6 个肢体导联形成了 6 个导联轴，为便于表明 6 个导联轴之间的方向关系，将Ⅰ、Ⅱ、Ⅲ导联的导联轴平行移动，使之与 aVR、aVL、aVF 的导联轴一并通过坐标图的轴中心点，便构成额面六轴系统(图 7-1-4 c)。此坐标系统采用±180°的角度标志。以左侧为 0°，顺钟向的角度为正，逆钟向者为负。每个导联轴从中心点被分为正、负两半，每个相邻导联间的夹角为 30°。它对测量额面心电轴以及判断肢体导联心电图波形有很大帮助。

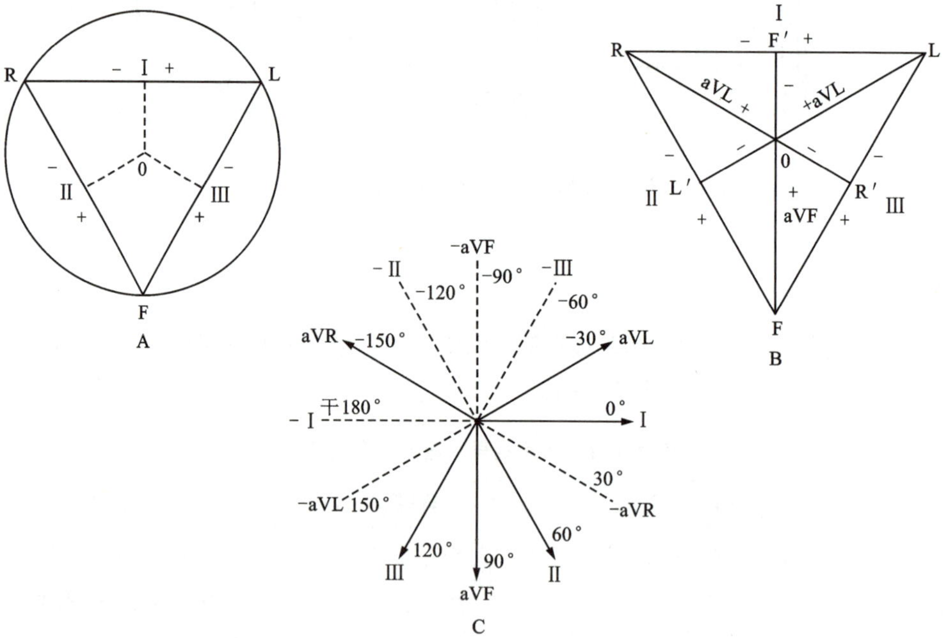

A. 标准导联的导联轴；B. 加压肢体导联的导联轴；C. 肢体导联额面六轴系统

图 7-1-4　肢体导联额面六轴系统示意图

四、心电图的组成与命名

正常心脏的激动起源于窦房结，兴奋心房的同时，激动沿结间束→房室结→希氏束→

左、右束支→浦肯野纤维顺序传导，最后兴奋心室。这种先后有序的电激动的传播，引起一系列电位变化，就形成了心电图上的相应波段(图 7-1-5)。

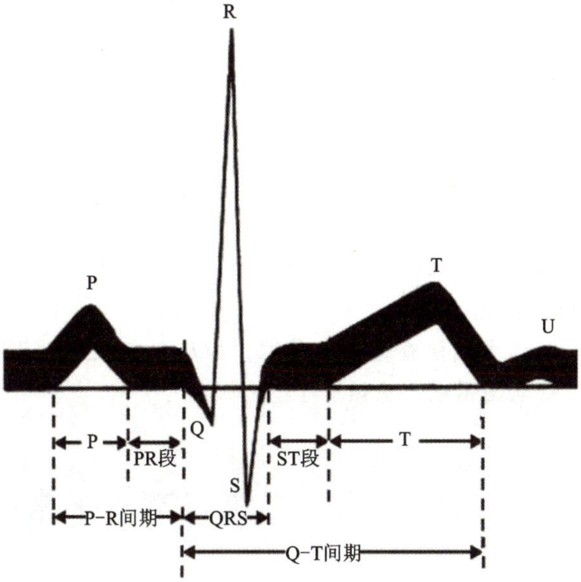

图 7-1-5　心电图各波段示意图

(1)P 波：是最早出现的较小的波，代表心房除极的电位变化。

(2)PR 间期：从 P 波起点至 QRS 波群起点，代表心房开始除极到心室开始除极的时间。

(3)QRS 波群：为振幅最大的波，代表心室除极过程的电位变化，因探测电极的位置不同而呈多种形态，已统一命名如下：

1)R 波：QRS 波群在等电位线以上第一个出现的正向波称为 R 波。

2)Q 波：在 R 波前的负向波称为 Q 波。

3)S 波：在 R 波后的第一个负向波称为 S 波。

4)R′波和 S′波：S 波后的正向波称为 R′波；R′波后的负向波称为 S′波。

5)QS 波：如果 QRS 波群只有负向波，则称为 QS 波。

6)切迹或顿挫：如果在等电位线同侧一个波的描记线可见 2 个或 2 个以上转折点，则称为切迹或顿挫。

至于采用 Q、R、S 还是 q、r、s 表示，应根据其幅度大小而定，若波幅≥0.5 mV，用大写字母表示，若波幅<0.5 mV，则用小写字母表示。QRS 波群命名见图 7-1-6。

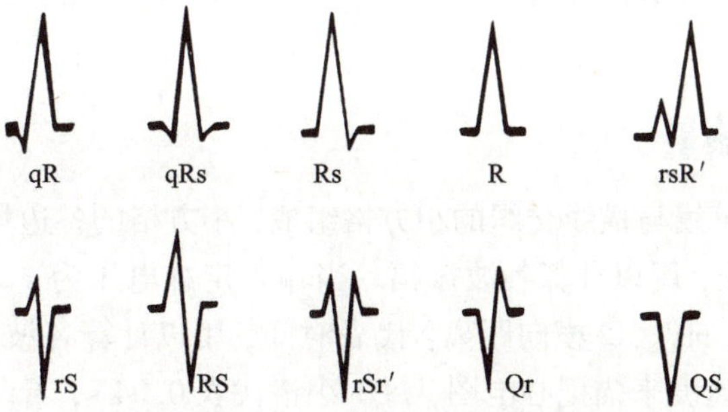

图 7-1-6　QRS 波群命名示意图

(4)J 点：QRS 波群的终末与 ST 段起始之交接点称为 J 点。

(5)ST 段：从 QRS 波群终点至 T 波起点间的线段，代表心室早期缓慢复极的电位与时间变化。

(6)T 波：为 ST 段后一个圆钝而较大的波，反映心室晚期复极的电位与时间变化。

（7）Q-T 间期：QRS 波群起点至 T 波终点间的时间，代表心室除极与复极全过程所需的时间。

（8）U 波：在 T 波之后 0.02~0.04 s 出现的振幅很低小的波，发生机制不明，代表心室后继电位。

案例分析

1. 心电图是心血管疾病最常用的辅助检查方法，因此，该病人此时做心电图检查可快速辅助诊断。

2. 心电图检查由标准导联、加压单极肢体导联和胸导联上相继出现的波形组成，所以，心电图图纸上应该有 12 个导联。

第二节　正常心电图

案例导入

案例

女性，24 岁。来院体检。

查体：体温 36.4℃，脉搏 88 次/分，呼吸 20 次/分，血压 110/70 mmHg。一般情况好，无皮疹，浅表淋巴结未触及，巩膜不黄，心界不大，心率 88 次/分，律齐，无杂音，肺叩诊清音，无啰音，腹平软，肝脾未触及，下肢不肿。

心电图：正常。

思考

1. 做心电图时胸导联电极分别安放在什么位置？

2. 如何判断正常心电图？

一、心电图的测量

心电图记录纸由纵线与横线交织的小方格组成，小方格的各边均为 1 mm（图 7-2-1）。①纵向距离：代表电压，用以计算各波振幅。当输入定准电压为 1 mV 使曲线移位 10 mm 时，每 1 小格代表 0.1 mV。②横向距离：代表时间，用以计算各波和各间期所占的时间。若按 25 mm/s 的走纸速度来描记心电图，每 1 小格代表 0.04 s，若改变走纸速度或定准电压，则每小格代表的时间或电压值亦发生改变。

（一）心率的测量

（1）心律规则：只须测量 1 个心动周期的时间，即 R-R（或 P-P）间期，以秒（s）表示，然后代入公式：心率（次/分）= 60÷R-R（或 P-P）间期。例如 R-R 间期为 0.8 s，则心率为 60/0.8 = 75 次/分。

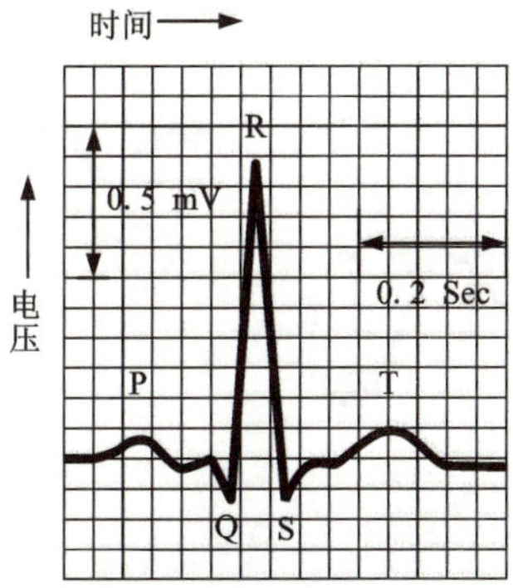

图 7-2-1　心电图记录纸示意图(走纸速度 25 mm/s，定标电压 1 mV=1 cm)

(2)心律不规则：有多种方法。①可以数同一导联连续 30 大格(共 6 秒)内的 QRS 或 P 波数，乘以 10，即为心率。②在同一导联测量连续 5 个以上 R-R 或 P-P 间距，求其平均值，再代入公式，即可得出心率。③也可采用查表法或使用心率尺直接读出相应的心率数值。

(3)心房率与心室率不一致：心房率与心室率不一致时，需分别计算心房率和心室率。

【护考真题链接】2022 年-A2 型题

考点：心电图分析

病人，男，56 岁，因心前区不适就诊，病人心电图如图所示，判断其心率约为(　　)

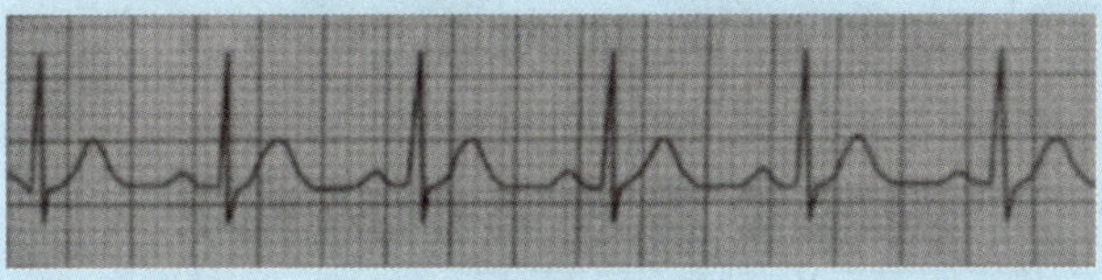

A. 80 次/分　　B. 100 次/分　　C. 120 次/分
D. 150 次/分　　E. 180 次/分

【答案解析】心电图走纸的速度为 25 mm/秒的时候，每一小格距离为 1 mm，时间为 0.04 s。测量心率时只需测量一个 R-R 间期的秒数或者是 P-P 间期的秒数，然后被 60 除。如图所示，R-R 间期秒数为 0.04 s×14=0.56 s，60÷0.56 s≈107 次/分(B 对，ACDE 错)。

(二)各波段振幅的测量

P 波振幅测量的参考水平应以 P 波起始前的水平线为准，测量 QRS 波群、J 点、ST 段、T 波和 U 波振幅，统一采用 QRS 起始部水平线作为参考水平。测量正向波(向上的波)振幅时，应自参考水平线的上缘垂直测量至波的顶端，测量负向波(向下的波)振幅，应自参考水平线的下缘垂直测量至波的底端(图 7-2-2)。

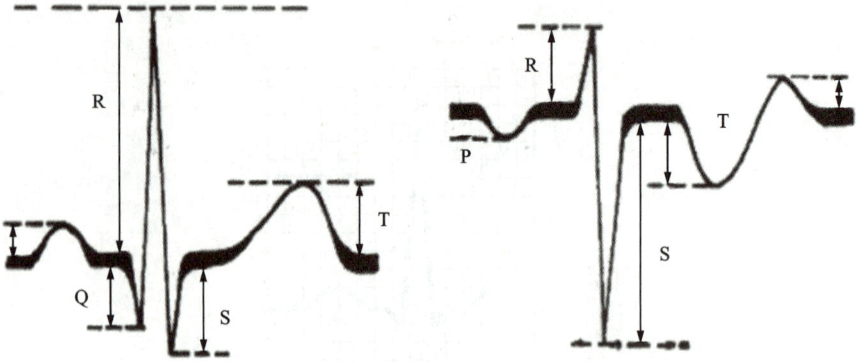

图 7-2-2　心电图各波段振幅测量方法示意图

(三) 各波段时间的测量

选择波幅最大、波形清晰的导联进行测量。自波形起始部的内缘至波形终末部分的内缘(图 7-2-3)。正向波的时间从等电位线下缘测量，负向波的时间应从等电位线上缘测量。

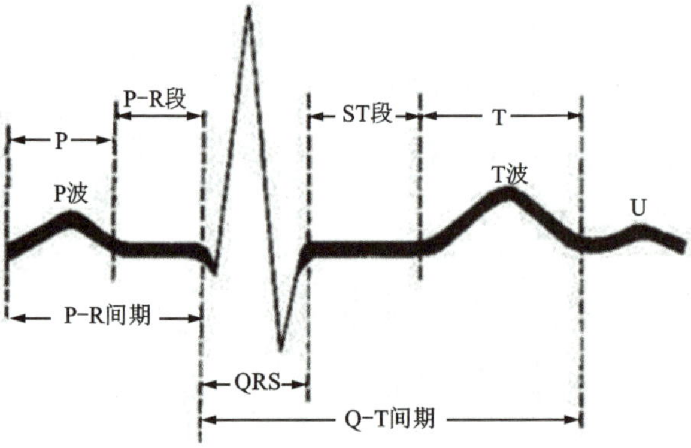

图 7-2-3　心电图各波段时间测量方法示意图

(四) 心电轴的测量

心电轴一般是指平均 QRS 电轴，是指心室除极过程中各瞬间综合向量的综合，代表心室除极过程中的平均电动势的方向和强度。一般采用心电轴与 Ⅰ 导联正侧段所成的角度表示心电轴的偏移程度。正常心电轴在额面上的投影指向左下，正常为 0°～+90°。

(1) 目测法：根据 Ⅰ、Ⅲ 导联 QRS 波群主波方向可快速地判断心电轴是否正常(图 7-2-4)。

(2) 作图法：分别测算 Ⅰ、Ⅲ 导联的 QRS 波振幅的代数和，然后分别在 Ⅰ、Ⅲ 导联轴上通过这两个数值点画出垂直线，求得两垂直线的交叉点。电偶中心 0 点与该交叉点相连即为心电轴，该轴与 Ⅰ 导联轴正侧的夹角即为心电轴的角度(图 7-2-5)。

(3) 查表法：先测算的 1、Ⅲ 导联 QRS 波振幅的代数和，然后对照心电轴度数计算表查找。

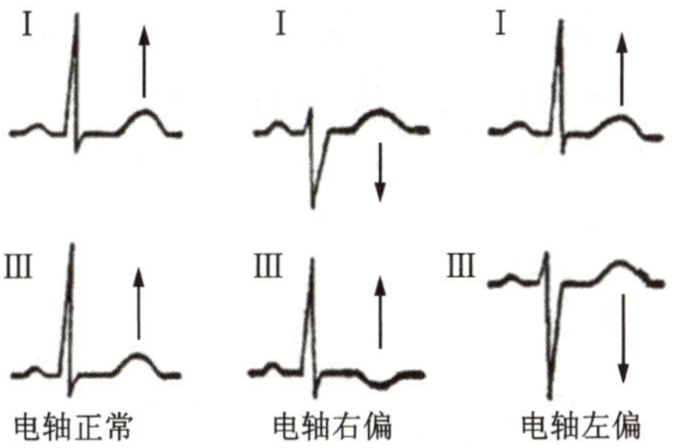

图 7-2-4　心电轴目测法示意图

正常心电轴的范围为-30°～+90°；电轴位于-30°～-90°范围为心电轴左偏；位于+90°～+180°范围为心电轴右偏；位于-90°～-180°范围为“不确定电轴”（图 7-2-6）。

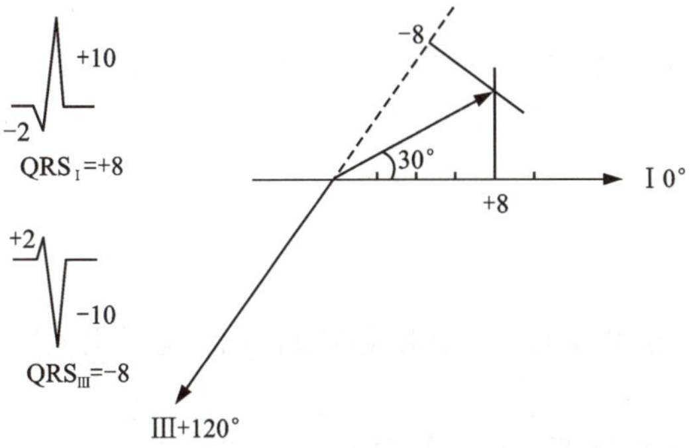

图 7-2-5　作图法测算心电轴示意图

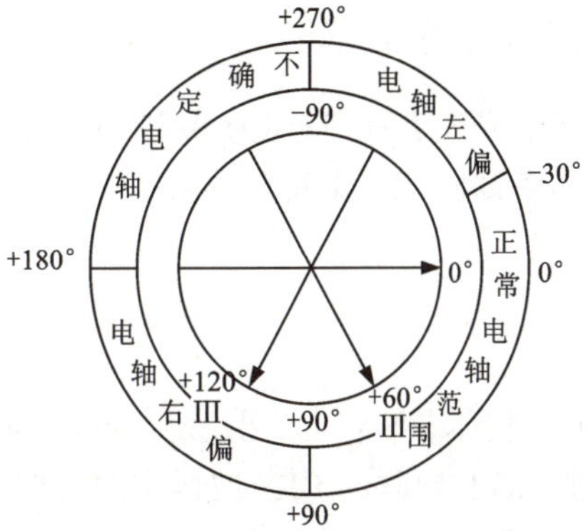

图 7-2-6　正常心电轴及其偏移

（五）钟向转位

钟向转位是指心脏沿其长轴（从心尖部向心底部观察）发生顺时针或逆时针方向的转动。可通过心前区导联过渡区即 V_3 或 V_4 的波形出现的位置来判断。无钟向转位时，QRS 波群表现为 V_1～V_5 导联 r 波逐渐增高、S 波逐渐变浅，即 V_1 导联 R/S<1，V_3 导联 R/S≈1，V_5 导联 R/S>1（图 7-2-7）。

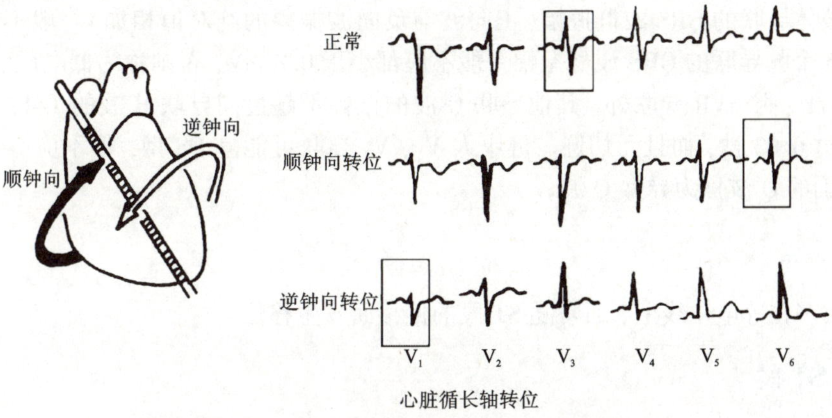

图 7-2-7　心脏的钟向转位示意图

V_1、V_2 导联出现过渡区波形，提示心脏逆钟向转位，常见于左心室肥大；V_5、V_6 导联出现过渡区波形，提示心脏顺钟向转位，常见于右心室肥大。但钟向转位图形并非都是心脏在解剖上转位的结果，健康人的心电图也常可见到这种转位图形。

二、正常心电图波形特点与正常值

(一)P 波

(1)位置与形态：P 波光滑圆钝，可有轻度切迹，P 波方向在Ⅰ、Ⅱ、aVF、V_4~V_6 导联向上，在 aVR 导联向下，其余导联可呈倒置、双向或低平。

(2)时间与电压：正常人 P 波时间<0.12 秒、肢体导联电压<0.25 mV，胸导联电压<0.20 mV。

(二)P-R 间期

健康成人 P-R 间期为 0.12~0.20 秒。但其与年龄、心率的变化有密切关系，年龄越大或心率越慢，P-R 间期越长。

(三)QRS 波群

1. 形态

(1)肢体导联：Ⅰ、Ⅱ、aVF 导联的 QRS 波群主波向上，aVR 导联的 QRS 波群主波向下，Ⅲ、aVL 导联的 QRS 波群主波方向多变。

(2)胸导联：V_1~V_6 导联的 R 波逐渐增高，S 波逐渐变浅。其中 V_1、V_2 导联多呈 rS 型，R/S<1，V_5、V_6 导联多呈 qR 型或 Rs 型，R/S>1，V_3、V_4 导联多呈过渡区波形，R/S≈1。

2. 时间

正常成年人 QRS 时间小于 0.12 秒，多数在 0.06~0.10 秒。

3. 电压

(1)肢体导联：R_{aVL}<1.2 mV，R_{aVF}<2.0 mV，R_{aVR}<0.5 mV，$R_{Ⅰ}+R_{Ⅲ}$<2.5 mV。

(2)胸导联：R_{V1}<1.0 mV，$R_{V1}+S_{V5}$<1.2 mV，R_{V5}<2.5 mV，$R_{V5}+S_{V1}$<4.0 mV(男)或 3.5 mV(女)。

6 个肢体导联的 QRS 波群振幅(正向波与负向波振幅的绝对值相加)一般不应都小于 0.5 mV，6 个胸导联的 QRS 波群振幅一般不应都小于 0.8 mV，否则称为低电压。

(3)Q 波：除 aVR 导联外，其他导联 Q 波的振幅不超过同导联 R 波的 1/4，Q 波时间一般不超过 0.03 秒，而且无切迹。健康人 V_1、V_2 导联可能呈 QS 型，但不应有 Q 波。超过正常范围的 Q 波称为异常 Q 波。

(四)J 点

J 点大多在等电位线上，通常随 ST 段的偏移而发生移位。

(五)ST 段

健康人 ST 段一般为等电位线。在任何导联中，ST 段下移不应超过 0.05 mV。肢体

导联和 $V_4\sim V_6$ 导联 ST 段上移不应超过 0.1 mV，在 $V_1\sim V_3$ 导联 ST 段上移不应超过 0.3 mV。

(六)T 波

(1)形态：T 波为前肢较长、后肢较短、占时较长的钝圆波形。正常情况下，T 波方向常与 QRS 波群的主波方向一致。在Ⅰ、Ⅱ、$V_4\sim V_6$ 导联中均直立，在 aVR 导联倒置，其他导联可直立、倒置或双向。

(2)电压：在以 R 波为主的导联中，T 波振幅不应低于同导联 R 波的 1/10。心前区导联的 T 波可高达 1.2~1.5 mV，但不应超过同导联 R 波。

(7)Q-T 间期

Q-T 间期一般为 0.32~0.44 秒，但其与心率有密切关系。心率增快，Q-T 间期缩短；反之，则延长。为纠正心率对 Q-T 间期的影响，常采用校正的 Q-T 间期(Q-Tc)，$Q\text{-}Tc = Q\text{-}T/\sqrt{RR}$，RR 为标准化的心率值，根据 60 除以心率得到。正常 Q-Tc≤0.44 秒。

(八)u 波

u 波出现在 T 波后 0.02~0.04 秒，其方向多数与 T 波一致，且不应高于同导联 T 波。在心前区导联 $V_2\sim V_4$ 较清楚。u 波明显增高常见于低钾血症。

三、心电图的分析方法和步骤

(1)一般浏览：确认定准电压(标准灵敏度)、走纸速度、有无导联记录或标记错误，判别和排除伪差或干扰(如肌肉震颤、等电位线漂移、交流电干扰)。

(2)确定主导心律及心率：寻找并分析 P 波的形态和规律，确定主导心律是否为窦性心律。若不是窦性心律，应分析是哪一种异位心律起主导作用。然后，分别测量心房率或心室率。

(3)分析 P 波与 QRS 波群及相互关系：观察各导联 P 波与 QRS 波群的方向、形态、时间、电压，其中时间与电压需准确测量，并通过 P 波与 QRS 波群的顺序关系，P-R 间期的时间及是否固定等判断有无心律失常。

(4)观察 ST-T 有无改变：主要观察 ST 段的移位情况和移位形态，T 波的方向及形态改变，以及出现改变的导联。

(5)判断心电轴：可通过目测、查表迅速判断心电轴有无偏移，若有，确定方向或偏移度数。

(6)判断钟向转位：观察心前区导联 $V_1\sim V_5$QRS 波的形态，是否存在过渡区的波形出现在 V_1、V_2 或 V_5、V_6 导联，以判断有无钟向转位。

(7)得出结论：根据测量结果，并紧密结合病人病史、临床表现及其他检查资料，综合分析，作出心电图诊断。

案例分析

1. 胸导联电极安放位置为，V_1：胸骨右缘第 4 肋间，V_2：胸骨左缘第 4 肋间，V_3：V_2 与 V_4 连线中点，V_4：左锁骨中线平第 5 肋间，V_5：左腋前线与 V_4 同一水平，V_6：左腋中线与 V_4 同一水平。

2. 判断心电图是否正常，可以从频率(心房率和心室率)、节律、波形间的相互关系、ST-T 改变及改变类型、心电轴是否发生偏移等方面作出判断。

第三节　常见异常心电图

案例导入

案例

病人，女，52 岁，自觉心动过速，心悸、气促 2 个月入院，无明显发作诱因，活动后加剧，持续几分钟至数十分钟缓解，无其他症状。平素体健，入院查体：体温 36.2℃，脉搏 94 次/分，呼吸 21 次/分，血压 98/69 mmhg。胸廓对称无畸形，心前区无隆起，心尖搏动正常，心率 110 次/分，律不齐、心音强弱不等，无杂音，双下肢无水肿。心电图检查：房颤。

思考

1. 该病人是否有房颤体征？

2. 房颤的心电图特征有哪些？

一、心房与心室肥大

(一)心房肥大

P 波代表心房除极，所以心房肥大主要体现在 P 波改变。

1. 左心房肥大

心电图特征：①P 波≥0.12 秒，常呈双峰型，峰间距离≥0.04 秒，尤其以 Ⅰ、Ⅱ、aVL 导联改变明显。②V_1 导联 P 波常呈正负双向，$PtfV_1 \leq -0.04$ mm · s(图 7-3-1)。左心房肥大多见于二尖瓣狭窄，所以左心房肥大的 P 波又称为“二尖瓣型 P 波”。亦较常见于原发性高血压、肥厚型心肌病、慢性左心衰竭等。

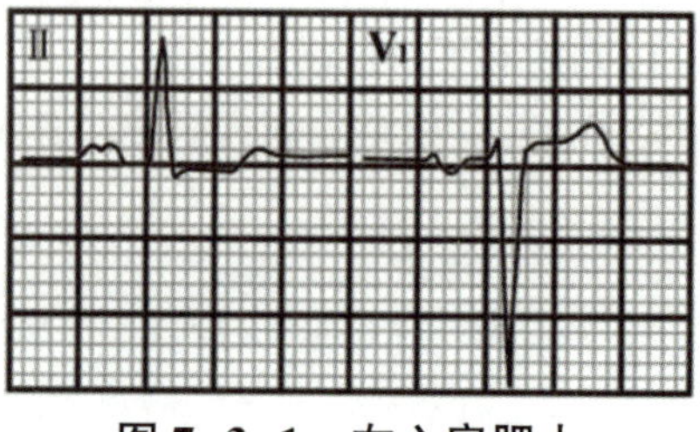

图 7-3-1　左心房肥大

2. 右心房肥大

心电图特征：①肢体导联 P 波(尤其以Ⅱ、Ⅲ、aVF 导联明显)高尖，电压≥0.25 mV。②V_1、V_2 导联 P 波直立，电压≥0.15 mV，如 P 波呈双向时，其振幅的算术和≥0.20 mV。③P 波时间正常(<0.12 秒)(图 7-3-2)。右心房肥大可见于各种原因引起的肺动脉高压、肺动脉瓣狭窄等，因多见于肺源性心脏病，所以右心房肥大的 P 波又称为“肺型 P 波”。

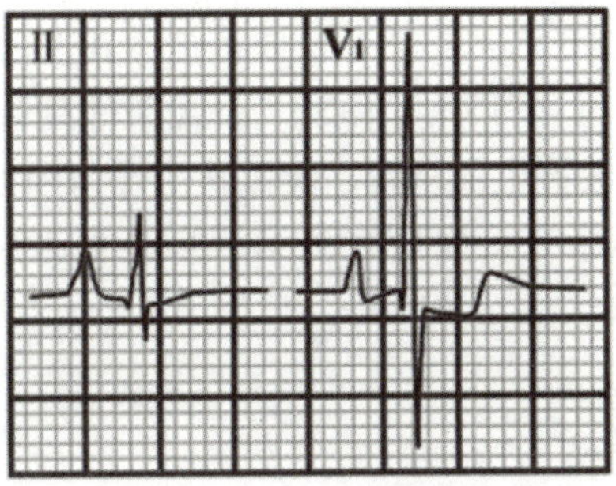

图 7-3-2　右心房肥大

3. 双心房肥大

心电图特征：兼有左、右心房肥大的心电图表现，即 P 波高大、增宽，呈双峰型，电压≥0.25 mV，时间≥0.12 秒。双心房肥大多见于较严重的先天性心脏病。

(二) 心室肥大

1. 左心室肥大

心电图特征为(图 7-3-3)：

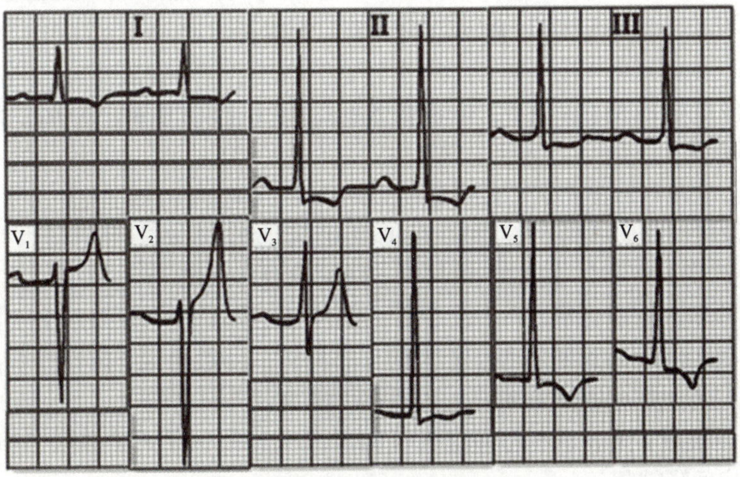

图 7-3-3　左心室肥大

(1) QRS 波群电压增高。①肢体导联：R_{aVL}>1.2 mV 或 R_{aVF}>2.0 mV 或 $R_{Ⅰ}$>1.5 mV 或 $R_{Ⅰ}+R_{Ⅲ}$>2.5 mV。②心前导联：R_{V5} 或 R_{V6}>2.5 mV，或 $R_{V5}+S_{V1}$>3.5 mV(女)或 4.0 mV(男)。

(2)可出现额面心电轴左偏。

(3) V_5 的室壁激动时间(VAT)>0.05 秒，QRS 时间达 0.10~0.11 秒，但一般<0.12 秒。

(4)ST-T 改变：在 R 波为主的导联(V_5、V_6、aVL、aVF)出现 ST 段下降大于 0.05 mV，T 波低平、双向或倒置。

QRS 波群电压增高同时伴有 ST-T 改变者，称为左心室肥大伴劳损。在心电图诊断中，QRS 波群电压增高是左心室肥大的一个重要特征。在左心室高电压的基础上，结合其他阳性指标，一般可以成立左心室肥大的诊断。符合条件越多及超过正常范围越大，诊断的可靠性越大。如仅有 QRS 波群电压增高，而无其他任何阳性指标者，应慎重诊断左心室肥大，必须结合病史综合考虑。左心室肥大多见于原发性高血压、冠状动脉粥样硬化性心脏病、风湿性心脏病及某些先天性心脏病等。

2. 右心室肥大

心电图特征为(图 7-3-4)：

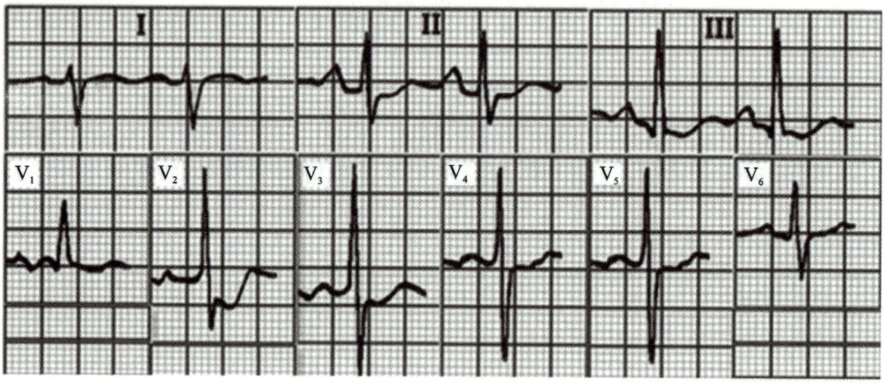

图 7-3-4　右心室肥大

(1)QRS 波群电压增高：① V_1 导联 R/S≥1。② R_{V1}>1.0 mV 或 $R_{V1}+S_{V5}$>1.2 mV。③ R_{aVR}>0.5 mV 或 R/S≥1。

(2)额面心电轴右偏≥+90°，显著肥厚可>+110°。

(3)QRS 波群时间多正常，V_1 导联 VAT>0.03 秒。

(4)ST-T 改变：V_1~V_3 导联 ST 段压低，伴 T 波双向或倒置。

右心室电压增高同时伴有 ST-T 改变者，称为右心室肥大伴劳损。QRS 波群形态、电压的改变和心电轴右偏是诊断右心室肥大的可靠指标。一般来说，阳性指标越多，则诊断的可靠性越大。心电图诊断右心室肥大的准确性较高，灵敏度较低，但一旦出现典型的右心室肥大心电图表现，则表示右心室肥大已相当严重。右心室肥大多见于肺源性心脏病、二尖瓣狭窄、房间隔缺损等。

3. 双侧心室肥大

心电图特征为：

(1)显示“正常”心电图。是由于双侧心室电压同时增高，互相抵消。

(2)单侧心室肥大心电图。只反映一侧心室肥大，而另一侧心室肥大的图形被掩盖，一般仅显示左心室肥大特征。

(3)双侧心室肥大心电图。既表现右心室肥大心电图特征，如 V_1 导联 R 波为主，电轴右偏等，又显示左心室肥大征象，如 V_5 导联 R 波振幅增高。

双侧心室肥大多见于各种心脏病晚期或某一侧心室肥大发展到全心肥大。心电图诊断双心室肥大的灵敏度较低。

二、心肌缺血与心肌梗死

(一)心肌缺血

1. 心肌缺血的心电图类型

(1)T 波改变。正常情况下，心外膜复极早于心内膜，因此，心室复极过程从心外膜开始向心内膜方向推进。发生心肌缺血时，复极方向及过程发生改变，心电图上出现 T 波改变。

1)心内膜下心肌缺血：该处心肌复极速度较正常时更加延迟，使原来存在的与心外膜复极向量相抗衡的心内膜复极向量减小或消失，致使 T 波向量增加。由于该向量方向指向缺血处的探查电极，因此，在相应的导联上常表现出高大直立的 T 波。

2)心外膜下心肌缺血：心肌复极顺序发生逆转，方向与正常时相反，即复极先从心内膜下心肌开始，再向心外膜下心肌扩展，此时面向缺血区的导联表现出 T 波倒置，甚至对称或倒置逐渐加深。由于这种倒置深尖、双肢对称的 T 波多在冠状动脉供血不足时出现，所以亦被称为“冠状 T 波”。

(2)ST 段改变。当持续心肌缺血时，心肌细胞的除极速度会减慢，表现为除极尚未结束时复极即已开始，心电图上出现 ST 段移位。当心内膜下心肌缺血时，ST 段下段≥0.05 mV，而当心外膜下心肌缺血时(包括透壁性心肌缺血)，ST 段抬高>0.1~0.3 mV。

2. 临床意义

急性冠状动脉供血不足时，临床表现多有心绞痛，偶尔可无症状，可出现一过性缺血或心律失常，缺血部位的导联显示 ST 段压低(水平型或下斜型≥0.10 mV)和(或)T 波倒置(图 7-3-5)。变异型心绞痛多引起暂时性 ST 段抬高并常伴有高耸 T 波和对应导联的 ST 段下移，这是急性严重心肌缺血表现，如 ST 段持续抬高，提示可能发生心肌梗死。持续和较恒定的缺血型 ST 改变(水平型或下斜型降低≥0.05 mV)和(或)T 波低平、负正双向和倒置，多见于慢性冠状动脉供血不足。

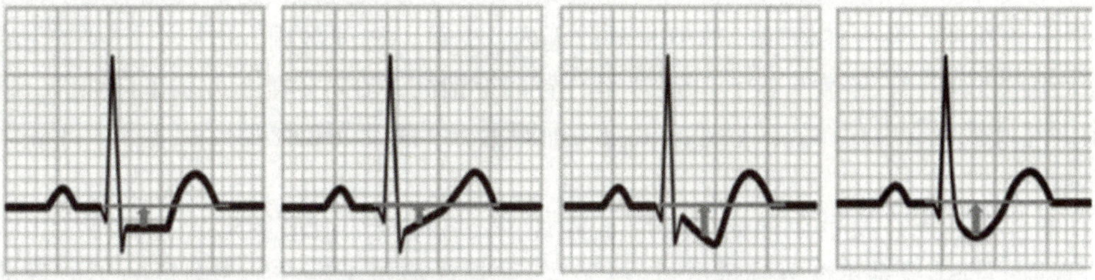

A. 水平型ST段降低　B. 上斜型ST段降低　C. 下斜型ST段降低　D. 下陷型ST段降低

图 7-3-5　急性冠状动脉供血不足 ST 段降低示意图

【知识链接】

心电图运动负荷试验

有些冠状动脉供血不足的病人，不仅无症状或症状不典型，而且平静时心电图可表现正常。因此，为早期发现这些隐匿型或可疑冠状动脉粥样硬化性心脏病病例，临床上常采用通过运动增加心肌负荷的方法诱发心电图的改变，用以判断是否有冠状动脉供血不足。这种通过运动增加心脏负荷而诱发心肌缺血，从而出现缺血性心电图改变的试验方法，叫心电图运动负荷试验。目前常用踏车及活动平板运动试验。

（二）心肌梗死

1. 基本图形

冠状动脉急性闭塞后，依靠该支冠状动脉供血的心肌由于得不到血液供应而发生一系列变化，在心电图上可先后出现缺血，损伤和坏死 3 种类型的图形。

（1）“缺血型”改变。主要表现为 T 波的改变。①通常缺血最早出现于心内膜，因而面向缺血区域导联的 T 波多呈典型的直立、高大，且前后两肢对称，少数可仅有 T 波相对增高，两肢不一定对称；②T 波对称性倒置，呈冠状 T 波，是急性心肌梗死最早期的表现。

（2）“损伤型”改变。如果缺血比较严重或持续时间较长，则会造成心肌损伤。心电图表现为 ST 段逐渐抬高，并与 T 波融合，形成弓背向上高于等电位线的单向曲线。此种改变于心肌供血改善后可恢复。

（3）“坏死型”改变。当心肌长时间严重缺血时，导致心肌坏死，心电图表现为面向坏死区的导联出现异常 Q 波（时间≥0.04 秒，电压≥同导联 R 波 1/4）或 QS 波。

典型的坏死型 Q 波是心肌梗死较可靠的诊断依据。若以上 3 种改变同时出现，则心肌梗死的诊断基本成立。

2. 心肌梗死的图形演变及分期

当发生心肌梗死后，在动态观察中可见到心电图呈现如下典型的四期变化。

（1）超急性期。在发病后数分钟到数小时内发生，心电图表现为：①高尖 T 波，是心肌梗死最早的改变；②ST 段上斜型抬高，有时可与高耸直立 T 波相连形成单向曲线；③不出现异常 Q 波。若治疗及时有效，有可能避免发展为心肌梗死或使心肌梗死的范围缩小。

（2）急性期。发生在梗死后数小时至数天内，少数可持续数周，是一个发展变化的过程。心电图表现：①异常 Q 波；②ST 段呈弓背向上抬高，抬高显著者可呈单向曲线，继而逐渐下降或接近等电位线；③直立的 T 波逐渐降低，可演变为缺血型冠状 T 波，并逐渐倒置达最深。

（3）亚急性期。发生在梗死后数周至数月，以坏死及缺血型图形为主要特征。心电图表现为：①ST 段基本恢复到等电位线；②坏死型 Q 波持续存在；③倒置的 T 波逐渐变浅，直至恢复正常或倒置的 T 波趋于恒定不变。

（4）陈旧期。发生在心肌梗死数月之后，心电图表现为：ST 段和 T 波恢复正常，T 波也可持续倒置、低平，趋于恒定不变。异常 Q 波或 QS 波持续存在，为既往心肌梗死的唯一证据。

3. 心肌梗死的定位诊断

根据异常 Q 波或 ST 段移位出现的导联可确定心肌梗死的部位(表 7-3-1)。不同部位心肌梗死的心电图变化见图 7-3-6、图 7-3-7。

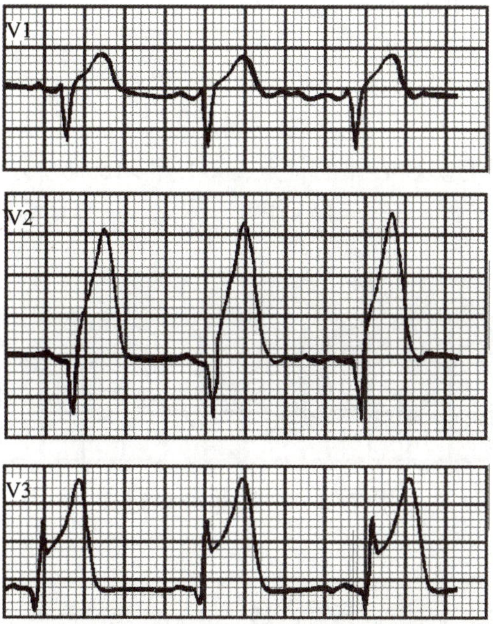

图 7-3-6　急性前间壁心肌梗死

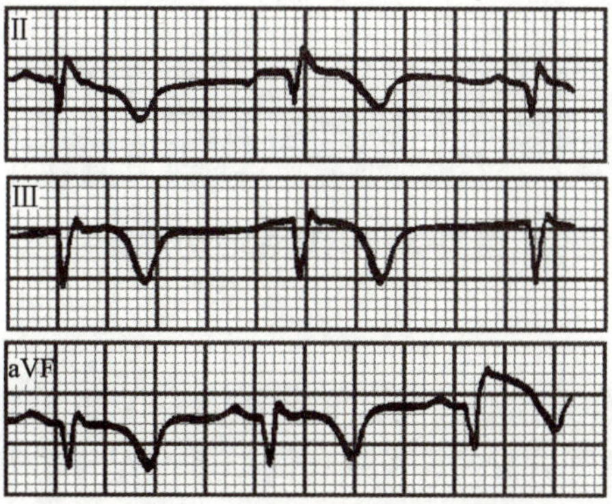

图 7-3-7　急性下壁心肌梗死

表 7-3-1　心电图导联与心肌梗死定位诊断

心肌梗死部位	导联(出现坏死 Q 波)	心肌梗死部位	导联(出现坏死 Q 波)
前间壁	V_1、V_2、V_3	下壁	Ⅱ、Ⅲ、aVF
前侧壁	V_4、V_5、V_6	正后壁	V_7、V_8、V_9
广泛前壁	V_1、V_2、V_3、V_4、V_5	右室	V_3R、V_4R
高侧壁	Ⅰ、aVL		

三、常见心律失常

正常心脏激动起源于窦房结，并沿传导系统下传，使房室顺序协调地收缩、舒张，完成心脏泵血功能。当各种原因使心脏激动的起源或(和)传导出现异常，称为心律失常。心电图是诊断心律失常最简便、较精确的方法。

(一)窦性心律失常

1. 窦性心动过速

心电图特征为：①具有窦性心律的特点；②心率>100 次/分(图 7-3-8)。常见于运动、激动、疼痛、发热、贫血、急性失血、甲亢、休克、心力衰竭以及应用阿托品、肾上腺素等。

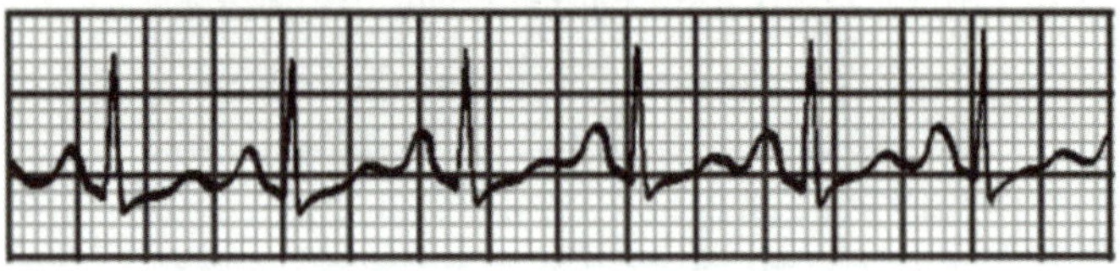

图 7-3-8　窦性心动过速

2. 窦性心动过缓

心电图特征为：①具有窦性心律特点；②心率<60 次/分(图 7-3-9)。常见于老人、运动员、睡眠、病态窦房结综合征、颅内压增高、胆汁淤积性黄疸、甲状腺功能低下、洋地黄过量以及应用 β 受体阻滞剂等。

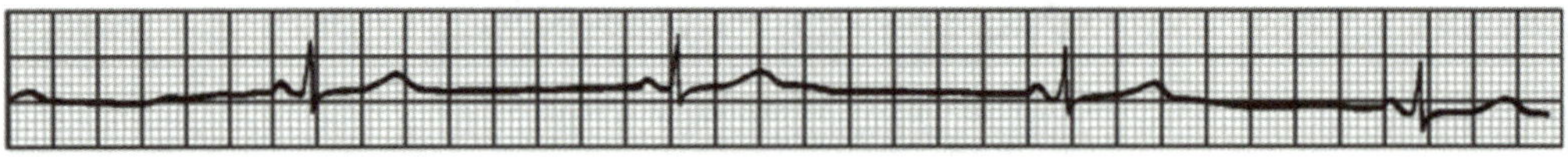

图 7-3-9　窦性心动过缓

3. 窦性心律不齐

心电图特征为：①具有窦性心律特点；②在同一导联 2 个 P-P 间距相差>0. 12 秒(图 7-3-10)。常见于儿童和青少年，多数窦性心律不齐与呼吸有关，表现为吸气时心率增快，呼气时变慢，深呼吸时更明显，屏气时消失，称为呼吸性窦性心律不齐。比较少见的窦性心律不齐与呼吸无关，如自主神经功能失调、更年期综合征、器质性心脏病及洋地黄中毒等。

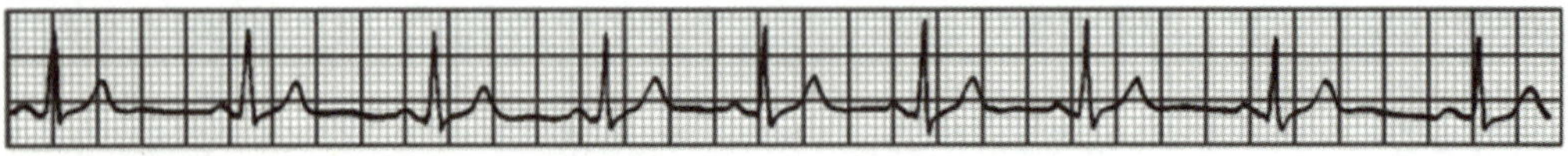

图 7-3-10　窦性心律不齐

(二)期前收缩

期前收缩又称过早搏动，简称早搏，是临床上最常见的心律失常。由于窦房结以下的某一个异位起搏点的自律性增高，在窦房结激动尚未抵达其位置时，过早发出了激动。根据异位起搏点的位置可分为房性、交界性及室性期前收缩三种，其中以室性期前收缩最为多见。

期前收缩与其前正常搏动的间距称为联律间期，期前收缩之后的长间歇称为代偿间歇。①室性期前收缩的联律间期与代偿间歇之和恰好等于正常心动周期的 2 倍，称为代偿间歇完全；②房性期前收缩的联律间期与代偿间歇之和小于正常心动周期的 2 倍，称为代偿间歇不完全；③交界性期前收缩的代偿间歇多完全。

期前收缩可见于情绪激动、饱餐、体力过劳、过量饮酒、吸烟等，但多见于器质性心脏病如急性心肌梗死、心肌炎、风湿性心脏病等，也可见于急性感染、心脏手术、麻醉、低温、体外循环、低血钾、洋地黄过量等。

1. 房性期前收缩

心电图特征：①提前出现的 P′波，形态与窦性 P 波略不同；②P′-R 间期>0. 12 秒；③提前出现的 QRS 波群形态多正常；④代偿间歇多不完全(图 7-3-11)。

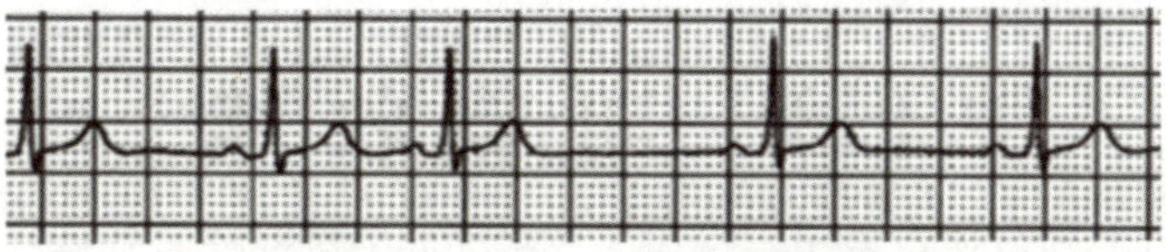

图 7-3-11　房性期前收缩

2. 房室交界性期前收缩

心电图特征：①提前出现的 QRS 波群，形态多正常；②P 波形态与窦性 P 波不同，故以 P′表示。P′波常为逆行性，可出现于 QRS 波群之前(P′-R 间期<0. 12 秒)、之后(R-P′间期<0. 20 秒)，或与 QRS 波群相重叠而不易辨认；③代偿间歇多完全(图 7-3-12)。

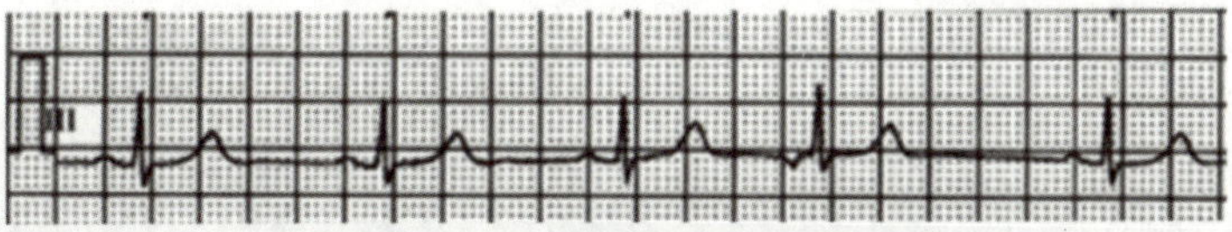

图 7-3-12　房室交界性期前收缩

3. 室性期前收缩

心电图特征：①QRS 波群提早出现，其前无 P 波或无相关 P 波；②QRS 波群宽大畸形，时间>0. 12 秒，T 波方向常与 QRS 主波方向相反；③代偿间歇完全(图 7-3-13)。

(三)异位性心动过速

异位性心动过速是连续出现 3 次或 3 次以上的期前收缩。临床常见为阵发性心动过速，其特点是突发骤止、频率较快，常有复发的倾向，每次发作一般持续数秒、数分钟至数小时，少数可持续数天、数周甚至数月。根据异位节律起源部位的不同，可分为房性、交

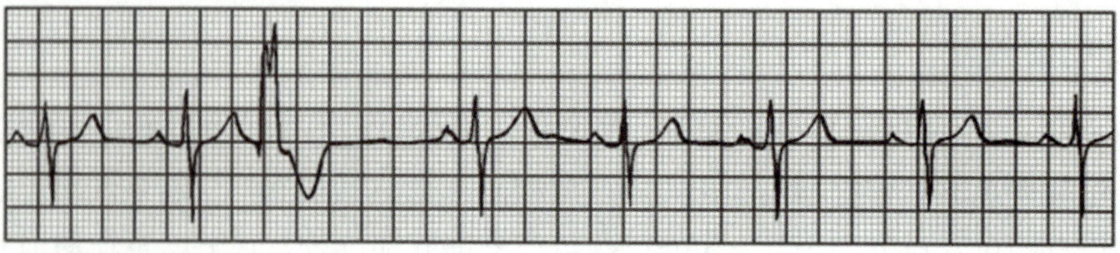

图 7-3-13　室性期前收缩

界性和室性阵发性心动过速 3 种。其中房性和交界性阵发性心动过速在心电图上常难以区别，且异位起搏点均位于房室束(希氏束)以上，故统称为阵发性室上性心动过速。

1. 阵发性室上性心动过速

心电图特征：①连续 3 个或 3 个以上快速匀齐的 QRS 波群，形态及时间一般正常；②心率 160~250 次/分，节律绝对规则；③P′波不易辨认；④常伴有继发性 ST-T 改变(图 7-3-14)。

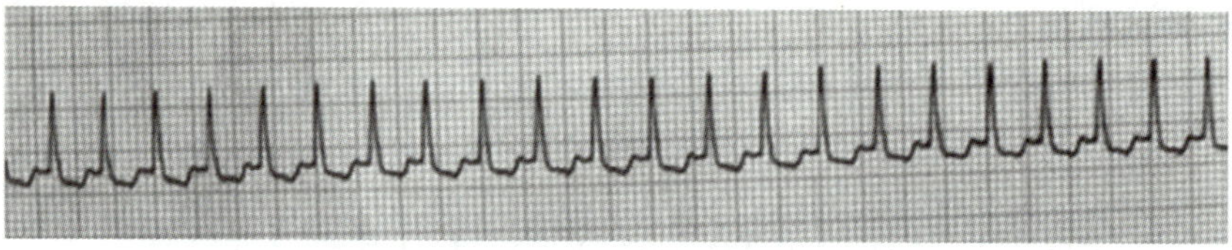

图 7-3-14　阵发性室上性心动过速(心室率 214 次/min)

阵发性室上性心动过速可发生在健康人，亦可见于风湿性心脏病、心肌梗死或甲亢等。其临床意义取决于病因、心率、持续时间等。无器质性心脏病者发生的阵发性室上性心动过速，一般不引起严重后果。但持久发作、频率过快或原有心脏病的病人，可出现血压下降、眩晕、心绞痛、晕厥、心力衰竭等。

2. 阵发性室性心动过速

心电图特征：①连续 3 个或 3 个以上快速、宽大畸形的 QRS 波群，时间常大于 0.12 秒；②心室率 140~220 次/分，节律可稍不规则；③常无 P 波，如能发现 P 波，其频率比 QRS 波群频率慢，且 P-R 间期不固定，形成房室分离；④常伴有继发性 ST-T 改变。(图 7-3-15)。

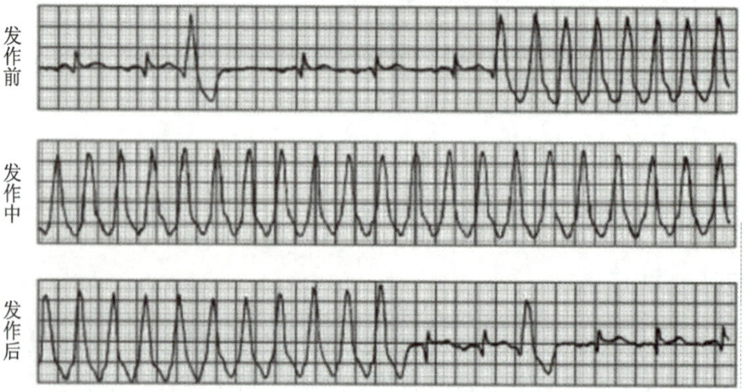

图 7-3-15　阵发性室性心动过速

阵发性室性心动过速是一种严重的心律失常，多见于严重器质性心脏病病人，如急性心肌梗死、风湿性心脏病、心肌病、药物中毒（如洋地黄）、电解质紊乱等。常可发展为致命的心室扑动或心室颤动，对心脏功能影响严重，易出现严重的血压下降、休克或急性心力衰竭，甚至死亡。

（四）扑动与颤动

扑动与颤动是一种频率比阵发性心动过速更为快速的异位心律。根据异位心律的起源与节律不同，可分为心房扑动及心房颤动，心室扑动及心室颤动，扑动和颤动之间常相互转换。

1. 心房扑动及心房颤动

（1）心房扑动的心电图特征：①P 波消失，代之以形态、间距及振幅均绝对规整、呈锯齿样的扑动波（F 波），频率 250～350 次/分；②房室传导比例多为 2∶1、3∶1 或 4∶1，心室律规则（有时传导比例不固定，心室律可不规则）；③QRS 波群形态和时间正常（图 7-3-16）。

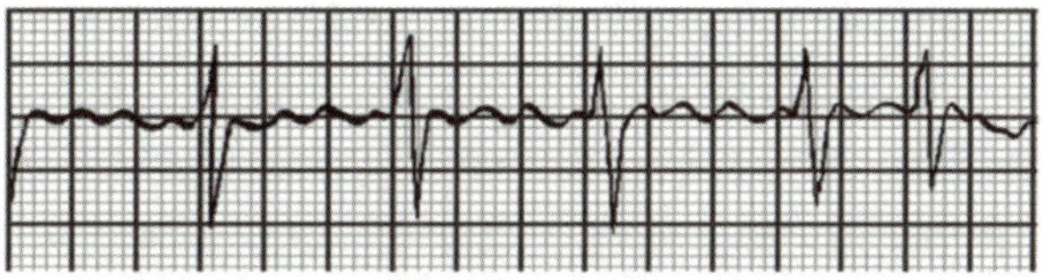

图 7-3-16　心房扑动（呈 4∶1、2∶1 传导）

（2）心房颤动的心电图特征：①P 波消失，代之以大小、形态不一的颤动波（f 波），频率 350～600 次/分；②心室律绝对不规则；③QRS 波群形态和时间正常（图 7-3-17）。

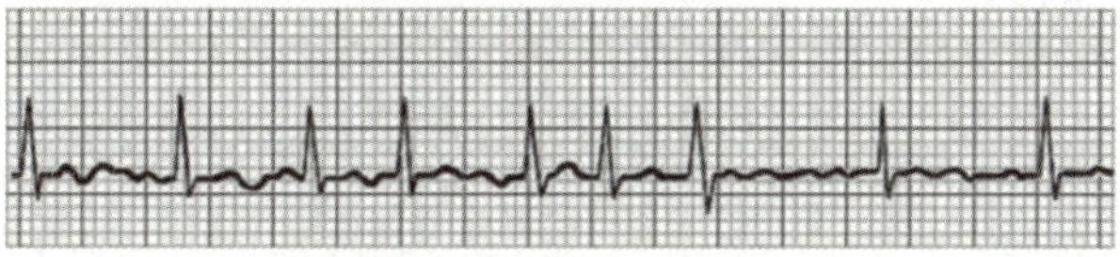

图 7-3-17　心房颤动

心房扑动与心房颤动主要见于器质性心脏病，如风湿性心脏病二尖瓣狭窄、冠心病和甲亢等。少数心房颤动原因不明，称为特发性心房颤动。

2. 心室扑动及心室颤动

（1）心室扑动的心电图特征：①P、QRS 与 T 波不能分辨，代之以匀齐、宽大、连续的正弦波；②频率为 200～250 次/分。

（2）心室颤动的心电图特征：①P、QRS 与 T 波消失，代之以形态、频率及振幅均完全不规则的连续波动；②频率 200～500 次/分（图 7-3-18）。

心室扑动及颤动多见于严重的心肺功能障碍、电解质紊乱、药物中毒、各种疾病的终末期等。尤其是心室颤动时，心室完全失去收缩能力，呈蠕动状态，相当于心室停搏。病人迅速出现意识丧失、呼吸停止、心音及大动脉搏动消失、血压无法测到。因此，心室扑动与颤动是一种极为严重的致死性心律失常，应立即抢救。

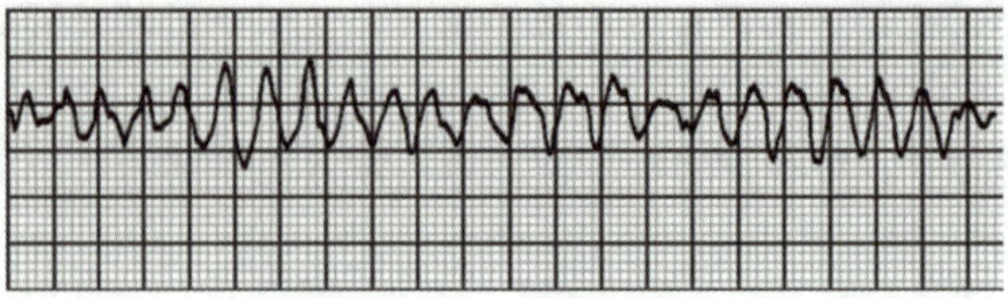

图 7-3-18 心室颤动

【护考真题链接】2022 年-A1 型题

考点：心电图

在心电图上观察到 QRS 波群提前出现，形态宽大畸形，其前无相关的 P 波为(　　)

A. 室性期前收缩　B. 房性期前收缩　C. 交界性期前收缩

D. 心房颤动　E. 阵发性心动过速

【答案解析】不同心律失常病人心电图特征：①室性期前收缩：QRS 波群提前出现，形态宽大畸形，QRS 时限>0.12 秒，与前一个 P 波无相关(A 对)；②房性期前收缩：P 波提早出现，其形态与窦性 P 波不同，P-R 间期>0.12 秒，QRS 波群形态与正常窦性心律的 QRS 波群相同，期前收缩后有不完全代偿间歇(B 错)；③提前出现的 QRS 波，QRS 波前后可有逆行 P′波，或无逆行 P′波，若 P′波在 QRS 波前，则 P-R 间期<0.12 s；若 P 在 QRS 波后，则 R-P 间期<0.20 s(C 错)；④房颤：窦性 P 波消失，代之以大小形态及规律不一的 f 波，频率 350~600 次/分钟，QRS 波群形态正常，R-R 间隔完全不规则，心室率极不规则，通常在 100~160 次/分钟；⑤阵发性心动过速：示连续 3 个以上迅速出现的 QRS 波，频率 160~220 次/分钟。R-R 间距相等(E 错)。

(五)房室传导阻滞

当激动从心房向心室传导过程中发生障碍，造成传导延缓或中断，称为房室传导阻滞，是最常见的一种传导阻滞。按阻滞的程度可分为 3 度：

1. 一度房室传导阻滞

心电图特征：①P-R 间期≥0.20 秒；②每个 P 波后均有一相关 QRS 波群(图 7-3-19)。

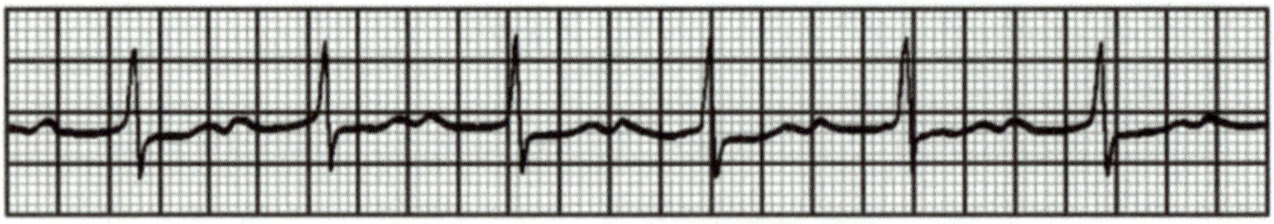

图 7-3-19 一度房室传导阻滞

2. 二度房室传导阻滞

心电图特征：主要表现为部分 P 波后出现 QRS 波群脱落。按脱落的特点分为 2 型。

(1)二度Ⅰ型房室传导阻滞：又称莫氏Ⅰ型(Mobitz Ⅰ)。心电图表现为：P-R 间期逐渐延长，直至脱漏一次 QRS 波群，如此周而复始地出现，称为文氏现象(图 7-3-20)。

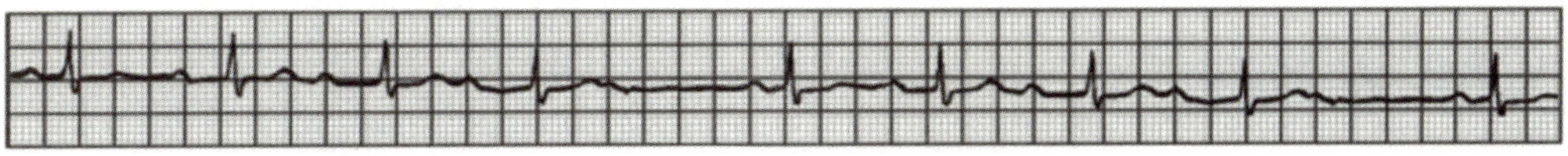

图 7-3-20　二度 I 型房室传导阻滞

(2)二度Ⅱ型房室传导阻滞：又称莫氏Ⅱ型(Mobitz Ⅱ)。心电图表现为：P-R 间期固定不变，部分 P 波后脱漏 QRS 波，成为 2∶1、3∶2、3∶1、4∶3 等房室传导(图 7-3-21)。凡连续出现 2 次或 2 次以上的 QRS 波群脱漏者，称为高度房室传导阻滞，如 3∶1、4∶1 传导的房室传导阻滞。该型易发展成三度房室传导阻滞。

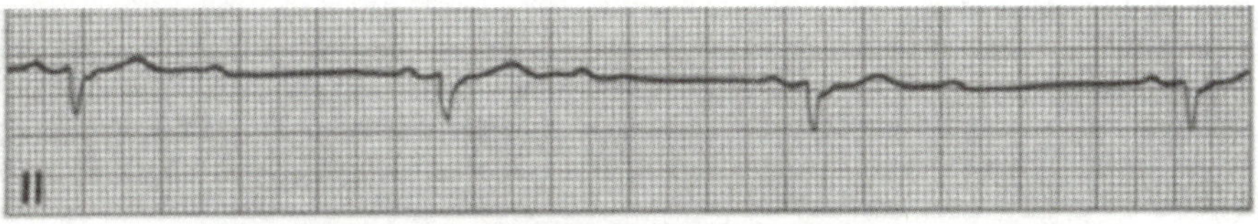

图 7-3-21　二度Ⅱ型房室传导阻滞(呈 2∶1 传导)

3. 三度房室传导阻滞

即完全性房室传导阻滞。心电图表现为：P-P 间距和 R-R 间距各自保持固有的规律性，P 波与 QRS 波群互不相关(P-R 间期不固定)，P 波频率大于 QRS 波频率(图 7-3-22)。

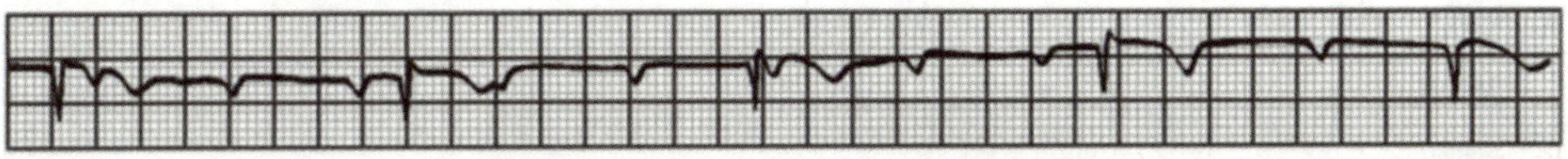

图 7-3-22　三度房室传导阻滞

一度或二度 I 型房室传导阻滞与迷走神经张力增高有关，可见于健康人。二度Ⅱ型、三度房室传导阻滞多见心肌病变、急性心肌梗死、药物中毒及传导系统退行性变等。

案例分析

1. 该病人有房颤体征：脉搏 94 次/分、心率 110 次/分，脉率小于心率，为脉搏短绌，同时还有心律不齐、心音强弱不等。心律绝对不齐、心音强弱不等、脉搏短绌为房颤的典型体征。

2. 心房颤动心电图特征有：①P 波消失，代之以大小、形态不一的颤动波(f 波)，频率 350~600 次/分；②心室律绝对不规则；③QRS 波群形态和时间正常。

【本章小结】

第七章思维导图

【自 测 题】

一、选择题

A1/A2 型题

1. 关于心电图的价值，下列哪项不正确(　　)

A. 确诊心律失常　　B. 确诊心肌梗死

C. 辅助诊断房室肥大　　D. 辅助诊断电解质紊乱

E. 确定心功能状态

2. 正常成人心率一般为(　　)

A. 40~60 次/分　　B. 60~80 次/分

C. 80~100 次/分　　D. 60~100 次/分

E. 80~120 次/分

3. 在心电图上 P 波反映的是(　　)

A. 窦房结除极　　B. 心房除极

C. 心房复极　　D. 心室除极

E. 心室复极

4. QRS 波群只表现为一个向下的大波时，其命名应该是(　　)

A. S 波　　B. Q 波

C. QS 波　　D. qS 波

E. q 波

5. 病人，男，25 岁，因感心悸、心率快来医院就诊，下列检查可明确诊断心律失常的是(　　)

A. 心脏听诊　　B. 心脏叩诊

C. 心脏超声　　D. 心脏 CT

E. 心电图

6. 胸导联探查电极 V_1~V_6 中，V_4 的具体安放位置为(　　)

A. 胸骨右缘第 4 肋间　　B. 胸骨左缘第 4 肋间

C. 左锁骨中线第 5 肋间　　D. 右锁骨中线第 5 肋间

E. 左腋中线第 5 肋间

7. 病人，女，44 岁，入院行心电图检查，Ⅱ导联心电图如下，该病人的心率是(　　)

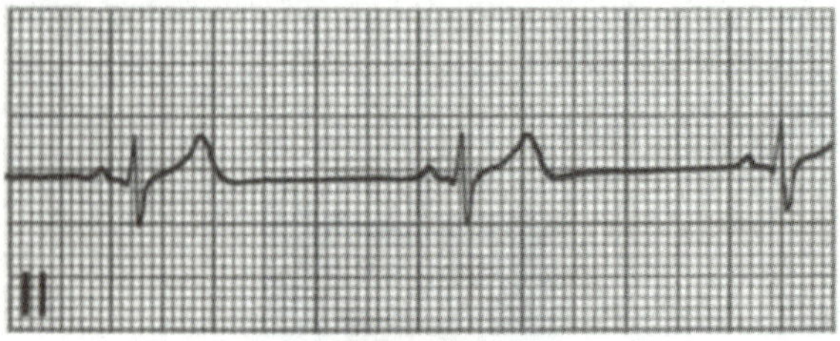

A. 30 次/分　　B. 48 次/分

C. 66 次/分　　D. 70 次/分

E. 86 次/分

8. 下列不符合正常心电图特点的是(　　)

A. P 波在Ⅱ导联直立　　B. P 波在 aVR 导联倒置

C. QRS 波群的时间为 0.12 s　　D. PR 间期为 0.12~0.20 s

E. 心电轴范围在−30°~+90°之间

9. 目测法可判断电轴不偏的是(　　)

A. Ⅰ及Ⅲ导联的 QRS 波群的主波方向均向上

B. Ⅰ及Ⅲ导联的 QRS 波群的主波方向均向下

C. Ⅰ及Ⅱ导联的 QRS 波群的主波方向均向上

D. Ⅰ导联主波向上，Ⅲ导联主波向下

E. Ⅰ导联主波向下，Ⅲ导联主波向上

10. 右房肥大的心电图表现为(　　)

A. P 波高而宽　　B. P 波增宽

C. P 波出现切迹　　D. P 波尖锐高耸

E. P 波呈双峰状

11. 病人，男，62 岁，活动后出现胸闷 1 周。做心电图检查，结果为心肌缺血。下列哪项符合该诊断(　　)

A. P 波消失，代之以 F 波　　B. QRS 波群节律不整

C. R 波电压降低　　D. 异常 Q 波

E. ST 段压低、T 波倒置

12. 正常人心电图任一导联 ST 段向下偏移不应超过(　　)

A. 0.01 mV　　B. 0.03 mV

C. 0.05 mV　　D. 0.1 mV

E. 0.5 mV

13. 病人，男，41 岁，偶感胸闷，曾做心电图检查，结果正常，今日来院行运动负荷试验，心电图如下，最可能是(　　)

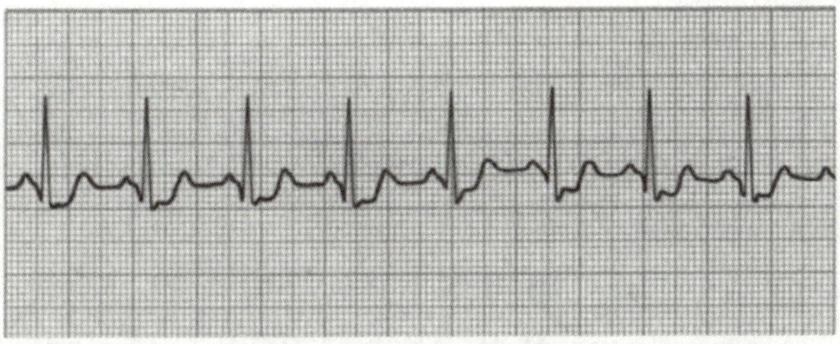

A. 房颤　　B. 室上性心动过速

C. 心肌缺血　　D. 心肌梗死

E. 心室扑动

14. 下列哪项提示 P 波异常(　　)

A. Ⅱ导联 P 波直立　　B. Ⅲ导联 P 波双向

C. aVR 导联 P 波倒置　　D. aVL 导联 P 波不明显

E. V_5 导联 P 波倒置

15. 关于室性期前收缩的心电图特点不正确的是(　　)
A. 提前出现的宽大 QRS 波
B. 宽大 QRS 波前无 P 波
C. 其 T 波方向与 QRS 主波方向相反
D. 代偿间期不完全
E. QRS 波时间>0.12 s
16. 急性前间壁心肌梗死时出现梗死图形的导联是(　　)
A. Ⅱ、Ⅲ、aVF
B. Ⅰ、aVF
C. V_1、V_2、V_3
D. V_4、V_5、V_6
E. Ⅰ、aVL、V_5、V_6
17. 病人，男，22 岁，突发心悸，心电图示心率 180 次/分，QRS 波时间 0.10 秒，R-R 绝对整齐。下列哪项符合(　　)
A. 窦性心动过速
B. 阵发性室上性心动过速
C. 阵发性室性心动过速
D. 房扑
E. 房颤
18. 二度Ⅰ型房室传导阻滞(文氏现象)的心电图特征是(　　)
A. P-R 间期进行性缩短
B. R-R 间距进行性缩短
C. 固定的房室 3∶1 传导
D. P-R 间期进行性延长，伴 QRS 波脱漏
E. P-R 间期进行性延长
19. 下列哪项代表心室复极(　　)
A. P 波　B. QRS 波群　C. T 波　D. U 波　E. ST 段
20. 确定窦性心律最主要的依据是(　　)
A. 心率在 60 次/分以下
B. P 波宽度不超过 0.12 秒
C. P 波电压不大于 0.25 mV
D. P-R 间期<0.12 秒
E. Ⅱ、Ⅲ、aVF 的 P 波直立，aVR 的 P 波倒置，P-R 间期>0.12 秒
21. 下列哪项为左心室肥大的心电图改变(　　)
A. $R_{V1}+S_{V5}>1.2$ mV
B. $R_1>1.0$ mV
C. $R_{aVL}<1.1$ mV
D. $R_{V5}+S_{V1}>4.0$ mV
E. $R_{aVR}>0.5$ mV
22. 急性心肌梗死时，对诊断最有价值的心电图改变是(　　)
A. ST 段下移 0.1 mV
B. T 波倒置
C. 频发室性期前收缩
D. ST 段呈弓背向上型抬高，Q 波>同导联 R 波 1/4
E. T 波异常高耸，呈帐篷型改变

二、填空题

1. 正常心电图波段包括________、________、________、________、________和________。

2. 急性心肌梗死后产生三种类型心电图改变，分别是：__________、__________、__________。

三、简答题

1. 简述心律不规整时，如何测量心率。
2. 简述一度、二度Ⅰ型及三度房室传导阻滞心电图特点。

（李德娟　罗明洁）

第八章 影像学检查

学习目标

知识目标：能描述 X 线检查、B 超检查的基本原理和常见病变的基本表现。

能力目标：能协助病人做好影像学检查的各项准备和护理配合。

素质目标：具有尊重、爱护病人的意识，愿意为病人提供帮助。

影像学检查是通过借助于不同的成像手段，使人体内部的组织器官和结构显现影像，从而了解人体的解剖结构、生理功能与病理变化状况，以达到诊断和治疗疾病的目的。目前，临床有 X 线、CT、磁共振、超声及核素检查。了解不同影像学检查方法的特点及检查前的准备及护理，是护士必备的基本技能。

第一节 X 线检查

案例导入

案例

病人，男，48 岁，1 小时前无明显诱因出现刀割样剧烈腹痛，伴恶心、呕吐，呕吐物为胃内容物。体格检查：急性病容，强迫体位，全腹压痛和反跳痛，以上腹部最明显，呈“板状腹”。既往有胃溃疡病史 12 年，医疗诊断：胃溃疡穿孔？拟行急诊 X 线检查：立位腹平片。

思考

1. 如何对该病人做好 X 线检查前准备？
2. 该病人的 X 线检查结果可能有何典型特征？

一、X 线检查的基本原理

X 线是波长极短的电磁波，具有穿透性、荧光效应、感光效应、电离效应和生物效应的特性。前三个特性与成像密切相关，后者是放射治疗和防护的基础。

（一）穿透性

穿透性是X线成像的基础。因人体组织结构密度和厚度不同，X线穿透不同的组织器官时，会显现明暗不同的影像。如：骨组织密度高，X线的穿透力弱，骨组织吸收的X线量多，X线片上呈白影（高密度影）；而含有气体的组织因密度低，X线的穿透力强，吸收的X线量少，X线片上呈黑影（低密度影）。

（二）荧光效应

X线能激发荧光物质，使不可见的X线转换为可见荧光，是X线透视检查的基础。

（三）感光效应

X线照射涂有溴化银的胶片时，可使胶片感光，经显隐、定影药液处理后，即可获得不同灰度的X线照片，是X线摄影的基础。

（四）电离效应

X线照射任何物质时均可产生电离效应，利用这一特性，可通过测量空气中X线的电离程度，计算出X线的照射量，此为放射治疗的基础。

（五）生物效应

X线射入生物体后，因电离效应可引起生物学改变，是放射治疗的基础，但也是X线检查时须进行防护的原因。

二、X线检查技术

（一）普通检查

1. 透视

透视的优点是操作简便、费用经济，检查时可转动病人体位，从不同方位进行观察；能对器官进行动态观察，如心脏和大血管搏动、胃肠蠕动；缺点是透视的影像对比度、清晰度较差，且不能留存永久记录。透视主要用于胸部检查和胃肠道钡剂造影检查。

2. 摄片

摄片的主要优点是图像对比度及清晰度较好，能留存客观记录，便于随访；缺点是常需正位和侧位两个互相垂直的方位摄影，不能观察器官的动态改变。常用于胸部、腹部、脊柱、四肢、头颅等部位的检查。

3. 数字X线成像

数字X线成像是计算机数字图像处理技术与X射线放射技术相结合而形成的一种先进的X线摄影技术，具有图像质量清晰、成像速度快，以及辐射量小于传统X射线机等优点。

（二）造影检查

造影检查是指在缺乏自然对比的组织或器官中引入高密度或低密度对比剂，从而产生对比显影。临床上常用的高密度对比剂为碘剂和钡剂，如消化道钡餐造影、静脉尿路造影等。

三、X 线检查的护理配合和防护

（一）X 线检查前准备

1. 普通 X 线检查准备

（1）评估与告知：告知病人检查方法和注意事项，消除紧张心理，取得配合。

（2）体位及用物：指导病人去除厚层衣物，并采取正确的检查姿势，避免带入金属饰物、发卡、膏药等影响 X 线穿透的物品。

2. X 线造影检查准备

需要根据对比剂、造影方法、检查部位及要求等做好相应的准备及护理。

（1）钡剂造影检查：主要应用于消化道相关疾病检查，常采用气体和医用硫酸钡悬液进行双重对比。

1）食管造影：病人取立位，口服医用硫酸钡悬液。检查前通常无需禁食禁饮，除非考虑有胃底静脉曲张、贲门失弛缓症、食管梗阻等则需禁食和禁饮。

2）上消化道双重对比造影检查：一般在出血停止、病情稳定后进行检查。

注意事项：①检查前 3 天禁服含钙、铁、铋剂等不透 X 线的药物。②检查前 12 小时禁食、禁饮。③胃潴留病人检查前 1 天将胃内容物清除。④若需显示消化道黏膜面的细微结构及微小病变，可肌内注射抗胆碱药物降低胃肠张力，但前列腺增生、青光眼病人禁用。⑤若需短时间内观察小肠，可注射甲氧氯普胺等，以增加胃肠道张力，促进蠕动。⑥妊娠 3 个月内的孕妇、胃肠穿孔及肠梗阻者禁止做该项检查。

3）结肠双重对比造影检查：检查前连续 2 日进无渣饮食，在医师指导下口服缓泻剂，如和爽（复方聚乙二醇）、硫酸镁、甘露醇等，尽量排空肠道内容物。

（2）碘剂造影检查：碘剂主要分为离子型和非离子型，在临床上后者较常使用，因其在体内不发生解离、不良反应少、对体液干扰小，发生碘过敏反应较少，常用于关节造影、泌尿系造影及血管造影等。

1）评估与告知：询问病人有无造影检查的相关禁忌证，并向病人解释检查的目的、方法及注意事项等。

2）知情同意：病人或其监护人在检查前签署知情同意书。

3）碘过敏试验：常用方法有口服、皮内及静脉注射试验，一般非离子型碘剂无需试验。

4）预防不良反应：尽量选择非离子型碘剂，使用碘剂前后建议多喝水，以促进对比剂的排出。

5）应急抢救措施：检查室配备相应抢救用物，必要时临床相关科室应急、快速增援。

（二）X 线检查后护理

（1）留置观察：使用对比剂后，病人需观察至少 30 分钟方可离开。

(2)碘剂不良反应的分级与处理：轻度不良反应可给予对症处理；若有寒战、高热、胸闷、心悸等中重度反应，立即给予对症处理，同时停止使用碘剂；对有较严重的过敏反应者及时给予抗过敏、扩容和吸氧等处理。

(三)X 线检查防护

一定剂量的 X 线照射人体后，会产生不同程度的影响。接受的放射量在允许范围内时，不会造成身体损害，近代 X 线机及机房的 X 线防护设计可以起到较好的防护作用。但在 X 线检查时，仍需重视病人和工作人员的防护，尤其是小儿、孕妇和哺乳期人员的防护，包括缩短检查时间、增大距离进行防护、用含铅物质进行屏障保护等。

【护考真题链接】2021 年-A2 型题

考点：影像学检查

患儿，4 岁。两天来无论是活动还是安静时均有阵发性、痉挛性咳嗽，家长怀疑其与小伙伴追逐玩耍时误将硬币吞下，遂带其就诊以明确诊断。医生告知可确诊支气管异物的检查是(　　)

A. X 线检查　　B. 磁共振检查

C. 支气管镜检查　　D. CT 扫描检查

E. 肺功能检查

【答案解析】支气管镜检查可确诊支气管异物(C 对)；X 线检查可观察到肺叶有无透亮或阴影、有无钙化点、肋膈角形态、心脏大小、主动脉弓、支气管纹理有无增粗、紊乱等，进而判断受检者是否患有肺气肿、肺炎等疾病(A 错)；磁共振检查对软组织的分辨率比较高，解剖结构和病变形态显示得比较清楚，可以用于诊断身体的绝大部分疾病(B 错)；CT 检查的目的是可在整个扫描范围内检查鼻咽、口咽、喉、腮腺、甲状腺、血管和软组织等，观察淋巴结是否肿大(D 错)；肺功能检查可发现肺功能异常、协助诊断部分疾病(E 错)。

【知识链接】

X 线的发现

1895 年 11 月 8 日，德国维尔茨堡大学校长兼物理研究所所长伦琴教授在黑暗的实验室内用较高的放电电压研究阴极射线时，无意间发现了 X 射线。经过多次实验，他发现这种射线能穿过 1.5 cm 厚的铝片、2~3 cm 厚的木板、几厘米厚的橡皮、千页书，但几乎被 1.5 mm 厚的铅板完全挡住，他还发现用这种射线能清晰地显示他夫人的手骨像。12 月 28 日，伦琴教授宣布了这一新发现，由于不知道该射线的性质，将其称为 X 线。后来，人们为纪念这伟大发现，将 X 线命名为伦琴射线。

伦琴因 X 线的发现于 1901 年获得了第一届诺贝尔物理学奖。

四、各系统 X 线检查临床应用

(一)呼吸系统

X 线检查是呼吸系统最主要的检查方法,因胸部具有良好的自然对比,可清楚显示病灶的大小、部位、形状及密度等。

1. 正常表现

胸腔各器官和组织重叠的综合影像(图 8-1-1)。

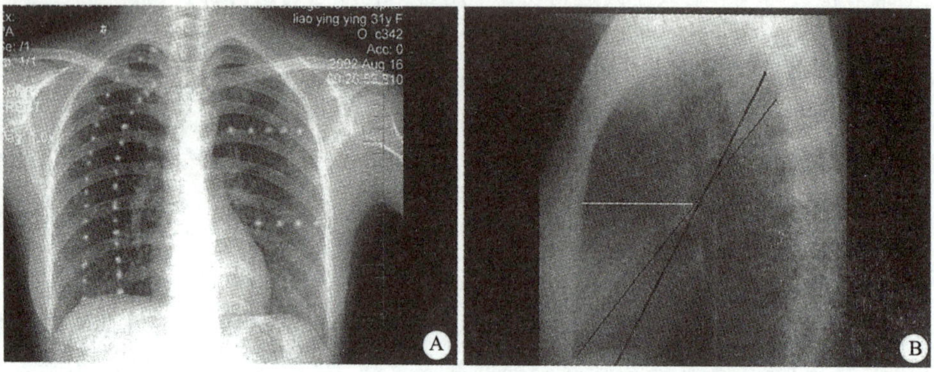

A. 后前位,肺野划分如虚线所示;
B. 侧位,细黑线代表右侧斜裂,白线代表水平裂,粗黑线代表左侧斜裂

图 8-1-1　正常胸部正侧位片

(1)胸廓:由胸壁软组织和骨骼组成,正常情况下两侧对称。

(2)肺:①肺野:含空气的双肺在胸片上显示为透明区域,肺内含气量与透明度呈正比。为了便于定位,将一侧纵行肺野分为内、中、外带三等分;在第 2、4 肋骨前端下缘分别标记一水平线,将两侧肺野分为上、中、下三野。②肺门影:是支气管、淋巴组织及肺动、静脉的综合投影。③肺纹理:自肺门向肺野呈放射状分布的树枝状影,主要由肺动、静脉组成。

(3)纵隔:介于两肺间。呼气或卧位时宽而短,而吸气或立位时窄而长。正常情况下纵隔影居中,胸腔压力变化时纵隔出现相应的移位。

2. 常见基本病变表现

(1)肺气肿:①局限性病变:表现为局部肺野透明度增加、肺纹理减少,纵隔向健侧移位(图 8-1-2)。②弥漫性病变:表现为两肺野透明度增加,肺纹理稀少,垂位心形和桶状胸。

(2)空洞与空腔

1)空洞:是肺内病变组织坏死、液化形成,X 线可见大小不一、形状不同的透亮区(图 8-1-3)。

2)空腔:是肺内生理性腔隙的病理性扩大,X 线可见薄壁透亮区,壁多小于 1 mm(图 8-1-3)。

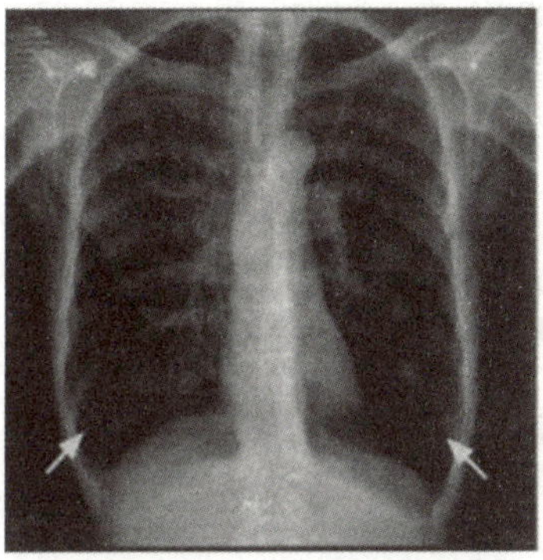

可见两下肺叶透明度增加，
肺纹理减少，肋间隙增宽，膈肌低平

图 8-1-2　两下肺肺气肿

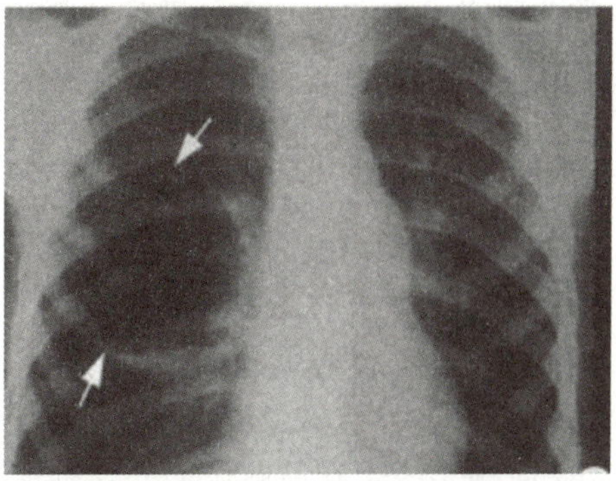

胸部平片，右肺野空腔影

图 8-1-3　空腔与空洞

（3）结节与肿块：病灶直径小于 2 cm 者称为结节，大于 2 cm 者称为肿块。X 线可见规则球形或不规则的高密度影，密度均匀或不均匀，边缘光滑锐利或模糊不清，或伴毛刺。

（4）胸腔积液：少量胸腔积液 X 线表现为上缘呈反抛物线形状的均匀致密阴影（图 8-1-4），大量积液时几乎整个胸腔为液体占据，肺组织被压向肺门，纵隔向对侧移位呈软组织密度影。包裹性胸腔积液和叶间积液范围则较为局限。

（5）气胸：气胸是指空气进入胸腔，使原有负压消失，肺组织被压向肺门，X 线表现为压缩肺组织与胸壁间出现含气的透亮带，其间无肺纹理。大量气胸时，气胸区占据肺野的中外带，肺组织被压向肺门，呈软组织密度影，肋间隙增宽，横膈下降，纵隔向对侧移位。

（6）渗出性病灶

1）大叶性肺炎：X 线早期可无阳性发现，红色或灰色肝变期表现为密度均匀的致密影，可表现为片状、三角形或以叶间裂为界的片状致密影，其内可见透亮支气管影，即“空气支气管征”（图 8-1-5）。消散期实变区密度逐渐减低，表现为大小不等、分布不规则的斑片状影。炎症最终可完全吸收，或只留少量条索影。

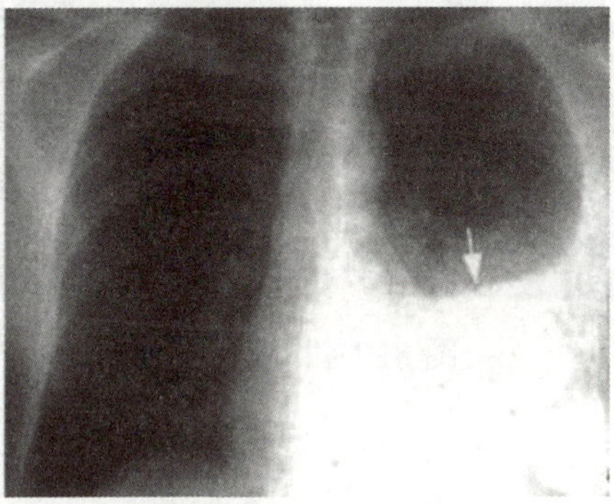

胸部平片，左侧胸腔积液

图 8-1-4　胸腔积液

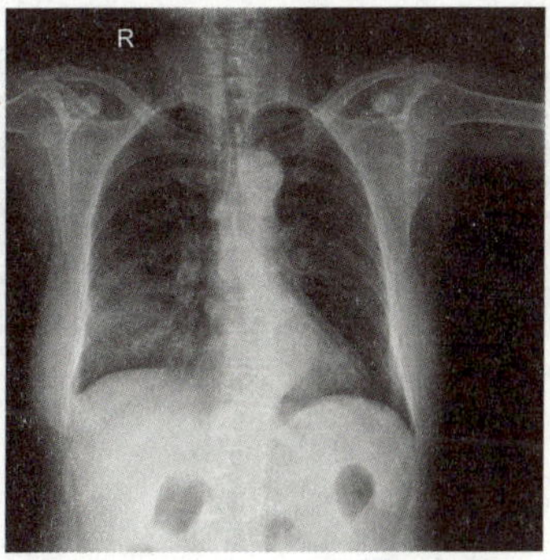

图 8-1-5　大叶性肺炎

2）小叶性肺炎：X 线表现为在两肺中下野的内、中带，形成散在斑片状影，边缘模糊不清，密度不均，并可融合成较大的片状影。

3）肺脓肿：较早时表现为肺内团状影，急性期洞壁周围常见模糊炎性渗出影，其后形成厚壁空洞，内缘常较光整，底部常见液平面。

（二）循环系统

1. 正常表现

（1）心脏大血管的正常投影：心房和心室及心脏大血管在 X 线上的投影可能彼此重叠，显示各房室及大血管的轮廓，不能显示心脏内部结构和分界。由于心包缺乏对比，通常不显影。

（2）心脏形态：在后前位上可分为横位心、斜位心、垂位心。

（3）心脏大小：通常采用测量心胸比率来判断心脏有无增大。心胸比率实际上是心影最大横径与胸廓最大横径之比，正常成人的心胸比≤0.50。

2. 常见病变表现

心脏形状的变化并不是指肉眼观察的心脏形状，而是指行全胸正位片检查时，心脏摄片检查表现的心脏影像。

（1）梨形心：肺动脉段凸出、心尖部上翘，主动脉结节缩小或正常，心影如梨形（图 8-1-6）。常见于二尖瓣狭窄，也称为二尖瓣型心。也可见于房间隔缺损、肺动脉瓣狭窄、肺动脉高压和肺心病等右心负荷增高或以右心负荷增高为主的心腔变化。

（2）靴型心：心尖向左下延伸，主动脉结增宽，心影增大呈靴形（图 8-1-7）。常见于主动脉瓣病变，因此，也称主动脉瓣型心。也可见于高血压性心脏病、法洛四联症等心脏疾病。

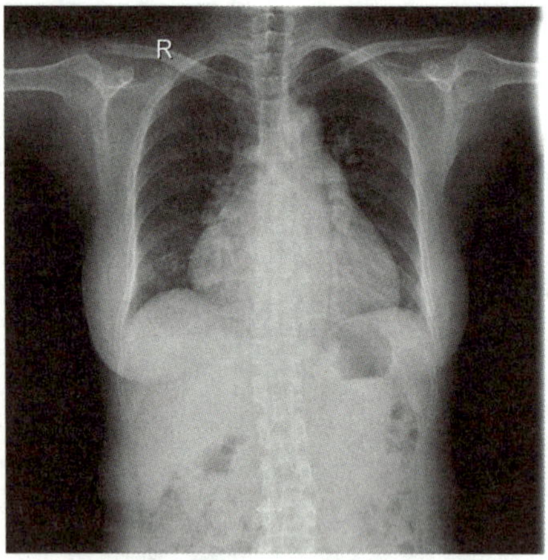

图 8-1-6　梨形心

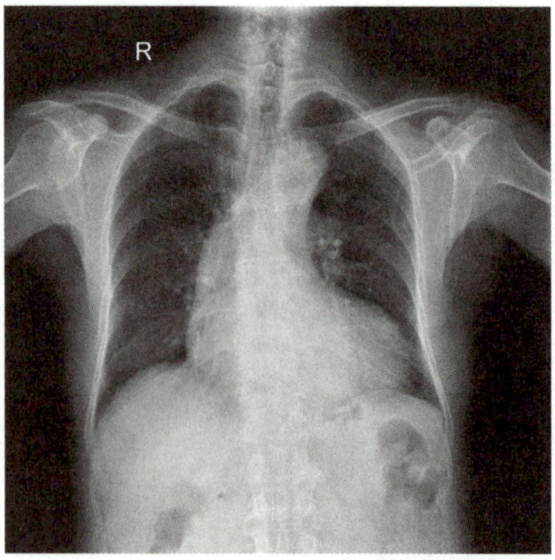

图 8-1-7　靴型心

（三）消化系统

1. 正常表现

（1）X 线片：由于腹壁与腹内器官缺乏自然对比，因而所显示的软组织层次较少，正常情况下主要有：①腹壁与盆壁的肌肉、脂肪以及骨组织等；②肝、脾、肾等实质脏器，可显示实质器官的轮廓、大小、形状和位置；③胃肠、胆囊、膀胱等空腔器官，依腔内容物不同而X线表现不同。

（2）造影检查：①食管：吞钡后食管呈外壁完整的管状影，黏膜皱襞显示为数条纵行、平行、连续的纤细条状影，上行与贲门和胃小弯的黏膜皱襞相连。观察食管常采用右前斜位，在影像学上呈现四个生理性狭窄压迹，分别为食管入口处、主动脉弓压迹、左主支气管压迹和横膈裂孔部狭窄。②胃：通常将胃分为胃底、胃体、胃窦三个区域，以及包括贲门、胃小弯、角切迹、胃大弯、幽门等。胃小弯转弯处为角切迹，胃的形状与病人体型、张力及神经系统的功能状态有关（图8-1-8）。③十二指肠：呈C形，胰头被包绕其中，一般分为球部、降部、水平部和升部。④小肠：空肠位于左中上腹，回肠位于右中下腹及盆腔，空肠与回肠间常无明确分界，空肠向回肠逐渐移行，肠腔逐渐变细，管壁逐渐变薄。末端回肠在右髂窝处与盲肠相连接，为回盲部。⑤大肠：起始于盲肠，终于直肠，包括阑尾、盲肠、升结肠、横结肠、降结肠、乙状结肠和直肠。升、横结肠交界处称为结肠肝曲，横、降结肠交界处称结肠脾曲。

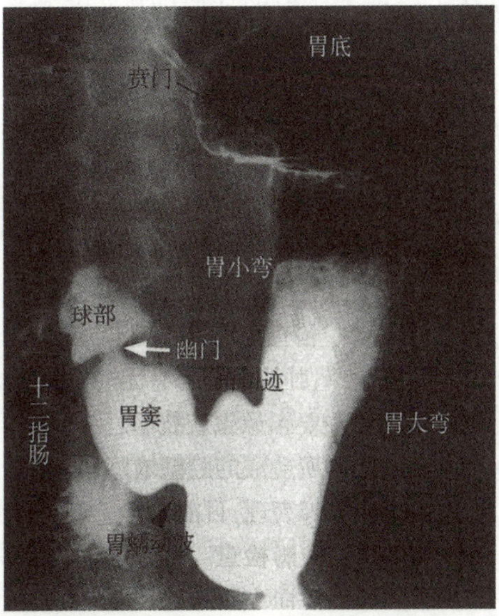

图8-1-8　正常胃部钡餐造影

2. 常见病变表现

（1）龛影：指由于胃壁局限性溃疡形成的凹陷，钡剂在此处充盈，呈局限性突出于胃肠轮廓之外的钡影。

（2）充盈缺损：指由于来自胃壁的肿块向腔内突出，钡充盈时造成胃轮廓局部钡剂不能充盈。

（四）泌尿系统

1. 检查方法

（1）腹部X线片：泌尿系结石检查常规取仰卧前后位。

（2）尿路造影：①排泄性尿路造影：亦称为静脉肾盂造影（intravenous pyelography,

IVP)。静脉注入含碘对比剂几乎全部经由肾小球滤出，并排入肾盏、肾盂，至输尿管、膀胱，因此，能大致了解双肾的排泄功能。主要用于发现尿路形态改变，对X线阴性的结石检出有一定帮助，但尿路内的对比剂可能掩盖小的X线阳性结石。适用于肾功能无严重损害、无碘过敏者。②逆行尿路造影：用于检查尿路梗阻性病变，能帮助明确梗阻部位，判断病因。适用于肾功能不良、排泄性尿路造影显影不佳者。

2. 正常表现

(1)腹部X线片：前后位腹部X线片双肾呈豆状，密度略高于肾周围脂肪，呈“八”字状位于脊柱两侧，边缘光整，内缘中部稍内陷，右肾略低。侧位时双肾影与脊柱重叠。输尿管、膀胱及肾上腺在正常腹部X线片上不能显示。

(2)尿路造影：排泄性尿路造影的肾、输尿管和膀胱表现随拍片时间而异，与逆行尿路造影的正常影像表现类似。输尿管3个生理性狭窄区：与肾盂相连处、与髂总血管交叉处和膀胱入口处。

3. 常见疾病表现

(1)泌尿系统结石：可发生于肾至尿道的任何部位，多见于肾和膀胱。90%结石腹部X线片可发现。

1)肾结石：男性较女性多发，多为一侧或双侧肾盂或肾盏内。X线片显示有一个或数个大小不等的圆形、卵圆形、鹿角形或不规则的密度增高结石影。侧位摄片，肾结石常与椎体相重叠。

2)输尿管结石：常由肾结石移行而来，通常较小。平片时可见圆形、卵圆形、桑葚形或枣核样结石影，多发于输尿管生理性狭窄处。结石上方的输尿管和肾盂常可见不同程度的扩张和积水。

3)膀胱结石：X线片多为阳性，骨盆中下部、耻骨联合上方，呈卵圆形或椭圆形致密影，大小不等、边缘光整或毛糙，密度均匀、不均或分层。

(五)骨骼与关节系统

X线检查是诊断骨关节疾病的常用方法。随着数字化成像技术(DR)的广泛应用，X线片的质量随之改善，有效提高了骨关节疾病诊断的准确性。

1. 检查方法

(1)透视：多用于骨折复位。

(2)摄片：由于骨骼与肌肉具有良好的自然对比，因此，X线摄片是骨骼与关节系统最基本的检查方法。常规体位包括正位、侧位，必要时加斜位、切线位、轴位等，要包括周围软组织及邻近关节或相邻部位，以便于定位。

2. 正常表现

骨质按其结构分为密质骨和松质骨。密质骨X线为均匀高密度影，松质骨由许多骨小梁组成，X线为密度相对较低的网状致密影。当软骨未钙化时，X线则不显影。

(1)长骨：小儿长骨可分为骨干、干骺端、骨骺和骺板等部分，主要特点是有骺软骨，且未完全骨化(图8-1-9A)。小儿长骨的外形与成人长骨相似，但成人骨骺与干骺端闭合，只有骨干和骨端两部分(图8-1-9B)。

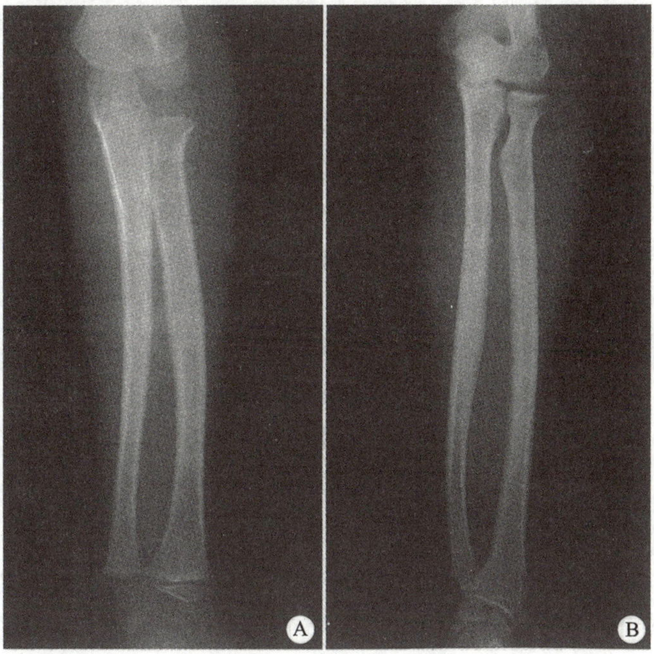

图 8-1-9　正常长骨平片

(2)四肢关节：关节由两骨或多骨组成。X 线主要显示骨性关节面(边缘光滑整齐的线状致密影)和关节间隙(两个骨性关节面之间的透亮区，包括关节软骨、关节腔和少量滑液的投影)。

(3)脊柱：由脊椎和椎间盘组成。X 线表现为椎体呈长方形，主要由松质骨构成，周围是均匀致密的骨皮质，边缘光整。椎间盘位于相邻椎体之间，为软组织，呈宽度均匀的横行带状透明影，即为椎间隙。椎体后缘与椎弓之间构成椎管，脊髓经此通过，在椎体后方呈纵向半透明区。相邻椎弓、椎体、关节突及椎间盘构成椎间孔，呈类圆形半透明影，颈椎于斜位显示较清楚，胸腰椎于侧位显示较清楚。

3. 常见病变表现

(1)骨折：指骨骼的完整性和连续性中断。以长骨骨折和脊椎骨折较为常见。①长骨骨折：X 线可见局部不规则的透明线，称骨折线(图 8-1-10)。但有些骨折可看不到骨折线，如儿童青枝骨折、骨骺分离、嵌入性或压缩性骨折等。②脊椎骨折：由于突然暴力使脊柱过度弯曲，可引起椎体压缩性骨折，多发生于活动度较大的胸椎下段和腰椎上段。X 线可见椎体压缩成前窄后宽楔形变，椎体中央可见横行不规则致密带影，病变处上下椎体间隙多正常。严重时常并发脊椎后突畸形和向侧方移位，甚至发生椎体错位。

(2)关节脱位：外伤性关节脱位多发生在活动范围大、关节囊和周围韧带不坚实或结构不稳定的关节。以肩、肘关节脱位较为常见。①肩关节脱位：前脱位多见。肱骨头前脱位时常向内下方移位，可伴有肱骨撕脱骨折。②肘关节脱位：以后脱位多见，表现为尺、桡骨向肱骨下端的后上方移位，严重者常伴有骨折、血管和神经的损伤。

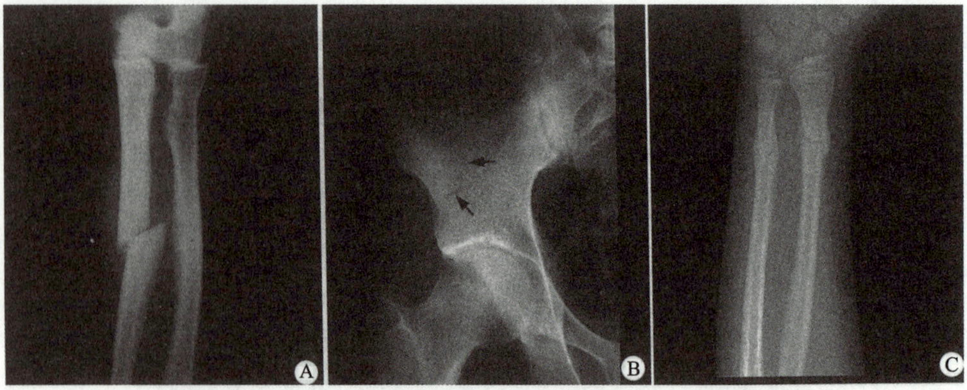

图 8-1-10　骨折平片

案例分析

1. 该病例中，医生根据病人的临床表现，考虑胃溃疡穿孔，予以开具医嘱行急诊 X 线检查，所以检查前需做的准备有：①告知病人该项检查方法，消除病人紧张心理，取得配合。②体位准备，在进行立位腹部 X 线摄片时，病人应处于直立姿势，避免剧烈运动或扭曲身体，以免加剧疼痛或导致穿孔部位扩大。③用物准备，指导病人去除厚层衣物，避免带入金属饰物、发卡、膏药等影响 X 线穿透的物品。

2. 该病人的临床表现提示 X 检查结果可能出现龛影这一典型特征。

第二节　超声检查

案例导入

案例

病人，女，47 岁，因“腹胀、纳差、尿少 9 余天”而就诊。查体：皮肤巩膜重度黄染，肝掌，蜘蛛痣(－)，腹部膨隆，无压痛、反跳痛，移动性浊音阳性，双下肢有中度凹陷性水肿。实验室检查：提示肝功能异常。拟行腹部 B 超检查。

思考

1. B 超检查适用于哪些疾病？

2. 该病人做 B 超检查前需要做哪些准备？

一、超声检查的基本原理

超声检查是运用超声波的物理特性和人体器官组织声学性质上的差异，对人体组织的物理特征、形态结构与功能状态作出判断而进行疾病诊断的一种检查方法。超声检查具有无创伤性、操作简便、可多次重复、能及时获得结论、无特殊禁忌证及无放射性损伤等优点，在现代医学影像诊断中占有重要地位。

二、超声检查方法与临床应用

(一)检查方法

(1)A 型超声：以波幅高低变化反映反射回声的强弱。

(2)B 型超声：以灰度不同的明暗光点反映反射回声强弱，直观、形象、重复性强，可前后对比，是目前临床应用最广泛的超声诊断方法。

(3)M 型超声：即超声光点扫描法，以单声束垂直取样获得活动界面回声，并以辉度调节的方式显示回声强弱(与 B 型相似)，主要用于心血管疾病的检查。

(4)D 型超声：又称多普勒超声仪，能很好地显示心脏及大血管形态结构、血流速度、方向、范围或异常通道。

(二)临床应用

超声检查不仅能够观察脏器的解剖结构和形态，而且能检测其功能和血流状态，已成为许多脏器、软组织器官病变的首选影像学检查方法，并且，可引导穿刺、抽吸引流、活检或导管置入、X 线造影及注药治疗等操作，进行辅助诊断及超声介入治疗，因此，临床应用广泛。这里仅稍作介绍。

1. 肝脏超声检查

超声检查是肝脏疾病筛选的主要检查之一，对显示占位性病变，特别是囊性和实性病变有较高的鉴别价值。

(1)正常肝脏声像图：肝脏切面轮廓清晰，被膜呈线状，光滑完整。肝实质显示为均匀弥漫细小的点状中等度回声。肝血管显示为血管壁回声较强，血管腔无回声。门静脉、肝静脉及左右分支显示：门静脉管壁较厚，回声较强；肝静脉壁较薄，回声较低(图 8-2-1)。

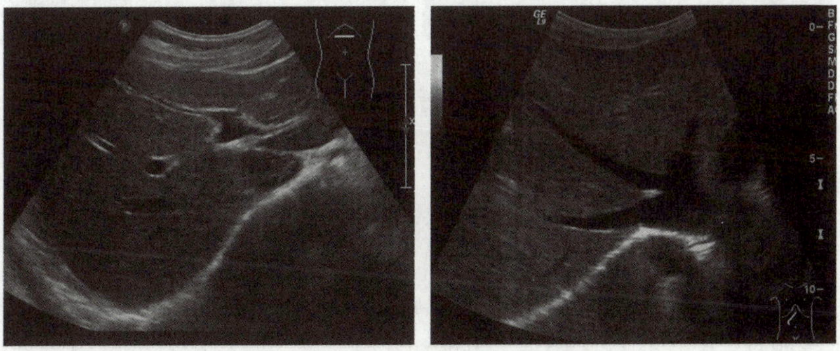

图 8-2-1 肝脏正常声像图

(2)原发性肝癌声像图：肝实质内可见单发、多发的圆形或类圆形团块，多呈膨胀性。肿块内部可显示均匀或不均匀的强回声、弱回声以及混杂回声。肿瘤周围呈不规则的低回声包膜，可在侧后方形成声影。当形成静脉或胆管内癌栓时，则在扩张的胆管或血管内见到高回声的转移灶，可显示肝门及腹主动脉旁腹腔淋巴结增大(图 8-2-2)。

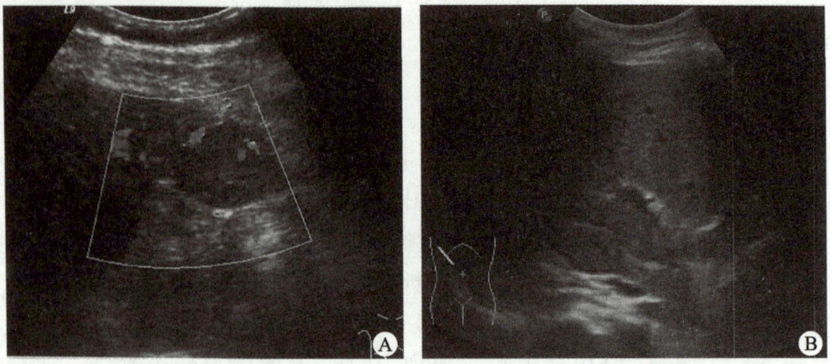

CDFI病灶周边及内部血流信号　　门脉右支癌栓

图 8-2-2　原发性肝癌声像图

2. 胆道系统超声检查

(1)正常胆道声像图：正常胆囊的纵切面为梨形、长茄形，横切面为圆形，轮廓清晰，囊壁呈纤细光滑的高回声带，囊腔表现为无回声区，后壁和后方回声增强。正常胆管纵切面图像显示为伴行门静脉的管道，壁为纤细光滑的高回声带，管道内呈无回声区。左、右肝管内径一般小于 2 mm，肝总管内径为 3~4 mm，胆总管内径为 6~8 mm(图 8-2-3)。

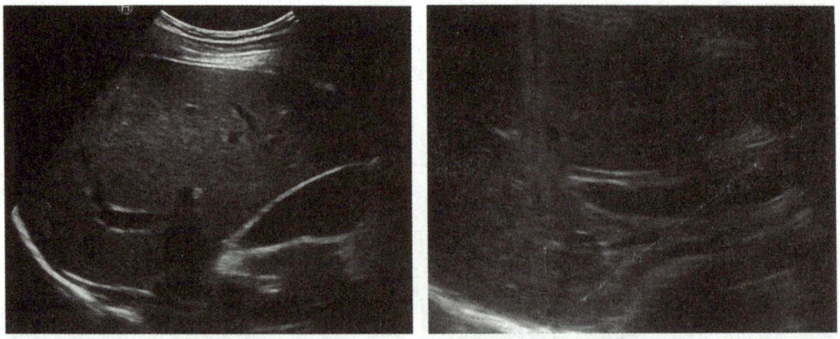

正常胆囊　　正常胆总管

图 8-2-3　胆道系统正常声像图

(2)常见胆道系统疾病声像图

1)急性胆囊炎：是由结石梗阻、胰液反流、细菌感染等因素导致的一种化脓性炎症。声像图表现：胆囊增大、形态饱满、胆囊壁能增厚，其内可见弱回声带呈“双边影”；胆囊内可见密集或稀疏的分布不均匀的细小或粗大回声斑点；多伴有胆囊结石，当探头压及胆囊区时，压痛明显，Murphy 征为阳性；胆囊穿孔时，显示胆囊的局部膨出或缺损，以及胆囊周围的局限性积液。

2)胆囊结石：为最常见的胆囊疾病，可与胆囊炎同时出现，并互为因果。典型胆囊结石表现：胆囊内出现一个或数个强光团，强光团后方伴声影，且能随体位改变沿重力方向移动(图 8-2-4)。

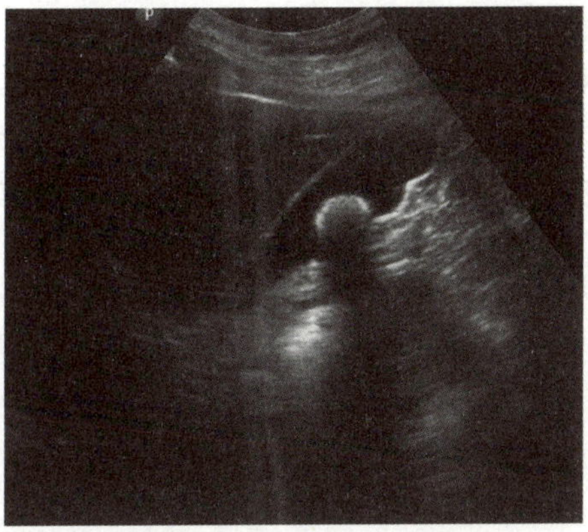

胆囊内强回声伴后方声影

图 8-2-4 胆囊结石声像图

三、超声检查的护理配合

（一）体位

超声探测时常取仰卧位，也可根据检查需要取俯卧位、侧卧位和半卧位等。膀胱超声检查经腹途径时可取仰卧位或侧卧位扫查，经直肠途径时可取膀胱截石位或侧卧位扫查。

（二）饮食

腹部检查一般需禁食 8 小时以上，检查前 2 天不食牛奶、豆制品、糖类等易产气食品，减少胃内气体。必要时可饮水 500~800 mL，充盈胃腔后再进行胃后方的胰腺及腹内深部病变的检查。行胆囊检查时需嘱病人深吸气，检查者在病人屏气状态时进行检查。行胃检查前需饮水并服胃造影剂，便于显示胃黏膜和胃腔。当行经食管超声心动图检查时，注意检查前至少禁饮 8 小时，检查后禁饮 2 小时。穿刺或介入性超声检查需常规做凝血功能检查及相应的心、肾、肝功能测定。术前需征得病人及家属同意，禁饮 8~12 小时。

（三）妇科检查

超声检查子宫、附件、膀胱、早孕、妇科肿瘤等需适度充盈膀胱，避免气体产生干扰。行腔内超声检查者，需选择不同的腔内探头，并做好消毒等准备工作。经阴道妇产科超声检查前应告知病人排空尿液。经直肠超声检查前需清洁灌肠。

（四）婴幼儿检查

婴幼儿及检查不合作者，可先用水合氯醛灌肠，病人安静或入睡后再行检查。

案例分析

1. 超声检查不仅能够观察脏器的解剖结构和形态，而且能检测其功能和血流状态，已成为许多脏器、软组织器官病变的首选影像学检查方法，如肝脏系统的原发性肝癌、胆道系统的急性胆囊炎及胆囊结石等。

2. 该病人行B超检查前需要做好饮食的准备：①腹部检查需禁食8小时以上，检查前2天不食牛奶、豆制品、糖类等易产气食品，减少胃内气体。②适当饮水：在进行肝脏、胆囊、胰腺等器官的超声检查前，需要适当饮水，以帮助这些器官更好地显影，有助于医生更准确地观察和诊断病情。

第三节 其他影像学检查

案例导入

案例

病人，男，65岁，发现左侧肢体偏瘫2小时。病人于2小时前早晨醒来后感到头晕，左侧肢体无法活动伴发麻，无耳鸣、视物旋转，无头痛、恶心、呕吐、视物模糊。既往高血压病史2年，血压波动在140~160/90~100 mmHg，左侧上下肢体肌力为0级，右侧上下肢体肌力5级，左侧Babinski征阳性。急诊接诊后，医生初步诊断急性脑梗死。

思考

1. 哪种影像学检查最有助于诊断该疾病？
2. 做该项检查前需做好哪些检查前准备？

一、CT检查

(一) 概述

CT是指计算机体层成像(computed tomography，CT)，是利用X线束对人体选定层面进行扫描，取得信息，经计算机处理而获得的重建图像。

1. 基本原理

用X线束从多个方向对人体某部位有一定厚度的层面进行扫描，由探测器接收透过该层面的X线，并将其转变为可见光，经光电转换器转变为电信号，再由模拟/数字转换器转为数字，输入计算机进行处理。计算机系统对数字信号予以重建、模拟，得出人体断层图像。CT图像与X线图像所显示的黑白影像一样，是以不同灰度来反映器官和组织对X线的吸收程度，但CT的密度分辨率高，远优于X线图像，而且，图像清晰、解剖关系明显，因此，CT可以较好地显示由软组织构成的器官，如脑、脊髓、纵隔、肺、肝、胆、脾、肾以及盆腔组织等，大大提高了病变部位的检出率和诊断准确率。

2. CT检查技术

(1) 平扫：是指不用对比增强或造影，以组织器官或病变自然存在的密度差别进行的扫描方法。一般CT检查都是先行平扫。

(2) 对比增强扫描：是经静脉注入对比剂，人为地增强器官与病变组织间的密度差，以提高CT图像的对比度，显示平扫上未被显示或显示不清的病变。对比剂常用团注法，即在若干秒内迅速将全部对比剂注入血管内，然后进行扫描。

(3)造影扫描：是先做器官和结构的造影，然后再进行扫描的方法，可更好地显示某一器官或结构，从而发现病变。

(二)CT 检查的护理配合

1. 评估与告知

评估病人的心理情况，告知病人检查的目的及方法，消除恐惧。嘱被检者不要服含金属或含碘的药物，去除检查部位衣物上的金属物体。指导病人进行平静呼吸及屏气训练，以便在检查时能够保持体位不动。检查前应将病人的有关资料提供给 CT 医生以备参考。

2. 检查前注意事项

腹部扫描者，检查前 1 周不能做钡餐检查，检查前禁食 4~6 小时，检查前 30 分钟口服 1.5%~3%泛影葡胺溶液 500~800 mL，检查前再追加 200 mL，使对比剂充盈胃、十二指肠及近端小肠。盆腔检查前晚需口服缓泻剂，检查前 2~3 小时分多次口服 1%泛影葡胺 800~1000 mL，以充盈和识别盆腔肠管，检查应在膀胱充盈状态下进行。女性盆腔扫描前，阴道内放置阴道塞或纱布填塞，以标记阴道的位置。妊娠妇女、情绪不稳定或急性持续痉挛者不宜做此检查。

3. 检查中注意事项

扫描时嘱被检者制动，眼球扫描时眼睛直视，喉部扫描则不能做吞咽动作。不能配合检查的小儿，可采用镇静措施如水合氯醛灌肠后进行检查。

4. 做增强扫描检查时

病人需要注射碘对比剂，检查前须经本人和家属签字同意，必要时行碘过敏试验，阴性者方可进行检查。注意观察病人是否出现过敏症状。

二、磁共振检查

(一)概述

磁共振是磁共振成像(magnetic resonance imaging，MRI)的简称，是利用人体中的氢原子核的磁共振信号，经信号采集和计算机处理而获得重建断层图像的成像技术。使某些 CT 影像难于发现的病变得以显示，在疾病诊断中发挥了重大作用。近年来磁共振成像作为医学影像学的一部分，发展十分迅速。

1. MRI 成像的基本原理

氢的原子核最简单，只有一个质子，并且氢在人体内含量最高，因此，磁共振设备多利用氢质子成像。氢质子犹如一个小磁体，在无外加磁场时，氢质子排列杂乱无章，但当使其处于一个外加的强磁场中，则会按磁场磁力线的方向有序排列，出现纵向磁化。在这种状态下，向人体发射特定频率的射频脉冲，氢质子受到激发，发生磁共振现象。当停止发射射频脉冲时，被激发的氢质子把吸收的能量释放出来并恢复到激发前的状态，这一恢复过程称为弛豫。弛豫过程是一个释放能量和产生磁共振信号的过程，这些被释放出的、并进行了三维空间编码的射频信号被体外线圈接收，经计算机处理，形成不同灰度的图像，即磁共振成像。

2. MRI 成像检查的临床应用

（1）头颅 MRI 检查：①常规颅脑平扫（常规筛查）；②扩散加权成像（适用于早期脑梗死的检查及肿瘤评价）；③磁共振脑血管成像（多用于检查有无脑动脉硬化、脑血管的狭窄和闭塞、脑动脉瘤以及脑血管的畸形，以及用来辅助诊断烟雾病等神经系统疾病）；④磁共振静脉血管成像检查（是一种无创有效的脑静脉窦血栓诊断方法，还可以判断是否存在脑动静脉瘘）；⑤磁敏感加权成像（在显示脑内小静脉及微小出血灶方面敏感，具有较高的临床应用价值）；⑥垂体扫描（适用于垂体病变的筛查及鉴别）；⑦副鼻窦（适用于副鼻窦炎性及肿瘤性病变的诊断）。

（2）椎体 MRI 检查：①颈椎；②胸椎；③腰椎；④骶尾椎；⑤全脊柱拼接扫描。

（3）四肢关节及软组织 MRI 检查：①肩关节；②肘关节；③腕关节；④膝关节；⑤髋关节；⑥踝关节；⑦手、足及四肢软组织（能发现软组织损伤，并对损伤进行精确分级）。

（4）腹部 MRI 检查：①腹部常规（可检查肝、胆、脾、胰腺、肾脏及肾上腺）；②磁共振胰胆管成像，对于全面了解病人胆道系统病变，评估病人病情及制定手术方案具有重要的临床意义；③磁共振尿路成像，主要用于诊断泌尿系统疾病，可以用来判断是否存在梗阻或畸形等。

（5）盆腔 MRI 检查：①女性盆腔（子宫、附件、膀胱）；②男性盆腔（前列腺、膀胱）；③盆腔软组织、直肠。

（二）MRI 检查的护理配合

1. 评估与告知

检查前询问病史，排除禁忌证。因 MRI 设备具有强磁场，装有心脏起搏器、体内有金属或磁性物植入、心脏手术后换有人工金属瓣膜、金属假肢关节、体内有胰岛素泵、神经刺激器及早期妊娠者均不能做检查，以免发生意外。宫内节育器可能对检查产生影响，必要时将其取出后再行检查。高热病人或不能有效配合的病人不应进行 MRI 检查。因检查时间较长，且所处环境较为幽暗，噪声较大，应在检查前做好被检者的心理护理，向其解释检查的目的、意义、检查过程和时间，以得到良好的配合，使检查得以顺利完成。小儿及不能合作者需镇静后再做检查，检查过程中需有经过安全筛查的亲属陪同，病情较重者需医务人员陪同；

2. 体位与用物

有义齿、手表、钥匙、磁卡等金属物品者需取下来才能进行检查。嘱被检者全身放松，平静呼吸，保持体位制动，检查过程中注意听从医生的语言提示。

3. 饮食

腹部 MRI 检查前 4 小时禁食、禁水，胰、胆管成像检查前禁饮 6 小时以上，盆腔检查需中度充盈膀胱。

4. 不良反应观察

增强检查的病人需使用钆对比剂，注射药物过程中严密观察钆对比剂的不良反应，如轻微的一过性头痛、恶心、呕吐、发麻、头昏、注射部位短暂烧灼感、口干、味觉异常、出汗、流泪等。告知病人出院后如有不适应及时到医院就诊。

案例分析

1. 该病人首选头颅CT检查，这种检查为确诊脑梗死首选的方法，能够简单、快速排除脑出血性疾病，以及病变的位置、形状、大小等。

2. 行头颅CT检查前，需协助病人将头颈部的所有金属物品去除，以免影响检查结果；并告知病人检查的配合注意事项，病人需平躺在CT检测仪上，保持头部不动，头颅一旦移动，CT可能会出现伪影，对检查结果造成影响。

【本章小结】

第八章思维导图

【自 测 题】

一、选择题

A1A2/A3 型题

1. 对于头部损伤病人，为明确诊断最有价值的辅助检查是(　　)

A. CT　　B. B超
C. 心电图　　D. 胸部X线片
E. 血常规

2. 确诊葡萄胎最重要的辅助检查是(　　)

A. 血/尿HCG测定　　B. B超检查
C. 多普勒胎心听诊检查　　D. 腹部CT检查
E. 腹部X线检查

3. 胸部X线检查心影呈梨形提示(　　)

A. 心包积液　　B. 三尖瓣关闭不全
C. 二尖瓣关闭不全　　D. 二尖瓣狭窄
E. 主动脉瓣狭窄

4. X线造影检查前的准备事项有哪些？(　　)

A. 食管造影检查前病人通常无需禁食禁饮
B. 上消化道造影检查前需12小时禁食、禁饮
C. 普通X线检查前需指导病人去除厚层衣物，避免带入金属饰物、发卡、膏药等
D. 结肠造影检查前需连续2日无渣饮食，并在医生指导下口服缓泻剂
E. 以上都是

5. 病人，女，38岁。咳嗽、咳痰5年余。近1个月来咳嗽、咳痰加重，伴有多次咯血，

咳嗽在晨起或夜间卧床时加重，痰量多时可达 400 mL，静置后可分为三层。该病人典型的 X 线表现为(　　)

A. 两肺透亮度增加　　B. 肺纹理增多、紊乱
C. 边界毛糙的结节状阴影　　D. 肺段或肺叶淡薄、均匀阴影
E. 不规则蜂窝状透亮阴影

6. 患儿，4 岁，2 天来无论是活动还是安静时均有阵发性、痉挛性咳嗽，家长怀疑其与小伙伴追逐玩耍时误将硬币吞下，遂带其就诊以明确诊断。医生告知可确诊支气管异物的检查是(　　)

A. X 线检查　　B. 磁共振检查
C. 支气管镜检查　　D. CT 扫描检查
E. 肺功能检查

7. 病人，男，45 岁。诉进食哽咽感 1 个月，胸部疼痛，自行含服硝酸甘油无效，入院就诊。考虑诊断为食管癌，确诊该病首选的辅助检查是(　　)

A. X 线　　B. CT
C. 超声心动图　　D. 内镜
E. MRI

8. 病人，女，75 岁。因“冠心病、不稳定型心绞痛”入院。为了解病人的心功能，护士应特别关注的辅助检查是(　　)

A. X 线胸片　　B. 心电图
C. 超声心动图　　D. 心脏 CT
E. 急诊生化检查

9. 病人，男，51 岁。从高处跌下，头部着地。当时昏迷约 10 分钟后清醒，左外耳道流出血性液，被家属送来急诊。对明确诊断最有价值的辅助检查是(　　)

A. 血常规　　B. 胸部 X 线
C. 心电图　　D. B 超
E. CT

10. 病人，男，56 岁。中午饮酒后突然出现上腹部剧烈疼痛，向腰背部呈带状放射，继而呕出胆汁，伴高热。急诊入院。查体：急性痛苦面容，全腹压痛，腹肌紧张。为进一步确诊，首选的检查是(　　)

A. 急诊内镜检查　　B. B 超检查
C. 血清淀粉酶测定　　D. CT 检查
E. X 线腹部平片

11. 病人，男，45 岁。暴饮暴食后出现上腹阵发性疼痛，并伴有腹胀，恶心呕吐，呕吐物为胃内容物，停止肛门排气，病人半年前曾经做阑尾切除术。查体：腹胀，见肠型；腹软，轻度压痛，肠鸣音亢进。下列检查最有意义的是(　　)

A. 腹部 CT　　B. 腹部穿刺
C. 钡剂灌肠　　D. 腹部 X 线平片
E. 纤维结肠镜检查

12. 患儿，男，7 岁。自幼气促，今日在学校剧烈活动后出现晕厥，门诊查体：胸骨左缘第 2 肋间可闻及粗糙喷射样收缩期杂音，为进一步明确诊断，最有价值的检查是(　　)

A. 磁共振　　B. 心电图

C. 胸部 X 线　　D. 彩色多普勒超声

E. CT

13. 初孕妇，29 岁，孕 20 周行产前检查。检查时腹部触及多个小肢体，考虑多胎妊娠。以下检查方法中最有助于明确诊断的是(　　)

A. 腹部 B 超　　B. 胎心监护

C. 腹部 X 线摄片　　D. 腹部 MRI 检查

E. 腹部 CT

14. 病人，女，42 岁。从高处跌下，头部着地，当时昏迷约 10 分钟后清醒，左耳道流出血性液体，被家属送来急诊。确诊最有价值的辅助检查是(　　)

A. CT　　B. B 超

C. 心电图　　D. 胸部 X 线片

E. 血常规

15. 病人，女，33 岁，干咳伴乏力、低热、夜间盗汗，体重减轻 2 个月余，X 线胸片示右上肺阴影，疑诊肺结核收住入院。为明确诊断应进行的检查是(　　)

A. 结核菌素试验　　B. 痰结核分枝杆菌检查

C. 呼吸功能检查　　D. 腹部 B 超

E. 纤维支气管镜检查

16. 病人，男，58 岁，行动不便，3 天来反复上腹痛，进餐后发作或加重，伴反酸嗳气，电话咨询社区护士其应该进行哪项检查，社区护士的建议是(　　)

A. 腹部 X 线片　　B. B 超

C. CT　　D. 胃镜

E. MRI

(17~20 共用题干)病人，男，44 岁。近几天来上腹部疼痛不适反复发作，2 小时前在睡眠中突感上腹刀割样剧痛，继之波及全腹，既往有十二指肠溃疡病史。

17. 该病人最可能的诊断是(　　)

A. 胃溃疡　　B. 胃炎

C. 胃食管反流　　D. 克罗恩病

E. 十二指肠穿孔

18. 目前该病人需要完善的辅助检查是(　　)

A. 腹部 X 线　　B. B 超

C. CT　　D. 胃镜

E. MRI

19. 肠穿孔的重要依据为(　　)

A. 既往病史　　B. X 线示膈下游离气体

C. B 超示腹腔液性暗区　　D. 腹膜炎和腹腔积液体征

E. 病人自觉症状

20. 关于 X 线检查前的护理以下说法错误的是(　　)

A. 透视及摄片检查前应向病人说明检查目的、方法和注意事项

B. 指导病人采取正确的检查姿势

C. 去除影响 X 线穿透的物品如金属饰物、敷料、膏药和发卡等

D. 孕妇及备孕病人可以行 X 线检查

E. 儿童、危重病人、老人检查时需家属的陪同

二、填空题

1. 小儿长骨可分为骨干、干骺端、骨骺和骺板等部分，主要特点是有____________，且未完全骨化。

2. 上消化道双重对比造影检查：一般在____________、病情稳定后进行检查。

3. 腹部检查一般需禁食____________以上，检查前 2 天不食牛奶、豆制品、糖类等易产气食品，减少胃内气体。

三、简答题

1. 超声心动图可用于检查哪些方面的心脏疾病？

2. 做 MRI 增强检查时注射钆对比剂可能会出现哪些不良反应？

（罗碧华）

第九章

护理诊断

学习目标

知识目标： 能叙述护理诊断的定义、护理诊断类型以及护理诊断的组成。

能力目标： 能运用护理诊断的基本步骤，正确作出准确的护理诊断。

素质目标： 具有客观严谨、实事求是的护理诊断思维。

第一节　护理诊断类型

案例导入

案例

病人，男，75岁，反复咳嗽、咳痰25年，呼吸困难5年，加重伴发热3天。病人25年来反复咳嗽、咳痰，每年发作持续3个月，近5年来出现呼吸困难，活动后明显，3天前因受凉后出现发热，咳嗽加重，咳脓痰，痰液黏稠不易咳出。身体评估：T 38.7℃，P 108次/min，R 26次/min，BP 136/80 mmHg，神志清楚，口唇发绀，桶状胸，呼吸运动减弱，语颤减弱，双肺叩诊呈过清音，双肺可闻及散在干、湿啰音。血常规：WBC 13.0×10^9/L。病人吸烟30年，20支/天。

思考

根据上述资料，你认为该病人可能存在的护理诊断有哪些？

护理诊断是护士针对个体、家庭、社区对现存的或潜在的健康问题或生命过程的反应作出的临床判断。护理诊断为护士选择护理措施提供了依据，是护士达到预期目的、选择护理措施的基础，也是健康评估的目的所在。

护理诊断的定义表明，护理是诊断和处理人类对现存的和潜在的健康问题的反应，护理服务对象不仅包括病人，也包括健康人、家庭和社区。另外，护理诊断不仅关注服务对象现有的问题，同时也关注尚未发生的潜在的健康问题，反映出护理的预见性。

1950年美国的麦克马纳斯(McManus)首先提出了护理诊断的概念。1973年美国护士协会正式将护理诊断纳入护理程序，授权在护理实践中使用；1982年召开的会议因有加拿大代表参加，护理诊断分类小组更名为北美护理诊断协会(NANDA)。北美护理诊断协会是制定护理诊断的权威机构，每两年召开一次会议，专门研究讨论制定和修改护理诊断。NANDA-I共有13个领域，并进一步分为各种类别，每个类别都包含相关的护理诊断。《NANDA-I护理诊断：定义与分类(2021-2023)》分类系统提供了267项护理诊断，分为13个领域和47种类别。

一、护理诊断的基本元素

护理诊断包括四个基本元素：诊断名称、定义、诊断标准及相关因素。

(1)诊断名称：以简明扼要的文字描述护理对象目前已出现的健康状况或生命过程反应的概括性描述。如体温过高、体液过多、睡眠型态紊乱等。

(2)定义：是对护理诊断名称的清晰、正确的表达，即简单明了地表达诊断的意义及与其他护理诊断的不同处。如"体液不足"是指血管内、组织间歇和(或)细胞内液减少，指脱水和水丢失，无血钠改变。

(3)诊断标准：是作出该护理诊断的临床判断标准，判断标准来自病人健康状况的主观和客观资料，包括病人的症状及体征。主观和客观资料有主要依据和次要依据两种。

1)主要依据：是形成该护理诊断所必备的依据。如在"体温过高"的诊断依据中，病人"口温37.8℃，或肛温38.8℃；皮肤触之发热"为必备的依据。

2)次要依据：是对形成该护理诊断具有支持作用的依据。如在"体温过高"的诊断依据中，病人出现的"皮肤潮红、头痛；呼吸过速；畏寒或寒战"是次要依据。

(4)相关因素：指促成护理诊断成立的因素。由于不同个体的差异性及独特性，相关因素因病情不同而不同。包括：

1)病理生理因素：是疾病引起的各种改变，如"气道清除无效"的相关因素可能是哮喘、先天性心脏病等。

2)治疗因素：治疗措施引起的改变，如用药、检查、手术等。如病人长期使用糖皮质激素治疗后可出现满月脸、向心性肥胖等表现，致病人出现"体像紊乱"问题。

3)情境因素：指环境、情境、生活习惯等方面改变，如陌生环境、压力、住院等。

4)成熟因素：指成长过程中的因素，如青春期、更年期、老年期等。

二、护理诊断的类型

护理诊断主要包括现存性护理诊断、潜在的护理诊断、健康促进护理诊断等类型。

1. 现存性护理诊断

现存性护理诊断是护士对个人、家庭或社区现有的健康状况或生命过程的反应所作的临床判断或描述。根据病人已有的正常与异常的表现，分析所存在的健康问题及可能的原因。如左心衰病人肺淤血导致呼吸困难，存在"气体交换受损 与肺淤血、肺水肿或伴肺部感染有关"及"活动无耐力 与呼吸困难所致体力消耗增加、组织供养不足有关"现存性护理诊断。

2. 潜在的护理诊断

潜在的护理诊断又称危险性护理诊断，是护士对易感的个体、家庭或社区的健康状况或生命过程可能出现的反应所作的临床判断。除了现存性护理诊断外，护士还要注意有无潜在的护理诊断。潜在的护理诊断由名称、定义及危险因素三部分组成，常用“有……的危险”进行描述。如脑梗死偏瘫病人，存在“有失用综合征的危险 与瘫痪有关”的护理诊断；尿潴留病人留置导尿管后，存在“有感染的危险 与留置导尿有关”的护理诊断。

3. 健康促进护理诊断

健康促进护理诊断是护士对个体、家庭或社区增进健康、实现人的健康潜力的动机和愿望作出的临床判断。仅包含诊断名称一个部分，如愿意加强健康自我管理、愿意加强家庭维持行为、愿意加强锻炼参与度等。

【护考真题链接】2023 年 A2 型题

考点：护理诊断

病人，女，胃癌术后化疗，病人恶心、呕吐、消瘦、纳差，Hb 98.0 g/L，血清总蛋白 53 g/L，护理诊断是(　　)

A. 呕吐　B. 恶心　C. 低蛋白血症　D. 食欲不振　E. 营养失调

【答案解析】护理诊断是护士针对个体等对现存的或潜在的健康问题或生命过程的反应作出的一种临床判断，病人胃癌化疗后出现呕吐、恶心、食欲不振等属于症状，低蛋白血症是实验室检查，均不属于护理诊断。病人化疗后出现胃肠道症状、消瘦、贫血、低蛋白血症等，病人现存性护理诊断是营养失调：低于机体需要量，故答案 E 对，ABCD 错。

第二节 护理诊断的步骤

护士要作出准确的护理诊断，需要在熟悉护理诊断的基础上收集相关资料、整理与分析资料，确立、验证与修订护理诊断或医护合作问题。

一、收集资料

护士通过问诊、体格检查、参阅实验室及其他辅助检查的结果，收集病人的主观资料和客观资料，包括病人的现病史、既往史、身体评估、辅助检查、心理社会评估等内容。全面、真实、准确地搜集资料是确定护理诊断的基础。为了确保所收集资料的质量，护士不仅需要有认真负责的态度和丰富的专业知识；还应熟练地掌握不同资料收集的方法和基本技能技巧，并在实践中不断摸索和总结经验。

二、整理分析资料和形成假设

(一) 整理资料

对护理对象的健康资料进行整理，是作出护理诊断的重要步骤。由于所收集的资料多且繁杂，有些资料可能不够充实和完整，彼此之间存在矛盾等。因此，护士必须对所收集的有关的主、客观资料进行归纳、整理，使资料真实、全面和系统，为作出护理诊断奠定基础。

1. 核实资料的真实性和准确性

在完成资料的收集后必须对资料的真实性和准确性进行认真核实。注意有无前后矛盾、主观资料与客观检查结果不符等情况。对于相互矛盾或不真实的资料一定要及时予以纠正，若有疑问则需要进一步进行问诊、体格检查等，以核实和确认。

（1）造成主观资料不真实、不准确的可能原因有：①问诊对象的理解力或语言表达能力存在偏差；②问诊对象刻意夸大病情，希望引起医护人员的重视，或因某些原因刻意隐瞒病情；③病史陈述者不能真实体验病人的痛苦和感受，或不完全了解病情；④护士在收集资料时采取先入为主或主观臆断态度。

（2）造成客观资料不真实、不准确的可能原因有：①护士对身体评估的重要性认识不足，未进行全面、细致的身体评估，或采取不负责任的态度；②身体评估的方法不正确、不熟练，因而不能发现异常体征；③医学知识及临床经验不足，对异常体征视而不见；④由于各种原因或客观条件不能对护理对象进行满意的检查；⑤辅助检查未按要求进行，辅助检查结果不真实或错误等。

2. 检查资料的完整性

在整理护理对象的健康资料时应注意资料的完整性，要求逐项检查有无遗漏。由于初次收集资料时，往往受时间及护理对象健康状况的限制，很难使资料完整无缺。在整理资料时，如发现资料不完整，对于缺漏的资料一定要及时补充。同时应注意参阅护理对象以往的病案资料。

3. 资料的分类

通过问诊、心理社会评估、身体评估、辅助检查等所获得的主、客观资料进行真实性、准确性和完整性核查后，需对资料进行分类、综合。目前常用的分类方法有以下几种。

（1）生理-心理-社会模式：该组织形式源于现代生物医学模式，一般按主观与客观资料进行分类整理。主观资料按生理、心理及社会系统进行逐级分类；客观资料则按资料的来源分为体格检查及辅助检查等，目前在我国临床上应用较为广泛。

（2）功能健康型态模式：根据戈登（Gordon）的功能健康型态模式对资料进行分类组织，包括健康感知-健康管理型态、营养-代谢型态、排泄型态、活动-运动型态、睡眠-休息型态、认知-感知型态、自我感知-自我概念型态、角色-关系型态、性-生殖型态、应对-应激耐受型态、价值-信念型态共 11 个型态。该分类方法与临床上常用的护理诊断分类法相对应，受到较广泛的关注和应用。

（3）马斯洛（Maslow）的需要层次模式：将收集的资料按照马斯洛的需要层次进行分类，分为生理需要、安全需要、归属和爱的需要、尊重需要、自我实现需要 5 个方面。该分类模式可以协助护士从生理、心理及社会等各方面进行资料的收集与分析。

（二）分析资料、形成诊断假设

分析资料是对收集资料进行解释和推理的过程，以作出正确的结论，为最终确立相应的护理诊断做准备。

1. 识别异常

护士必须熟悉正常人的生理、心理和社会适应能力等方面的健康标准，准确地掌握各种健康指标的参考标准，根据护理对象的具体情况对所收集的资料进行判断，分析哪些是正常的，哪些是异常的，尤其是对症状、阳性体征、异常辅助检查结果等进行分析判断。在分析资料时还要充分考虑不同个体的多样性、差异性与复杂性。

2. 形成诊断假设

综合分析包括主诉、现病史、既往史、心理社会评估、身体评估、实验室检查等资料以及各资料之间的关系，形成一个或多个假设性诊断。在形成假设性诊断的过程中，注意几个问题：①尽可能将相关信息综合考虑，而不能根据单一的资料或线索轻易得出结论；②进行资料的分析和推理，将假设性诊断与护理诊断依据、相关因素进行分析与比较，以确认形成假设性诊断的依据是否充分；③尽可能给出更多可能的护理诊断，以增加护理诊断的全面性和准确性。形成的诊断假设包括：

(1)现存性护理诊断：根据护理对象已有的正常与异常的表现，分析的健康问题及可能的原因。

(2)潜在的护理诊断：除了现存性护理诊断外，还要注意一些暂时没有但未来有可能出现的护理诊断。

(3)合作性问题：是指难以通过护理措施解决，需要与其他医务人员特别是医生合作方可解决的问题，需要护士进行监测，以及时发现其某些疾病过程中的并发症，并通过执行医嘱和采用护理措施以减少其发生的可能性。合作性问题常用于各种并发症的观察与处理。

三、验证和修订诊断

护理诊断是否正确，还需要在临床实践中进一步验证和评价，以便作出必要的修订和调整。首先，护士需要在护理过程中进一步收集资料、核实数据，如客观细致地观察病人病情变化，以明确原有的护理诊断是否准确。其次，要动态地评估病人，对其出现的新的病情变化、检查结果等须不断综合分析，以判断病人可能出现的新的护理诊断，或者之前比较次优的护理诊断转为首优的护理诊断，以保持护理诊断的有效性和准确性。

验证和修订护理诊断时应注意：①所提出的护理诊断是否证据充分，若证据不充分，则需要进一步收集资料或排除；②应使用最新的 NANDA 认可的护理诊断，不可以随意编造护理诊断；③护理诊断应包括病人生理、心理、社会各方面，但护理诊断之间不能存在交叉、包含或矛盾等关系。

【护考真题链接】2018 年 A2 型题

考点：护理诊断

患儿，男，7 日龄。出生于工地上。因牙关紧闭、阵发性抽搐 10 小时入院。体格检查：患儿牙关紧闭，苦笑面容，脐周红肿，有脓性分泌物。为患儿制定护理计划，最主要的护理问题是(　　)

A. 有受伤的危险　　B. 营养失调：低于机体需要量

C. 有窒息的危险　　D. 体液不足

E. 潜在并发症：肺炎

【答案解析】破伤风患儿牙关紧闭，有脓性分泌物，在痉挛发作时，可能会导致误吸及痰液堵塞气道造成窒息，故破伤风患儿最主要的护理问题是“有窒息的危险”，答案 C 对，ABDE 错。

第三节　护理诊断的陈述与排序

一、护理诊断的陈述

护理诊断陈述一般包括健康问题、病因、症状和体征三个部分。

(1)P——健康问题(Problem)，即护理诊断的名称。是对护理对象对健康状态或疾病的反应的概括性描述，如急性疼痛、气道清理无效、气体交换受损、焦虑、恐惧等。护理诊断的健康问题涉及生理、心理、社会文化、发展及精神等多方面，这些问题能用护理的方法解决，属于护理职责范围以内的。若病人的健康问题护士无法采取相关护理措施解决的，就不能作为护理诊断。在 NANDA 制定的护理诊断中，每一个诊断名称均有其特征性的定义。

(2)E——病因(Etiology)，即相关因素，是指促成护理诊断成立和维持的原因。相关因素可来自以下几个方面。

1)疾病方面：如"体液容量过多"的相关因素可以是慢性肾小球肾炎；"气道清除无效"的相关因素可以是慢性支气管炎；"胃肠运动功能障碍"的相关因素可以是糖尿病、胃食管反流病、感染等。

2)治疗方面：如行气管插管上呼吸机的病人可以出现"语言沟通障碍"；使用利尿剂呋塞米治疗可出现"有电解质失衡的危险"；长期静脉置管可出现"有感染的危险"。

3)心理方面：如"绝望"可以因晚期恶性肿瘤病人过多的功能丧失或濒临死亡有关。

4)情境方面：主要涉及环境、生活经历、生活习惯、角色等方面的因素。如"营养失调：高于机体需要量"的相关因素可以是不良的饮食习惯、饱餐后静坐、饮食结构不合理等；"睡眠型态紊乱"的相关因素可能是环境改变、工作压力过重等。

5)发展方面：是指与年龄相关的各方面，包括认知、生理、心理、社会、情感的发展状况。如"淋浴自理缺陷"的相关因素是老年人组织器官老化所致的活动或运动减退。

(3)S——症状和体征(Signs and Symptoms)：即病人的症状和体征，不仅包括病人的主、客观表现，也包括实验室检查及辅助检查结果，也称该护理诊断的诊断依据。如"气体交换受损"，病人的主观症状有空气不足、呼吸费力、紧张不安等；客观症状有口唇发绀，呼吸频率、节律、深度的改变；实验室检查：动脉血气分析氧分压下降，二氧化碳分压升高等。

(二)护理诊断陈述法

护理诊断的陈述主要包含三部分陈述、二部分陈述和一部分陈述。

(1)三部分陈述：即 PSE 公式陈述。问题(P)为护理诊断的名称，是陈述的第一部分；症状和体征(S)为诊断依据，是陈述的第二部分；原因(E)即相关因素，为陈述的第三部分。现存性护理诊断陈述方式常常采用三部分陈述，如：急性疼痛(P)：胸痛(S)与心肌缺血、缺氧有关(E)"。

(2)二部分陈述：即 PE 公式陈述。常用于危险性护理诊断(潜在的护理诊断)的陈述，因存在危险因素，且尚未发生，因此无症状和体征。如："有受伤的危险(P)与心律失常引起的头晕、晕厥有关(E)"。

(3)一部分陈述：P 陈述。只有 P(问题)构成，常用于健康促进护理诊断的陈述，仅由诊断名称构成。例如："愿意加强锻炼参与度(P)"。

二、护理诊断排序

临床工作中，常常遇到病人同时存在多个护理诊断和/或合作性问题，按照对轻重缓急的处理原则，首先必须解决的往往是最紧迫、最重要的问题，因此，需要依据病人的实际情况对这些诊断进行排序。通常顺序是首优诊断、次优诊断和其他诊断，但要注意排序的可变性。

(1)首优诊断：是指直接威胁病人生命、需要立即采取行动去解决的问题，否则将直接威胁护理对象生命的护理诊断。如组织灌注不足、气体交换受损、气道清除无效、心输出量减少等。急危重症病人在紧急状态下，常可能存在多个首优问题。

(2)次优诊断：是指虽不直接危及病人的生命，但需要及早采取措施，以避免病情进一步恶化的护理诊断。如急性疼痛、意识障碍、尿潴留、有感染的危险、有出血的危险等。

(3)其他诊断：是指与此次发病关系不大，对护理措施的及时性要求并不严格，这些问题并非不重要，而是在安排护理工作时可以稍后考虑。如知识缺乏、记忆受损、体像受损等。

随着病人病情变化和治疗护理的进展，首优问题解决后，次优或其他问题可能成为新的首优问题，因此，护理诊断的优先顺序应及时调整。潜在的护理诊断，虽然目前尚未发生，但并不意味着不重要，而是所需的护理可稍后考虑。

【护考真题链接】2022 年-A2 型题

考点：护理诊断排序

病人，男，38 岁。在高温下持续工作 10 h，现意识不清入院。病人皮肤湿冷，血压 70/50 mmHg，脉搏细速，体温 37.2℃，心率 116 次/分。此时病人首要的护理问题是(　　)

A. 有感染的危险　　B. 清理呼吸道无效　　C. 知识缺乏

D. 体温过高　　E. 体液不足

【答案解析】题中病人高温下持续工作 10 小时，出现意识不清，应考虑中暑，病人出现皮肤湿冷、血压 70/50 mmHg，脉搏细速，心率增快，出现了周围循环衰竭，考虑出现热衰竭，周围循环衰竭是目前直接威胁病人生命的主要问题，需要立即采取行动去解决。因此首要的护理诊断/问题是"体液不足与中暑衰竭引起血容量不足有关"，因此答案选 E。

案例分析

病人既往长期有吸烟史，主要表现为咳嗽、咳痰及发热，且痰液黏稠不易咳出，发绀，肺部听诊有干、湿性啰音，提示有呼吸道炎症，此外，病人还有桶状胸，呼吸运动减弱，语颤减弱，双肺叩诊呈过清音，医疗诊断考虑慢性支气管炎、慢性阻塞性肺疾病急性加重期。

根据病人主客观资料，该病人目前的护理诊断有：
1. 气道清除无效 与呼吸道分泌物增多而黏稠、气道湿度减低和无效咳嗽有关。
2. 气体交换受损 与气道阻塞、通气不足、分泌物过多和肺泡呼吸面积减少有关。
3. 体温过高 与病原菌感染有关。
4. 活动无耐力 与疲劳、呼吸困难、缺氧有关。
5. 营养失调：低于机体需要量 与呼吸困难、痰液增多、食欲降低、摄入减少有关。
6. 知识缺乏：缺乏慢性阻塞性肺疾病治疗的相关知识。
7. 潜在并发症：自发性气胸、慢性肺源性心脏病等。

【本章小结】

第九章思维导图

【自 测 题】

一、选择题

A1/A2 型题

1. 下列哪项不是护理诊断的组成部分(　　)
A. 名称　B. 定义　C. 类型　D. 诊断依据　E. 相关因素
2. 属于健康促进护理诊断的是(　　)
A. 皮肤完整性受损　B. 有感染的危险
C. 有窒息的危险　D. 母乳喂养有效
E. 语言沟通障碍
3. 用于护理诊断表述的 PSE 公式中的 P 代表(　　)
A. 健康问题　B. 健康史
C. 症状和体征　D. 医疗诊断
E. 相关因素
4. 用于护理诊断表述的 PSE 公式中的 E 代表(　　)
A. 健康问题　B. 健康史
C. 症状和体征　D. 医疗诊断
E. 相关因素
5. 属于相关因素的是(　　)
A. 恐惧　B. 与长期卧床有关
C. 恶心、呕吐　D. 有增强精神健康的趋势
E. 有体液不足的危险

6. 下列有关护理诊断的描述错误的是(　　)

A. 属于护理的职责范围
B. 是护理程序的核心
C. 是制定护理计划的基础
D. 是对疾病生理病理变化的说明
E. 是对病人生理、心理等方面健康问题的反应状态的临床判断

7. 病人，女，36 岁。因腹泻 2 天入院，护士通过评估分析资料，提出护理诊断“体液不足与急性腹泻致体液丢失有关”。该病人的护理诊断属于(　　)

A. 现存性护理诊断
B. 潜在的护理诊断
C. 可能的护理诊断
D. 健康促进护理诊断
E. 综合的护理诊断

8. 护理诊断：“营养失调：低于机体需要量与患者长期慢性失血有关，表现为乏力，皮肤黏膜苍白”，其中“营养失调”属于护理诊断的(　　)

A. 问题
B. 名称
C. 定义
D. 诊断依据
E. 相关因素

9. 下列哪项不是护理诊断(　　)

A. 完全性尿失禁
B. 营养失调
C. 体液不足
D. 体温过高
E. 急性胃肠炎

10.“活动无耐力：活动后心悸、气促与心功能不全所致心输出量减少有关。”为(　　)

A. PES 陈述方法
B. PE 陈述法
C. PSE 陈述法
D. PS 陈述法
E. P 陈述法

11.“体温过高”的主要诊断依据是(　　)

A. 皮肤发红
B. 呼吸频率增快
C. 心动过速
D. 体温升高
E. 以上均可以

12. 下列属于客观性资料的是(　　)

A. 食欲不佳
B. 双下肢凹陷性水肿
C. 腹痛
D. 进食后疼痛缓解
E. 胸闷

13. 关于护理诊断的描述正确的是(　　)

A. 用于确定一个具体的疾病
B. 用于确定一个具体的病理状态
C. 用于判断个体对健康问题的反应
D. 侧重于对疾病的本质作出判断
E. 只针对现存的问题作出临床判断

14. 下列哪项不是护理诊断的类型(　　)

A. 现存性护理诊断
B. 潜在的护理诊断
C. 健康促进护理诊断
D. 潜在并发症：心输出量减少
E. 有皮肤完整性受损的危险

15. 病人，女，23 岁。受凉后出现高热、咳嗽、咳痰，诊断为肺炎。该病例的护理诊断是(　　)

A. 体温过高　　B. 活动无耐力
C. 组织灌注量改变　　D. 有窒息的危险
E. 营养失调：低于机体的需要量

16. 下列既是主观资料又是客观资料的是(　　)

A. 呼吸困难　　B. 触觉语颤增强
C. 心界扩大　　D. 深反射亢进
E. 双下肢水肿

17. 病人，男，40 岁。汉族，教师。以“心慌、气短、疲乏”为主诉入院。护士入院评估：P120 次/分，BP100/70 mmHg，脉搏细弱，口唇发绀，呼吸急促，病人自制力差、便秘。此外还收集了病人的既往病史、家庭关系、排泄等资料。病人应该优先解决的问题是(　　)

A. 低效性呼吸型态：发绀、呼吸急促
B. 语言沟通障碍
C. 便秘
D. 营养失调
E. 潜在并发症：心律不齐

18. 病人，男，76 岁。慢性支气管炎 24 年，痰液黏稠不易咳出。吸烟 40 年，20 支/天，难以戒除。查体：精神萎靡，皮肤干燥，体温 38.7℃，肺部听诊可闻及干、湿性啰音。该病人的主要护理问题是(　　)

A. 清理呼吸道无效 与呼吸道炎症、痰液黏稠、咳嗽无力有关
B. 体温异常 呼吸道炎症导致
C. 活动无耐力 呼吸道炎症，氧供应减少引起
D. 知识缺乏
E. 组织灌注量不足 与发热、皮肤干燥有关

19. 病人，男，50 岁。确诊乙型肝炎 20 年，长期需要家人照顾其生活起居，今日该病人因食欲不振、厌油、腹胀 3 个月，加重 1 个月入院。查体：全身皮肤散在紫癜，腹部胀痛，叩诊移动性浊音阳性，肝脏触诊质硬有结节感，边缘较薄，无压痛。实验室检查：ALT(GPT)显著升高，AFP 正常。该病人入院第 3 天早饭后感到腹胀不适，并呕吐咖啡渣样液体，随即出现乏力、皮肤湿冷。BP 80/50 mmHg，HR 138 次/min，则该病人目前首要的护理问题是(　　)

A. 活动无耐力　　B. 焦虑
C. 体液不足　　D. 营养失调：低于机体需要量
E. 有受伤的危险

20. 病人，女，26 岁。因严重腹泻而入院。护士通过评估分析资料，得出“体液不足 与急性腹泻致体液丢失有关”的护理诊断。该病人护理诊断属于(　　)

A. 现存性护理诊断　　B. 潜在的护理诊断
C. 可能的护理诊断　　D. 健康促进护理诊断
E. 综合的护理诊断

二、填空题

1. 护理诊断表述的 PSE 公式中的 P 代表____________；S 代表____________；E 代表____________。

2. 直接威胁病人生命、需要立即采取行动去解决的问题，否则将直接威胁护理对象生命的护理诊断称____________。

3. 危险性护理诊断由名称、定义及危险因素三部分组成，常用__________进行描述。

三、问答题

1. 护理诊断的组成及陈述方式有哪些?

2. 病人，女，55 岁。因口干、多饮、多尿、体重减轻 2 个月，发现血糖升高 2 天入院。病人食欲一向较好，患病以来大便正常，睡眠尚可。诉皮肤瘙痒。母亲 5 年前死于糖尿病肾病。查体：T 36.5℃，P 85 次/分，R 18 次/分，BP 115/80 mmHg，身高 158 cm，体重 70 kg。四肢皮肤有明显抓痕，下肢感觉正常。实验室检查：空腹血糖 8.7 mmol/L；餐后 2 h 血糖 13.4 mmol/L；HbA1c 7.5%。请列出该病人目前存在的护理诊断。

（石佳鹭）

第十章 护理病历书写

学习目标

知识目标：能描述护理病历书写的重要性与基本要求。
能力目标：学会根据病人实际健康状况，完整、规范地进行护理病历书写。
素质目标：具有实事求是、严谨细致的科学态度和相关法律意识。

第一节 护理病历书写的重要性与基本要求

案例导入

案例

病人，男，42岁，今晚夜宵后突发腹部剧烈疼痛1小时，且频繁恶心、呕吐，吐后腹痛并未减轻。查体：体温37.2℃，心率108次/分，血压102/61 mmHg，血氧饱和度95%。腹肌紧张，左上腹压痛伴反跳痛。门诊以“急性胰腺炎”收入院。

思考

1. 该病人的首次护理评估记录应在什么时候完成？
2. 如何对该病人进行首次护理评估记录？

护理病历是有关护理对象的健康资料、护理诊断、计划及实施、效果评价和健康教育等护理活动的总结与记录，包括文字、符号和图表等资料，是护理文书的重要组成部分。护理病历书写是护士将通过问诊、体格检查和实验室及其他辅助检查获得的资料，经归纳、分析和整理后形成的书面记录。护理病历书写是护士必备的基本技能，体现了护士的专业知识、临床思维、书面表达能力、法律意识和责任心。护理专业的学生，尤其是初学者，必须重视护理病历书写的学习。

一、护理病历书写的重要性

1. 指导临床护理实践

护理病历书写是对病人健康状况及其演变过程的客观记录，是制订或修订护理计划的重要依据，对评价治疗和护理措施的效果有着十分重要的意义。护理病历可向各班次护士提供有关病人健康问题的各种信息，使护士了解病人存在的健康问题及其发展与变化、治疗与护理措施的有效性等信息，增强彼此间的沟通与协作，维持护理的连续性、完整性，从而确保护理质量。

2. 评价临床护理质量

通过查阅护理病历可了解护士为病人提供的护理实践是否适宜，以此作为评价护理质量的指标。护理病历记录既是医院护理管理的重要信息资源，又是医院等级评定、护士考核的参考资料。

3. 指导护理教学与研究

规范、完整的护理病历书写充分体现了理论在实践中的具体应用，是最为真实的教学素材，对于临床护理教学，尤其是个案讨论教学或以问题为基础的教学极为有利。完整的护理病历书写也是护理科研的重要资料，从中可以总结和分析不同病人的健康问题和护理需要，以及护理工作的实效等，对回顾性研究有很大的参考价值。

4. 提供法律依据

护理病历书写是护理实施过程的真实记录，是护士护理活动的主要证明文件，也是完整病历资料中的重要内容之一，具有法律效应，反映了护理人员对病人进行护理活动的原始情况的法律意义，因此，护理病历成为保证护理活动中病人和护士合法权益的凭证文件，是医疗保险理赔、处理和解决医疗纠纷以及鉴定事故性质的重要法律依据。

二、护理病历书写的基本要求

1. 记录及时准确

护理病历书写必须及时完成，不得拖延或提早，更不能漏记，以保证记录的时效性。一般新病人入院，记录书写应在 24 小时内完成，特殊情况的记录应在 6 小时或 8 小时内完成，如：压力性损伤、静脉血栓、疼痛等情况。危急病人因抢救未能及时书写者，抢救结束 6 小时内完成抢救记录的书写。记录者必须是执行者，各种记录须注明日期和时间，并签全名，以示负责。实习期和试用期护士书写的记录，须经合法执业的护士审阅、修改并签名。

2. 内容全面真实

护理病历书写必须真实、客观地反映病人的健康状况、健康问题、病情转归、所采取的治疗和护理措施等，记录的内容必须在时间、内容及可靠程度上真实、无误。护士要认真仔细、全面系统地收集病人的有关资料，尤其对病人的主诉和行为应进行详细、真实、客观的描述，绝不能主观臆断。

3. 填写完整清晰

各项记录尤其是护理表格应按要求逐项填写，避免遗漏，一般首先填写眉栏，记录应连续，不留空白。记录内容应完整、真实，重点突出，层次分明，文词确切、简练、通顺。

4. 书写规范工整

护理病历书写应按规范的格式和要求及时书写。日期和时间一律使用阿拉伯数字，采用24小时制记录。计量单位均为法定计量单位。要使用规范的医学词汇、术语以及缩写，避免笼统、含糊不清或过多修辞，以方便医护人员快速获取所需信息，节约时间。文字书写应工整，不得随意涂改或粘贴，如果必须修改，应用同色笔双线划在错字上，再作修改，不得以刮、擦、粘、涂等方法掩盖或去除原来的字迹，要求保持原记录清晰可辨。

第二节　护理病历书写的格式与内容

临床上，护理病历书写既包括填写病人入院时的入院评估单，也包括住院期间的病程记录，且大部分使用的是电子病历。目前的护理病历书写主要限于住院病人。

一、入院评估单

入院评估单是指病人入院后首次进行护理病历的记录，其内容包括病人的一般资料、护理病史、护理体检及有关的实验室及其他检查结果等，一般要求病人入院后24小时内完成。

首次入院健康评估表多以护理理论为指导而设计，包括戈登(Gordon)的功能性健康型态、奥瑞姆(Orem)的自理模式、马斯洛(Maslow)的人类基本需要层次论和人类健康反应类型等。书写格式包括填写式、表格式及混合式三种，临床多采用以表格为主、填写为辅的混合式评估记录表。这是一种事先设计、印制好的评估表格，可以指导护士全面、系统地收集和记录病人的入院资料，避免遗漏。因其记录的方式以在预留的方框内打勾为主，必要时可加些简单的文字描述，可有效地减少书写的时间和书写负担，使护士有更多的时间为病人提供直接护理。但因其形式固定，在一定程度上限制了使用者的主动性和评判性思维能力的发挥。

下列病人入院护理评估表的格式是参照戈登的11个功能性健康型态设计的，以表格为主，填写为辅(表10-2-1)。

表10-2-1　病人入院护理评估表

科室：　　　　病区：　　　　床号：　　　　住院号：

姓名：	性别：	年龄：	职业：	民族：
籍贯：	文化程度：			
婚姻状况：		医疗费用支付形式：		
住址：		联系电话：		
入院时间：		入院诊断：		
资料收集时间：		资料来源：		资料可靠程度：
入院类型：□门诊　□急诊　□转入(转出科室是________)				
入院方式：□步行　□扶助　□轮椅　□平车　□背送　□抱送　□其他：________				

续表 10-2-1

入院处置：□沐浴　□更衣　□未处置	
入院介绍：□住院须知　□对症宣教　□饮食　□作息制度　□探陪制度　□其他	
护理病史	
主诉：	
现病史：	
健康观念/健康管理型态	自觉健康状况：□良好　□一般　□较差　□差
	既往病史：□无　□有：______
	家族史：□无　□有：______
	过敏史：药物：□无　□不详　□有：______ 食物：□无　□不详　□有：______
	吸烟：□无　□有(___年，平均___支/日。戒烟：□未　□已戒烟___年)
	饮酒：□无　□有(___年，平均___两/日。戒酒：□未　□已戒酒___年)
	槟榔：□无　□有(___年，平均___包/日。戒槟榔：□未　□已戒___年)
	药物依赖/药瘾/吸毒：□无　□有(名称___，剂量___/日，戒酒：___年)
	环境中危险因素：□无　□有：______
	遵从医护计划/健康指导：□完全遵从　□部分遵从　□不遵从(原因：______)
	寻求促进健康的行为：□无　□有：______
	对疾病的认识：□完全认识　□部分认识　□不认识
营养/代谢型态	膳食种类：□普通膳食　□软食　□半流质　□流质　□禁食　□治疗膳食：___
	饮食习惯：□偏食：______　□忌食：______　□其他：______
	食欲：□正常　□亢进(___天)　□减退(___天)
	进食方式：□正常　□亢进　□鼻饲　□胃/空肠造瘘　□全静脉营养　□其他
	饮水：□正常　□多饮(___mL/日)　□限制饮水(___mL/日)
	近6个月内体重变化：□无　□增加(___kg)　□减少(___kg)
	咀嚼困难：□无　□有(原因：______)
	吞咽困难：□无　□有(原因：______)

续表 10-2-1

排泄型态	排便：____次/天　颜色：________　性状：________ □便秘(1 次/____日)　□腹泻(____次/日)　□失禁(____次/日) □造瘘(类型__________________　能否自理：□能　□否) 应用泻剂：□无　□有____
	排尿：____次/天　颜色：________　性状：________　量：______mL/d □尿失禁(____级)　□尿潴留　□排尿困难　□尿路刺激征　□留置尿管 □膀胱造瘘
	引流：□无　□有(类型：________　性状：________　量：______mL/d)
活动/运动型态	生活自理能力-改良 Barthel 指数评定内容与评分标准：（见下表）

生活自理能力-改良 Barthel 指数评定内容与评分标准：

ADL 项目	完全依赖	较大帮助	中等帮助	最小帮助	完全独立
进食	0	2	5	8	10
洗澡	0	1	3	4	5
修饰(洗脸、梳头、刷牙、刮脸)	0	1	3	4	5
穿衣	0	2	5	8	10
控制大便	0	2	5	8	10
控制小便	0	2	5	8	10
上厕所	0	2	5	8	10
床椅转移	0	3	8	12	15
行走(平地 45 m)	0	3	8	12	15
使用轮椅*	0	1	3	4	5
上下楼梯	0	2	5	8	10

注：*表示仅有在不能行走时才评定此项。

改良 Barthel 指数评定标准：①完全依赖：完全依赖别人完成整项活动；②较大帮助：某种程度上能参与，但在整个活动中(一半以上)需要别人提供协助才能完成；③中等帮助：能参与大部分的活动，但在某些过程中(一半以下)需要别人提供协助；④最小帮助：除了在准备和收拾时需要协助，病人可以独立完成整项活动，或进行活动时需要别人从旁监督或提示，以保证安全；⑤完全独立：可以独立完成整项活动，而不需别人的监督、提示或协助。改良 Barthel 指数结果的临床意义与 Barthel 指数相同。

Barthel 指数总分 100 分。60 分以上者虽有轻度依赖，但是生活基本自理；40~60 分者为中度依赖，生活需要帮助；20~40 分者为重度依赖，生活需要很大帮助；20 分以下者完全依赖，生活完全依赖照护者。

辅助用具：□手杖　□拐杖　□轮椅　□助行器　□义肢　□其他

活动耐力：□正常　□容易疲劳　□呼吸困难　□吸氧

续表 10-2-1

睡眠/休息型态	睡眠：□正常 □入睡困难 □多梦 □早醒 □失眠
	午睡：□无 □有(约____小时)
	休息后精力是否充沛：□是 □否(原因：______________________)
	辅助睡眠：□无 □有(________________________)
认知/感知型态	疼痛：□无 □有（部位：________；性质：________；程度：________；持续时间：________；伴随症状：____________）
	视力：□正常 □近视 □远视 □失明(□左眼 □右眼) □其他________
	听力：□正常 □耳鸣 □减退(□左耳 □右耳) □耳聋(□左耳 □右耳) □助听器(□左耳 □右耳)
	味觉：□正常 □减退 □缺失 □其他：__________
	记忆力：□良好 □减退(□短时记忆 □长时记忆) □丧失
	注意力：□正常 □分散
	语言能力：□正常 □失语 □构音障碍
	定向力：□正常 □障碍
自我概念型态	对自我的看法：□满意 □不满意 □其他：______________________
	情绪：□焦虑 □恐惧 □绝望 □抑郁 □其他：__________________
角色/关系型态	就业情况：
	家庭结构： 家庭关系：□和谐 □紧张
	社会交往情况：□正常 □较少 □回避
	角色适应：□良好 □角色冲突 □角色缺如 □角色强化 □角色消退
	经济状况：□良好 □一般 □较差
性/生殖型态	性生活：□正常 □障碍
	月经：□正常 □紊乱 □痛经 □绝经 经量：□正常 □一般 □多 持续时间：____________
	生育史：孕次：__________ 产次：__________
压力/应对型态	对疾病和住院反应：□否认 □适应 □依赖
	过去一年内重要生活事件：□无 □有(________________________)
	支持系统：如照顾者：□胜任 □勉强 □不胜任
	家庭应对：□忽视 □能满足 □过于关心

续表 10-2-1

价值/信念型态	宗教信仰：□无 □佛教 □基督教 □天主教 □其他：________
体格检查	
体温：______℃ 脉搏：______次/分 呼吸：______次/分 血压：______mmHg 血糖：______mmol/L 血氧饱和度：______% 身高：______cm 体重：______kg	
全身状况	意识状态：□清晰 □嗜睡 □意识模糊 □昏睡 □浅昏迷 □深昏迷 □谵妄 营养：□良好 □中等 □不良 □肥胖 □消瘦 □恶病质 面容：□正常 □病容(类型：________) 体位：□自动体位 □被动体位 □被迫体位(类型：________) 带管情况：□无 □有(管道名称及通畅情况：________)
皮肤黏膜	颜色：□正常 □发红 □苍白 □发绀 □黄染 □色素沉着 □色素脱失 湿度：□正常 □潮湿 □干燥 温度：□正常 □热 □冷 弹性：□正常 □减退 完整性：□完整 □皮疹 □皮下出血(部位及分布：________) 压力性损伤：□无 □有(部位：______；______期；描述：______) 水肿：□无 □有(部位：______；______级) 瘙痒：□无 □有(描述：________) 皮下瘀斑、瘀点：□无 □有(部位：________)
淋巴结	□正常 □肿大(部位：________)
头部	眼睑：□正常 □水肿 结膜：□正常 □水肿 □出血 巩膜：□正常 □黄染 瞳孔：左(______mm) 右(______mm) 对光反射：左(□正常 □迟钝 □消失) 右(□正常 □迟钝 □消失) 视力：右眼 □正常 □近视 □远视 □其他______ 左眼 □正常 □近视 □远视 □其他______ 听力：右耳 □正常 □听力下降 □听力消失 □其他______ 左耳 □正常 □听力下降 □听力消失 □其他______ 鼻腔：□通畅 □异常分泌物(颜色：______性状：______) □黏膜出血 鼻中隔：□正常 □偏曲 鼻窦区有无压痛：□无 □有(部位：______) 口唇：□红润 □干燥 □发绀 □苍白 □疱疹 口腔黏膜：□正常 □出血点 □溃疡 □其他：________ 牙齿：□完好 □缺失(部位：______) □义齿(部位：______) □松动(部位：______)
颈部	颈项强直：□无 □有 颈静脉：□正常 □充盈 气管：□居中 □偏移(描述：________) 肝颈静脉反流征：□阴性 □阳性 甲状腺结节：□无 □有(左/右)

续表 10-2-1

胸部	呼吸方式：□自主呼吸　□机械呼吸　□简易呼吸器辅助呼吸 呼吸节律：□规则　□不规则（描述：______） 呼吸困难：□无　□轻度　□中度　□重度　□极重度 吸氧：□无　□有（描述：______） 呼吸音：□正常　□异常（描述：______） 啰音：□无　□有（描述：______） 心率：_____次/分 心律：□齐　□不齐（描述：______） 杂音：□无　□有（描述：______）
腹部	外形：□正常　□膨隆　□凹陷　□胃型　□肠型 腹肌紧张：□无　□有（描述：______） 压痛：□无　□有（描述：______） 反跳痛：□无　□有（描述：______） 肝肿大：□无　□有（描述：______） 脾肿大：□无　□有（描述：______） 移动性浊音：□阴性　□阳性 肠鸣音：□正常　□亢进　□减弱　□消失
肛门直肠	□未查　□正常　□异常（描述：______）
生殖器	□未查　□正常　□异常（描述：______）
脊柱四肢	脊柱：□正常　□畸形（描述：______）　活动：□正常□受限 四肢：□正常　□畸形（描述：______）　活动：□正常□受限
神经系统	步态：□正常　□异常（□偏瘫步态 □剪刀步态 □跨域步态 □肌病步态 □舞蹈样步态 □共济失调步态 □帕金森步态 □痉挛性截瘫步态 □醉酒步态 □其他：______） 肢体瘫痪：□无　□有（部位：______） 左上肢肌张力：_____级　肌力：_____级 右上肢肌张力：_____级　肌力：_____级 左下肢肌张力：_____级　肌力：_____级 右下肢肌张力：_____级　肌力：_____级 不随意运动：□震颤　□手足抽搐　□舞蹈样运动 共济运动：□指鼻试验　□指指试验　□轮替动作　□跟-膝-胫试验　□Romberg 征 浅感觉：□痛觉　□触觉　□温度觉 深感觉：□关节觉　□震动觉 复合感觉：□皮肤定位觉　□两点辨别觉　□实体觉　□体表图形觉 浅反射：□角膜反射　□腹壁反射　□提睾反射 深反射：□肱二头肌反射　□肱三头肌反射　□膝腱反射　□跟腱反射 病理反射：□Babinski 征　□Oppenheim 征 脑膜刺激征：□颈强直　□Kernig 征　□Brudzinski 征

续表 10-2-1

检验结果
检查结果(辅助检查)
初步护理诊断

二、病程记录单

病程记录是病人在整个住院期间健康状况变化和护理过程的全面记录，内容包括：①病人的自觉症状、情绪、心理状态；②病情变化、症状体征的改变、各项实验室及其他辅助检查的结果；③对护理诊断的修正或补充；④治疗与护理反应；⑤病人亲属的反映、希望和意见；⑥记录时间及签名(表 10-2-2)。

表 10-2-2　病程记录

科室：呼吸内科　　床号：10　　姓名：李某　　年龄：48 岁　　住院号：00012345

日期：2024 年 7 月 26 日 时间：10：00
体温：39.0℃　脉搏：96 次/分　心率：96 次/分　呼吸：21 次/分　血压：114/83 mmHg 血氧饱和度：95%　血糖：5.6 mmol/L 神志：清醒 瞳孔：左(__3__mm)　右(__3__mm) 对光反射：左(☑正常 □迟钝 □消失)　右(☑正常 □迟钝 □消失)
护理记录：病人自诉发热、咳嗽，咳白色痰，痰量不多，易于咳出。出汗较多，口干，今晨饮水约 300 mL。查体：右下肺可闻及少量湿啰音。遵医嘱予以乙醇擦浴、青霉素 480 万+0.9%生理盐水 250 mL 静脉滴注，青霉素静脉滴注过程顺利，病人无不适反应。9:00 am 复测 T：38.1℃。嘱病人多饮水以补充因出汗丢失的液体，适当选用其喜爱的果汁类饮料以补充维生素和盐类，病人愿意配合，家属表示理解。
签名：张＊＊(签护士全名)

(1)记录时间：记录时间不可与病情变化时间相混淆。因病情危重，需遵医嘱记录特别护理或重症护理者，要及时记录当时的情况，并注明转危重护理记录。根据病情和医嘱决定记录频度，要求：①有病情变化及特殊治疗护理时随时记录。②新入院者要写首次护理记录。③一级护理者每日至少记录1次；二级护理者每周至少记录2次；三级护理者每周至少记录1次。④急诊入院者连续记录3天。⑤特殊检查者检查前后各记录一次。⑥手术者手术前要记录术前准备情况；术后当天要记录手术时间、麻醉方式、手术名称、病人返回病房时间、病人情况、生命体征、伤口及引流情况等；术后前3天至少每日记录1次。⑦出院病人要有出院记录。

(2)记录内容：内容要真实、具体，要有分析判断、有预见、有计划、有总结，前后记录要全面系统和连贯，重点突出，避免记流水账。记录要及时，提供病情变化的客观资料必须准确，能反映病情变化。注意使用医学专业术语，与医生的记录要相符。

三、一般护理记录单

一般护理记录单的内容包括科别、姓名、床号、ID号、住院号、护理级别、日期、时间、生命体征、基础护理、管道护理、病情观察的记录、护理措施及效果、护士签名等。要求按焦点记录法记录，力求简单、明了、客观、准确，只要求记录病人在何时发生了何种病情变化、给予何种处理、有何效果，主观分析护理问题。新入、转科、手术(术前、术后)、分娩、特殊检查、治疗(含输血等)的病人当天有特殊病情变化及处置的应写护理记录单，病危病重病人要求班班记录，病人发生病情变化时，应随时进行记录，病人病情平稳无特殊变化时，不必记录护理记录单。病人需特护或病情变化紧急抢救的死亡病人，直接转记特别护理记录单。

四、特别护理记录单

特别护理记录常用于危重、抢救、大手术后、特殊治疗后需严密观察病情变化的病人，利于及时了解病情的动态变化和治疗、护理的效果。

(1)记录内容：包括生命体征、神志、瞳孔、出入液量、用药情况、病情动态变化、各种治疗和护理措施及其效果等。

(2)记录方法

1)用蓝/黑水笔填写眉栏各项，包括病人的姓名、科别、病室、床号、住院号、页数等。

2)上午7时至下午7时用蓝/黑水笔记录，下午7时至次晨7时用红水笔记录。

3)出入液量应每12小时或24小时做1次总结，并记录于体温单上。

4)应详细记录病人的病情变化、症状表现、治疗、护理措施及其效果，签全名。

五、出院评估单

在病人即将出院前1~2天内，将需要注意的问题填写好交给病人，出院当日按照医生的出院诊断和出院小结指导病人及家属出院后的饮食起居、按时服药、专科疾病预防、复诊时间和内容、功能锻炼、自我保护、康复指导等方面的注意事项。

六、电子病历记录

电子病历是指医务人员在医疗活动过程中，使用医疗机构信息系统生成的文字、符号、图表、图形、数字、影像等数字化信息，并能实现存储、管理、传输和重现的医疗记录，是病历的一种记录形式，包括门(急)诊病历和住院病历。使用文字处理软件编辑、打印的病历文档不能称为电子病历。电子病历记录是指医务人员使用电子病历系统，对通过问诊、查体、辅助检查、诊断、治疗、护理等医疗活动获得的有关资料进行归纳、分析、整理形成医疗活动记录的行为。

(一)电子病历的记录与存储

医疗机构使用电子病历系统进行病历记录，应当遵循客观、真实、准确、及时、完整、规范的原则。电子病历系统首先应对操作人员进行身份识别，并对电子病历赋予唯一身份标识，以确保病人基本信息及其医疗记录的真实性、一致性、连续性和完整性，并保证历次操作印痕、标记操作时间和操作人员信息可查询、可追溯。实习医务人员、试用期医务人员记录的病历，应当由具有本医疗机构执业资格的上级医务人员审阅、修改并予确认和签名。电子病历还应当设置归档状态，医疗机构应当按照病历管理相关规定，在病人门(急)诊就诊结束或出院后，适时将电子病历转为归档状态，归档后原则上不得修改，特殊情况下确需修改的，经医疗机构医务部门批准后进行修改并保留修改痕迹。门(急)诊电子病历由医疗机构保管的，保存时间自病人最后一次就诊之日起不少于15年；住院电子病历保存时间自病人最后一次出院之日起不少于30年。

(二)常用电子护理评估表

电子病历的一般护理记录多采用表格的形式，记录日期和时间、生命体征、基础护理、病情观察、健康评估结果、护理措施及效果。表格直观明了、简便易行，既减轻了护士的工作量，又较好地反映了病情记录的完整性和连续性。一般护理记录单见表10-2-3。

【护考真题链接】2022年-A2型题

因抢救急危病人，未能及时书写病历的，有关医务人员应当在抢救结束后多久据实补记(　　)

A. 2小时内　　B. 4小时内　　C. 6小时内
D. 8小时内　　E. 12小时内

考点：护理病历记录

【答案解析】医疗和护理文件的书写有明确要求：及时、准确、真实、完整、简明扼要、清晰。记录必须及时，不可提早或拖延，更不能漏记，使记录资料保持最新，但因抢救未能及时记录的，应在抢救结束6小时内据实补记，同时记明抢救完成时间和补记时间(C对，ABDE错)。

案例分析

1. 该病人虽因"急性胰腺炎"入院，但属于一般新病人，护理记录应在入院后24小时内完成，疼痛评估应在病人入院后8小时内完成。

2. 对于该病人的首次护理评估记录按照表10-2-1病人入院护理评估表和常用的疼痛自评工具进行客观有效评估和记录。

表 10-2-3 一般护理记录单

项目 / 日期	Mews总分	体温(℃)	脉搏(次/分)	心率(次/分)	呼吸(次/分)	血压(mmHg)	血氧饱和度(%)	血糖(mmol/L)	神志	瞳孔 大小mm		瞳孔 对光反射		平均动脉压(mmHg)	心律	卧位	专科需求	摄入	排出	日常生活能力评定	病情	压力性损伤危险因素评估	跌倒/坠床危险因素评估	心理评估量表	营养风险筛查表	疼痛评估	深静脉血栓风险评估	睡眠状况自评量表	肌少症简易5项评分量表	意识模糊评估法(CAM)	衰弱筛查量表FRAIL	尿失禁	皮肤完整性	压力性损伤	管道	修改人	签名护士
										左	右	左	右																								

【本章小结】

第十章思维导图

【自 测 题】

一、选择题

A1/A2 型题

1. 下列关于护理病历的说法，正确的是(　　)
A. 计算机编辑和打印的护理病历属于电子病历
B. 护理病历的记录内容不能与医疗病历重复
C. 上级护士不得修改下级护士书写的记录
D. 护理病历的书写者对记录内容负有法律责任
E. 日期采用年/月/日，时间采用 12 小时制记录

2. 病人，女，22 岁，发热待查收住入院。体格检查：T 39.8℃，P 122 次/分，R 28 次/分，BP 108/70 mmHg，神志清楚，急性病容。病人诉头痛剧烈。入院护理的首要步骤是(　　)
A. 做好入院护理评估
B. 向病人介绍病室环境
C. 备好急救药品及物品
D. 填写住院病历和有关护理表格
E. 立即通知医生诊治病人，及时执行医嘱

3. 下列有关护理病历书写的基本要求，错误的是(　　)
A. 语句优美华丽　　B. 记录及时准确
C. 内容全面真实　　D. 填写完整清晰
E. 书写规范工整

4. 关于入院评估单，描述正确的是(　　)
A. 一般要求病人入院后 48 小时内完成
B. 是病人入院后首次护理病历的记录
C. 是电子病历记录
D. 均以表格形式记录
E. 均以填写形式记录

5. 下述有关护理记录书写频次的描述，错误的是(　　)
A. 新入院病人当天要有记录　　B. 一级护理者每日至少记录一次
C. 二级护理者每周记录两次　　D. 三级护理者每周记录一次
E. 术后病人至少连续记录 7 天

6. 病人，男，40岁，阑尾炎。住院期间护士书写护理记录不包括的内容是(　　)

A. 体温　　B. 疼痛

C. 出入液体量　　D. 病人的社会关系

E. 护理措施和效果

7. 特别护理记录单记录方法正确的是(　　)

A. 用红/黑水笔填写眉栏

B. 用蓝/黑水笔填写病人的住院号

C. 应详细记录病人的病情变化，签字签草书

D. 出入液量每24小时总结一次即可

E. 下午7时至次晨7时用蓝/黑水笔记录

8. 病人，男，19岁，因车祸急诊入院。检查：血压测不到、脉搏细数、面色苍白，全身多处骨折，大腿处出血不止，经急诊科抢救无效死亡。病人家属需要复印病历，其无权复印哪种记录单(　　)

A. 体温单　　B. 长期医嘱单

C. 临时医嘱单　　D. 会诊记录

E. 护理记录单

9. 护理文书包括下列哪项作用(　　)

A. 与临床工作质量息息相关　　B. 具有法律效应

C. 培训护士专科护理能力　　D. 考核评价护理工作的重要依据

E. 以上均正确

10. 病危病人，男，65岁，突发血压高，胸闷气促不适，护士遵医嘱予以硝普钠组液体250 mL泵入。6小时后病人血压下降，病情好转，护士遵医嘱予以撤销硝普钠组液体。护士应在护理记录单哪一栏内注明丢弃液(　　)

A. 出量栏　　B. 入量栏

C. 护理措施栏　　D. 其他栏

E. 无须记录

11. 病人，男，64岁，突发意识障碍2小时入院。头部CT：脑出血。入院后医嘱下病危。书写该病人交班报告时应包括(多选)(　　)

A. 生命体征　　B. 呕吐

C. 神志　　D. 瞳孔

E. 抢救和护理情况

12. 病人，男，78岁，多脏器功能衰竭，病情危重。该病人特别护理记录单的记录内容包括(多选)(　　)

A. 生命体征　　B. 病人的病情及病情动态变化

C. 特殊护理措施　　D. 药物治疗效果

E. 病人排泄情况

13. 以下哪些情况需要护士及时记录(多选)(　　)

A. 病人疼痛加剧　　B. 病人自行离院

C. 护士的个人工作安排　　D. 病人家属的情绪变化

E. 病人突然出现呼吸困难

14. 由护士书写的文件包括(多选)(　　)

A. 体温单　　B. 医嘱记录单

C. 医嘱本　　D. 病室交班报告

E. 护理记录单

二、填空题

书写护理病历应当客观、__________、__________、__________、__________、__________。

三、简答题

1. 简述护理病历书写的基本要求。

2. 请描述护理病历和电子病历的定义。

(黄思婷)

实训指导

实训一　健康史采集

一、实训目的

1. 知识目标：学会全面采集病人的健康史。
2. 能力目标：能熟练运用健康史采集方法与技巧，与病人进行有效沟通。
3. 素质目标：具有尊重、关爱病人的意识。

二、实训准备

1. 环境：实训室安静、光线明亮，不受干扰，保护病人隐私。
2. 用物：护士服、护士帽、病历夹、入院评估表、笔等。

三、实训时间及安排

总学时为 2 学时。
1. 教师讲解与示范：20 分钟。
2. 学生分组进行健康史采集：30 分钟。
3. 实训结束后进行小组讨论：30 分钟。

四、实训内容

健康史资料采集。病史资料包括：一般资料、主诉、现病史、既往健康史、成长发展史、家族史、用药史、心理及社会状况。

五、实习方法

1. 学生分组：5~6 名学生为一小组，其中一位扮演病人、一位扮演护士。
2. 扮演病人者提前熟悉由教师提供的临床病例资料。
3. 健康史采集时，由一个人主要负责与“病人”交谈，其他学生补充、记录。教师巡视指导。

4. 教师巡视，及时发现问题并解决问题。

5. 教师对学生的实训表现进行点评，并进行实训总结。

六、注意事项

1. 学生穿护士服、戴护士帽，准备好用物。
2. 在整个交谈过程中，耐心倾听，注意沟通交流技巧。
3. 使用通俗易懂的语言，清晰地表述，循序渐进，逐渐展开，避免使用医学术语。
4. 注意观察病人的反应，体现人文关怀。
5. 注意核实信息的真实性与准确性。

七、课后作业

将收集的健康史资料进行整理，填写入院评估表，完成实习报告。

实训二　全身一般状况、皮肤黏膜、淋巴结和头颈部评估

一、实训目的

1. 知识目标：能说出一般状况、皮肤及淋巴结、头颈部体格检查的内容及方法。

2. 能力目标：能通过自己的感官或借助医学检查工具，正确进行全身一般状况、皮肤黏膜、全身浅表淋巴结和头颈部评估，并正确描述体征。

3. 素质目标：在整个实践过程中体现对病人的人文关怀。

二、实训准备

1. 环境准备：实训室环境舒适，光线明亮，必要时遮挡床帘或准备好屏风。

2. 用物准备：手电筒、体温计(口表、腋表及肛表)、血压计、体重计、棉签、软尺、压舌板、视力表、皮褶计等。

3. 护士准备：衣、帽、鞋穿戴整齐，修剪指甲。向病人解释说明，准备好适宜的检查体位。

三、实训时间及安排

总学时为 2 学时。

1. 教师讲解及示范(或观看教学视频)：20 分钟。
2. 学生两人为一组，相互练习：50 分钟。
3. 教师总结：10 分钟。

四、实训内容

1. 评估全身一般状况：包括生命体征、发育、体型、营养状态、意识状态、面容与

表情、体位、步态。

2. 评估皮肤黏膜与全身浅表淋巴结。

3. 评估头面部及颈部。

五、实习方法

1. 观看教师示教(或观察教学视频)。
2. 学生分组：2 名学生为一组，分别作为检查者和病人，相互训练。
3. 教师巡视，及时发现问题并解决问题。
4. 教师抽查学生实操，对学生的实训进行点评，并进行实训总结。

六、注意事项

1. 评估前向病人说明检查目的，取得配合。病人体位正确。
2. 评估方法正确，内容完整，操作规范。评估过程中与病人有良好的沟通。
3. 评估过程中态度和蔼，手要温暖，动作轻柔。模拟临床、关爱病人、保护隐私。

七、课后作业

两人为一组，每人练习 3~5 次。书写实习报告(1 个人的完整评估结果)。

实训三　肺和胸膜评估

一、实训目的

1. 知识目标：能正确描述胸部体表标志，以及肺和胸膜评估的内容、方法。
2. 能力目标：能通过视、触、叩、听诊，正确进行肺和胸膜评估，并正确描述体征。
3. 素质目标：树立认真负责、严谨求实的专业思想。

二、实训准备

1. 环境准备：实训室环境舒适，光线明亮，必要时遮挡床帘或准备好屏风。
2. 用物准备：听诊器、直尺、笔、计时器、仿真模型。
3. 护士准备：衣、帽、鞋穿戴整齐，修剪指甲。向病人解释说明，准备好适宜的检查体位。

三、实训时间及安排

总学时为 2 学时。

1. 教师讲解及示范(或观看教学视频)：20 分钟。
2. 学生两人为一组，相互练习：50 分钟。
3. 教师总结：10 分钟。

四、实训内容

1. 胸部的体表标志及分区。
2. 视诊：胸廓外形、胸壁、呼吸运动。
3. 触诊：胸廓扩张度、胸膜摩擦感、语音震颤、压痛。
4. 叩诊：以直接叩诊法和间接叩诊法叩诊胸部不同部位，辨别叩诊音。
5. 听诊：正常呼吸音。在仿真模型上听诊异常呼吸音、啰音、胸膜摩擦音。

五、实习方法

1. 观看教师示教(或观察教学视频)。
2. 学生分组：2 名学生为一组，分别作为检查者和病人，相互训练，异常体征在仿真模型上实训。
3. 教师巡视，指导实训，及时纠正实训中的错误之处。
4. 教师抽查学生实操，对学生的实训表现进行点评，并进行实训总结。

六、注意事项

1. 评估前向病人说明检查目的，取得配合。病人体位正确，充分暴露受检部位。
2. 评估方法正确，内容完整，操作规范。评估过程中与病人有良好的沟通。
3. 评估过程中态度和蔼，手要温暖，动作轻柔。模拟临床、关怀病人、保护隐私。

七、课后作业

两人为一组，每人练习 3~5 次，记录评估结果作为实习报告。

实训四　心脏和血管评估

一、实训目的

1. 知识目标：能说出正常成人心脏相对浊音界及心脏瓣膜听诊区的部位及顺序。
2. 能力目标：能运用规范的检查方法对心脏、血管进行评估，发现病人存在的体征。
3. 素质目标：具有以病人为中心的意识，评估过程中能关爱病人。

二、实训准备

1. 环境准备：实训室环境安静，光线适宜，拉好床帘。
2. 用物准备：听诊器、血压计、直尺、计时器、仿真模型。
3. 护士准备：衣、帽、鞋穿戴整齐，修剪指甲。

三、实训时间及安排

总学时为 2 学时。

1. 教师讲解及示范(或观看教学视频)：20 分钟。
2. 学生两人为一组，相互练习：50 分钟。
3. 教师总结：10 分钟。

四、实训内容

1. 视诊：心前区外形，心尖搏动位置、强度及范围。
2. 触诊：心尖搏动位置、强度、范围，震颤及心包摩擦感。
3. 叩诊：采用间接叩诊法，叩诊心脏相对浊音界并测量记录。
4. 听诊：听诊心率、心律、心音，在仿真模型上听诊额外心音、杂音、心包摩擦音。
5. 血管评估：测量脉搏、血压，观看周围血管征教学视频。

五、实习方法

1. 观看教师示教(或观察教学视频)。
2. 学生分组：2 名学生为一组，分别作为检查者和病人，相互训练，异常体征在仿真模型上实训。
3. 教师巡视，指导学生实训，及时纠正实训中的错误之处，发现问题及时解决。
4. 教师抽查学生进行心脏和血管检查，对学生的操作进行点评。
5. 教师进行实训总结，与学生一起讨论出现阳性体征的临床意义。

六、注意事项

1. 评估前向病人说明检查目的，取得配合。与病人沟通良好。
2. 病人体位正确，充分暴露受检部位，关怀病人，保护隐私。
3. 评估方法正确，内容完整，操作规范。
4. 按老师要求在仿真模型上进行实训。
5. 评估过程中态度和蔼，手要温暖，动作轻柔。

七、课后作业

两人为一组，每人练习 3~5 次，记录评估结果作为实习报告。

实训五　腹部评估

一、实训目的

1. 知识目标：能说出腹部体表标志和分区，以及视、触、叩、听诊的主要检查内容。
2. 能力目标：能运用正确的检查方法评估病人腹部，能理解阳性体征及其临床意义。
3. 素质目标：具有关爱、尊重、保护病人的职业精神。

二、实训准备

1. 环境准备：实训室环境温暖、舒适、安静，光线适宜，拉好床帘。
2. 病人准备：提前排空膀胱。
3. 用物准备：听诊器、软尺、计时器、仿真模型。
4. 护士准备：衣、帽、鞋穿戴整齐，修剪指甲。

三、实训时间及安排

总学时为 2 学时。
1. 教师讲解及示范(或观看教学视频)：20 分钟。
2. 学生两人为一组，相互练习：50 分钟。
3. 教师总结：10 分钟。

四、实训内容

1. 腹部的体表标志及分区。
2. 视诊：腹部外形、呼吸运动、静脉曲张、胃蠕动波及肠型。
3. 听诊：肠鸣音、振水音、血管杂音。
4. 叩诊：腹部叩诊音、叩诊肝区及膀胱区。
5. 触诊：腹壁紧张度、压痛、反跳痛、肝脏、胆囊、脾脏、肾脏、膀胱。

五、实习方法

1. 观看教师示教(或观察教学视频)。
2. 学生分组：2 名学生为一组，分别作为检查者和病人，相互训练，异常体征在仿真模型上实训。
3. 教师巡视，指导学生实训，及时纠正实训中的错误之处，发现问题及时解决。
4. 教师抽查学生实操，对学生的实训进行点评。
5. 教师进行实训总结，与学生一起讨论阳性体征及其临床意义。

六、注意事项

1. 评估前向病人说明检查目的，取得配合。
2. 病人评估前排空膀胱。评估时体位正确，充分暴露腹部，注意保护隐私。
3. 腹部评估是按视诊→听诊→叩诊→触诊的顺序进行。
4. 评估内容完整，操作方法正确、规范。评估过程中与病人有良好沟通。
5. 评估过程中态度和蔼，手要温暖，动作轻柔。

七、课后作业

两人为一组，每人练习 3~5 次。书写实习报告(1 个人的完整评估结果)。

实训六　神经系统评估

一、实训目的

1. 知识目标：能讲述神经系统评估的内容。
2. 能力目标：能运用正确的检查方法评估神经系统，能理解阳性体征及其临床意义。
3. 素质目标：具有关爱、尊重、保护病人的职业精神。

二、实训准备

1. 环境准备：实训室环境舒适、安静。
2. 用物准备：叩诊锤、棉签、床。
3. 护士准备：衣、帽、鞋穿戴整齐，修剪指甲。

三、实训时间及安排

总学时为 2 学时。
1. 教师讲解及示范（或观看教学视频）：20 分钟。
2. 学生两人为一组，相互练习：50 分钟。
3. 教师总结：10 分钟。

四、实训内容

1. 生理反射：①浅反射（角膜反射、腹壁反射）；②深反射（肱二头肌反射、肱三头肌反射、膝反射、跟腱反射）。
2. 病理反射：Babinski 征、Oppenheim 征、Gordon 征、Hoffman 征、髌阵挛。
3. 脑膜刺激征：颈强直、Kernig 征、Brudzinski 征。

五、实习方法

1. 观看教师示教（或观察教学视频）。
2. 学生分组：2 名学生为一组，分别作为检查者和病人，相互训练。
3. 教师巡视，指导学生实训，及时纠正实训中的错误之处。
4. 教师抽查学生实操，对学生的实训表现进行点评。
5. 教师进行实训总结，与学生一起讨论阳性体征及其临床意义。

六、注意事项

1. 模拟临床，评估前需要确定病人的意识状态。保持病人肢体放松状态。
2. 评估方法正确，内容完整，操作规范。清楚阳性体征的表现。
3. 评估过程中与病人有良好的沟通。

七、课后作业

两人为一组，每人练习3~5次，记录评估结果作为实习报告。

实训七　心电图描记

一、实训目的

1. 知识目标：能说出正常心电图的各波、段、间期的命名和正常值。
2. 能力目标：能正确连接心电图各导联并规范描记心电图；正确测量、分析心电图。
3. 素质目标：能体谅病人，具有敏锐的观察力和良好的沟通交流能力。

二、实训准备

1. 环境准备：实训室环境舒适、温暖、安静。
2. 用物准备：心电图机、心电图纸、电源线，导电胶、生理盐水、乙醇棉球。
3. 病人准备：检查前静卧休息数分钟，解开上衣，取下金属饰品、电子表，暴露四肢远端，全身放松，女性病人注意保护隐私。

三、实训时间及安排

总学时为2学时。

1. 教师讲解及示范（或观看教学视频）：20分钟。
2. 学生分组相互练习、分析心电图：50分钟。
3. 教师总结：10分钟。

四、实训内容

1. 描记常规12导联心电图。
2. 分析心电图。

五、实习方法

1. 教师示教，讲解操作要领及注意事项。
2. 学生分组：8~10名学生为一小组，相互练习。做完后对心电图进行测量。
3. 教师巡视，及时发现问题并解决问题。
4. 教师指导学生分析心电图，并进行实训总结。

六、注意事项

1. 检查心电图机是否正常，心电图纸是否用完，走纸速度及电压定标是否设置标准。
2. 检查肢体导联及胸导联放置位置是否正确，病人是否放松肌肉。
3. 非全自动心电图机需切换导联，注意导联切换顺序、时期。

4. 检查心电图是否记录完整，有无基线不稳或干扰等情况。
5. 描记完后，将病人信息(姓名、性别、年龄等)写在心电图纸上，并整理心电图机。

七、课后作业

每位学生完成自己的心电图报告。

心电图报告单

姓名　　　　　　　　性别　　　　　　　　年龄　　　　　　　　检查日期

节律特征：

心率：________次/分　　心房率________次/分　　心室率________次/分

P 波：方向：　　　　　　　　　　　　　　　　　　P-R 间期：

　　时间：　　　　电压：　　　　　　　　　　　　QRS 间期：

　　　　　　　　　　　　　　　　　　　　　　　　Q-T 间期：

QRS 波型：Ⅰ　　　　Ⅱ　　　　Ⅲ

　　aVR　　　　aVL　　　　aVF

　　V1　　　　V2　　　　V3　　　　V4　　　　V5

电压：R_{I} ____mV　　R_{aVR} ____mV　　R_{aVL} ____mV　　R_{aVF} ____mV

　　R_{V1} ____mV　　R_{V5} ____mV　　$R_{V5}+S_{V1}$ ____mV　　$R_{V1}+S_{V5}$ ____mV

S-T 段(抬高、压低情况)：

T 波(低平、倒置情况)：

U 波：

电　轴：左偏/右偏/不偏

转　位：顺(逆)针向旋转

心电图诊断

报告者：

日　期：

心电图图纸粘贴处

实训八　护理病历书写

一、实训目的

1. 知识目标：能复述护理病历书写的基本原则与要求。
2. 能力目标：能够规范、准确地书写护理病历。
3. 素质目标：具有严谨、求实的科学态度。

二、实训准备

1. 环境准备：环境舒适、温暖安静。
2. 用物准备：体温计、血压计、听诊器、软尺、压舌板、病人入院评估表等。
3. 护士准备：衣、帽、鞋穿戴整齐，修剪指甲。

三、实训时间及安排

总学时为 2 学时。
1. 教师讲解与示范：20 分钟。
2. 学生分组进行进行评估、病历书写：40 分钟。
3. 实训结束后进行小组讨论：20 分钟。

四、实训内容

进行正确的病史采集和体格检查后书写护理病历。

五、实习方法

1. 学生分组：3~5 名学生为一小组，其中一位扮演病人、一位扮演护士。
2. 分组后对各自的病人进行病史采集和体格检查。
3. 教师巡视，指导学生，发现问题及时解决。
4. 教师指导病历书写的原则和方法。

六、注意事项

1. 护理病历书写必须真实、客观反映病人健康状况，不能主观臆断。
2. 认真对待病历书写，字迹工整，书写规范。
3. 当书写错误时，不能采用涂、刮、贴等方式遮盖原有字迹。
4. 按要求及时完成病历书写。

七、课后作业

每位学生对采集的病史和体格检查所获得的资料进行整理，按要求书写一份护理病历。

（占莉）

参考文献

[1] 王秀华，秦莉花. 健康评估[M]. 长沙：中南大学出版社，2021.
[2] 裴建奎，李文慧. 健康评估[M]. 北京：人民卫生出版社，2018.
[3] 孙玉梅，张立力，张彩虹. 健康评估[M]. 5 版. 北京：人民卫生出版社，2021.
[4] 万学红，卢学峰. 诊断学[M]. 9 版. 北京：人民卫生出版社，2018.
[5] 张展，胡晓迎. 健康评估[M]. 3 版. 北京：人民卫生出版社，2022.
[6] 全国护士执业资格考试用书编写专家委员会. 2024 全国护士执业资格考试指导[M]. 北京：人民卫生出版社，2023.
[7] 常金兰，常秀春. 健康评估[M]. 华中科技大学出版社，2024 年.
[8] 刘哲宁，杨芳宇. 精神科护理学[M]. 北京：人民卫生出版社，2022 年.
[9] 刘昌权. 健康评估[M]. 3 版. 北京：高等教育出版社，2019.
[10] 王秀华，刘宇. 健康评估[M]. 长沙：中南大学出版社，2017.
[11] 刘观昌，马少宁. 生物化学检验[M]. 4 版. 北京：人民卫生出版社，2015.
[12] 张纪云，龚道元. 临床检验基础[M]. 5 版. 北京：人民卫生出版社，2020.
[13] 张立力，孙玉梅，张彩虹. 健康评估实践与学习指导[M]. 5 版. 北京：人民卫生出版社，2022.
[14] 刘柏炎，乔俊乾. 健康评估[M]. 北京：人民卫生出版社，2016.
[15] 刘成玉，周菊芝，等. 健康评估[M]. 4 版. 北京：人民卫生出版社，2018.
[16] 孙玉梅，张立力. 健康评估[M]. 北京：人民卫生出版社，2017.
[17] 中华医学会影像技术分会，中国医师协会医学技师专业委员会. MRI 临床应用安全专家共识[J]. 中华放射学杂志，2023，57(09)：955-961.
[18] 中国急诊医学影像数据库协作组. 急诊医学影像数据库构建及标注专家共识[J]. 中华放射学杂志，2024，58(05)：479-487.
[19] 北京医学会放射技术分会，中华医学会影像技术分会. 数字 X 线摄影成像技术和影像质量综合评价专家共识[J]. 中华放射学杂志，2022，56(07)：734-744.
[20] 中国研究型医院学会超声专业委员会，中国医师协会超声医师分会，中国医学影像技术研究会超声分会，北京超声医学学会. 超声造影规范化护理专家共识[J]. 中国研究型医院，2022，9(3)：3-12.
[21] 诸葛毅. 健康评估[M]. 1 版. 杭州：浙江大学出版社，2015.
[22] 吕探云. 健康评估[M]. 2 版. 北京：人民卫生出版社，2010.

[23] 张立力，孙玉梅，张彩虹. 健康评估实践与学习指导[M]. 北京：人民卫生出版社，2023.
[24] 杨靓，康慧鑫，范杰梅，等. 最新护理文书书写基本规范[M]. 2 版. 沈阳：辽宁科学技术出版社，2022.
[25] 刘楠，李卡. 康复护理学[M]. 5 版. 北京：人民卫生出版社，2022.

扫码获取本书习题答案

NANDA 护理诊断一览表(2021-2023)

领域 1：健康促进 health promotion

娱乐活动减少	decreased diversional activity engagement
有健康素养改善的趋势	readiness for enhanced health literacy
久坐的生活方式	sedentary lifestyle
有逃脱的危险	risk for elopement attempt
老年综合征	frail elderly syndrome
有老年综合征的危险	risk for frail elderly syndrome
有体育锻炼增强的趋势	readiness for enhanced exercise engagement
社区保健缺乏	deficient community health
有风险的健康行为	risk-prone health behavior
健康维护行为无效	ineffective health maintenance behaviors
健康自我管理无效	ineffective health self-management
有健康自我管理改善的趋势	readiness for enhanced health self-management
家庭健康自我管理无效	ineffective family health self-management
家庭维护行为无效	ineffective home maintenance behaviors
有家庭维护行为无效的危险	risk for ineffective home maintenance behaviors
有家庭维护行为改善的趋势	readiness for enhanced home maintenance behaviors
防护无效	ineffective protection

领域 2：营养 nutrition

营养失调：低于机体需要量	imbalanced nutrition：less than body requirements
有营养改善的趋势	readiness for enhanced nutrition
母乳分泌不足	insufficient breast milk production
母乳喂养无效	ineffective breastfeeding
母乳喂养中断	interrupted breastfeeding
有母乳喂养改善的趋势	readiness for enhanced breastfeeding
青少年进食动力无效	ineffective adolescent eating dynamics
儿童进食动力无效	ineffective child eating dynamics
婴儿喂养动力无效	ineffective infant feeding dynamics
肥胖	obesity
超重	overweight
有超重的危险	risk for overweight
婴儿吮吸吞咽反应无效	ineffective infant suck-swallow response
吞咽障碍	impaired swallowing
有血糖不稳的危险	risk for unstable blood glucose level
新生儿高胆红素血症	neonatal hyperbilirubinemia
有新生儿高胆红素血症的危险	risk for neonatal hyperbilirubinemia
有肝功能受损的危险	risk for impaired liver function
有代谢综合征的危险	risk for metabolic syndrome
有电解质失衡的危险	risk for electrolyte imbalance
有体液失衡的危险	risk for imbalanced fluid volume
体液不足	deficient fluid volume
有体液不足的危险	risk for deficient fluid volume
体液过多	excess fluid volume

领域 3：排泄/交换 elimination and exchange

残疾相关尿失禁	disability-associated urinary incontinence
排尿障碍	impaired urinary elimination
混合性尿失禁	mixed urinary incontinence
压力性尿失禁	stress urinary incontinence
急迫性尿失禁	urge urinary incontinence
有急迫性尿失禁的危险	risk for urge urinary incontinence
尿潴留	urinary retention
有尿潴留的危险	risk for urinary retention
便秘	constipation
有便秘的危险	risk for constipation
感知性便秘	perceived constipation
慢性功能性便秘	chronic functional constipation
有慢性功能性便秘的危险	risk for chronic functional constipation
排便功能障碍	impaired bowel continence
腹泻	diarrhea
胃肠动力失调	dysfunctional gastrointestinal motility
有胃肠动力失调的危险	risk for dysfunctional gastrointestinal motility
气体交换受损	impaired gas exchange

领域 4：活动/休息 activity/rest

失眠	insomnia
睡眠剥夺	sleep deprivation
有睡眠改善的趋势	readiness for enhanced sleep
睡眠型态紊乱	disturbed sleep pattern
活动耐力下降	decreased activity tolerance
有活动耐力下降的危险	risk for decreased activity tolerance
床上移动障碍	impaired bed mobility
有失用综合征的危险	risk for disuse syndrome

躯体移动障碍	impaired physical mobility
轮椅移动障碍	impaired wheelchair mobility
坐位障碍	impaired sitting
站立障碍	impaired standing
转移能力受损	impaired transfer ability
步行障碍	impaired walking
能量场失衡	imbalanced energy field
疲乏	fatigue
漫游	wandering
低效性呼吸型态	ineffective breathing pattern
心输出量减少	decreased cardiac output
有心输出量减少的危险	risk for decreased cardiac output
有心血管功能受损的危险	risk for impaired cardiovascular function
淋巴水肿自我管理无效	ineffective lymphedema self-management
有淋巴水肿自我管理无效的危险	risk for ineffective lymphedema self-management
自主呼吸障碍	impaired spontaneous ventilation
有血压不稳的危险	risk for unstable blood pressure
有血栓形成的危险	risk for thrombosis
有心脏组织灌注不足的危险	risk for decreased cardiac tissue perfusion
有脑组织灌注无效的危险	risk for ineffective cerebral tissue perfusion
外周组织灌注无效	ineffective peripheral tissue perfusion
有外周组织灌注无效的危险	risk for ineffective peripheral tissue perfusion
呼吸机依赖	dysfunctional ventilatory weaning response
成人呼吸机依赖	dysfunctional adult ventilatory weaning response
沐浴自理缺陷	bathing self-care deficit
穿着自理缺陷	dressing self-care deficit
进食自理缺陷	feeding self-care deficit
如厕自理缺陷	toileting self-care deficit
有自理能力改善的趋势	readiness for enhanced self-care
自我忽视	self-neglect

领域 5：感知/认知 perception/cognition

单侧身体忽视	unilateral neglect
急性意识障碍	acute confusion
有急性意识障碍的危险	risk for acute confusion
慢性意识障碍	chronic confusion
情绪失控	labile emotional control
冲动控制无效	ineffective impulse control
知识缺乏	deficient knowledge
有知识增进的趋势	readiness for enhanced knowledge
记忆功能障碍	impaired memory
思维过程紊乱	disturbed thought process
有沟通增强的趋势	readiness for enhanced communication
言语沟通障碍	impaired verbal communication

领域 6：自我感知 self-perception

无望感	hopelessness
有信心增强的趋势	readiness for enhanced hope
有人格尊严受损的危险	risk for compromised human dignity
自我认同紊乱	disturbed personal identity
有自我认同紊乱的危险	risk for disturbed personal identity
有自我概念改善的趋势	readiness for enhanced self-concept
长期低自尊	chronic low self-esteem
有长期低自尊的危险	risk for chronic low self-esteem
情境性低自尊	situational low self-esteem
有情境性低自尊的危险	risk for situational low self-esteem
体像紊乱	disturbed body image

领域 7：角色关系 role relationship

养育障碍	impaired parenting
有养育障碍的危险	risk for impaired parenting
有养育增强的趋势	readiness for enhanced parenting
照顾者角色紧张	caregiver role strain
有照顾者角色紧张的危险	risk for caregiver role strain
有依附关系受损的危险	risk for impaired attachment
家庭身份认同紊乱综合征	disturbed family identity syndrome
有家庭身份认同紊乱综合征的危险	risk for disturbed family identity syndrome
家庭运作过程失调	dysfunctional family processes
家庭运作过程改变	interrupted family processes
有家庭运作过程改善的趋势	readiness for enhanced family processes
关系无效	ineffective relationship
有关系无效的危险	risk for ineffective relationship
有关系改善的趋势	readiness for enhanced relationship
父母角色冲突	parental role conflict
角色行为无效	ineffective role performance
社会交往障碍	impaired social interaction

领域 8：性 sexuality

性功能障碍	sexual dysfunction
性生活型态无效	ineffective sexuality pattern
生育进程无效	ineffective childbearing process
有生育进程无效的危险	risk for ineffective childbearing process
有生育进程改善的趋势	readiness for enhanced childbearing process
有孕母与胎儿受干扰的危险	risk for disturbed maternal-fetal dyad

领域 9：应对/压力耐受性 coping/stress tolerance

有复杂的移民调适危险	risk for complicated immigration transition
创伤后综合征	post-trauma syndrome
有创伤后综合征的危险	risk for post-trauma syndrome
强暴创伤综合征	rape-trauma syndrome
迁徙应激综合征	rape-trauma syndrome relocation stress syndrome
有迁移应激综合征的危险	risk for relocation stress syndrome
活动计划无效	ineffective activity planning
有活动计划无效的危险	risk for ineffective activity planning
焦虑	anxiety
防卫性应对	defensive coping
应对无效	ineffective coping
有应对改善的趋势	readiness for enhanced coping
社区应对无效	ineffective community coping
有社区应对改善的趋势	readiness for enhanced community coping
妥协性家庭应对	compromised family coping
无能性家庭应对	disabled family coping
有家庭应对改善的趋势	readiness for enhanced family coping
对死亡的焦虑	death anxiety
无效性否认	ineffective denial
恐惧	fear
适应不良性悲伤	maladaptive grieving
有适应不良性悲伤的危险	risk for maladaptive grieving
有悲伤加剧的趋势	readiness for enhanced grieving
情绪调控受损	impaired mood regulation
无能为力感	powerlessness
有无能为力感的危险	risk for powerlessness
有能力增强的趋势	readiness for enhanced power
心理弹性受损	impaired resilience
有心理弹性受损的危险	risk for impaired resilience

有心理弹性增强的趋势	readiness for enhanced resilience
持续性悲伤	chronic sorrow
压力负荷过重	stress overload
急性物质戒断综合征	acute substance withdrawal syndrome
有急性物质戒断综合征的危险	risk for acute substance withdrawal syndrome
自主反射失调	autonomic dysreflexia
有自主反射失调的危险	risk for autonomic dysreflexia
新生儿戒断综合征	neonatal abstinence syndrome
婴儿行为紊乱	disorganized infant behavior
有婴儿行为紊乱的危险	risk for disorganized infant behavior
有婴儿行为调节改善的趋势	readiness for enhanced organized infant behavior

领域 10：人生准则 life principles

有精神安适增进的趋势	readiness for enhanced spiritual well-being
有决策能力增强的趋势	readiness for enhanced decision-making
抉择冲突	decisional conflict
独立决策能力减弱	impaired emancipated decision-making
有独立决策能力减弱的危险	risk for impaired emancipated decision-making
有独立决策能力增强的趋势	readiness for enhanced emancipated decision-making
道德困扰	moral distress
宗教信仰减弱	impaired religiosity
有宗教信仰减弱的危险	risk for impaired religiosity
有宗教信仰增强的趋势	readiness for enhanced religiosity
精神困扰	spiritual distress
有精神困扰的危险	risk for spiritual distress

领域 11：安全/保护 safety/protection

有感染的危险	risk for infection
有术区感染的危险	risk for surgical site infection

清理呼吸道无效	ineffective airway clearance
有误吸的危险	risk for aspiration
有出血的危险	risk for bleeding
牙齿受损	impaired dentition
有干眼症的危险	risk for dry eye
干眼症自我管理无效	ineffective dry eye self-management
有口干的危险	risk for dry mouth
有成人跌倒的危险	risk for adult falls
有儿童跌倒的危险	risk for child falls
有受伤的危险	risk for injury
有角膜损伤的危险	risk for corneal injury
乳头乳晕复合伤	nipple-areolar complex injury
有乳头乳晕复合伤的危险	risk for nipple-areolar complex injury
有尿道损伤的危险	risk for urinary tract injury
有围手术期体位性损伤的危险	risk for perioperative positioning injury
有热损伤的危险	risk for thermal injury
口腔黏膜完整性受损	impaired oral mucous membrane integrity
有口腔黏膜完整性受损的危险	risk for impaired oral mucous membrane integrity
有周围神经血管功能障碍的危险	risk for peripheral neurovascular dysfunction
有躯体创伤的危险	risk for physical trauma
有血管创伤的危险	risk for vascular trauma
成人压力性损伤	adult pressure injury
有成人压力性损伤的危险	risk for adult pressure injury
儿童压力性损伤	child pressure injury
有儿童压力性损伤的危险	risk for child pressure injury
新生儿压力性损伤	neonatal pressure injury
有新生儿压力性损伤的危险	risk for neonatal pressure injury
有休克的危险	risk for shock
皮肤完整性受损	impaired skin integrity
有皮肤完整性受损的危险	risk for impaired skin integrity

有新生儿猝死的危险	risk for sudden infant death
有窒息的危险	risk for suffocation
术后康复迟缓	delayed surgical recover
有术后康复迟缓的危险	risk for delayed surgical recovery
组织完整性受损	impaired tissue integrity
有组织完整性受损的危险	risk for impaired tissue integrity
有女性割礼的危险	risk for female genital mutilation
有对他人实施暴力的危险	risk for other–directed violence
有对自己实施暴力的危险	risk for self–directed violence
自残	self–mutilation
有自残的危险	risk for self–mutilation
有自杀的危险	risk for suicidal behavior
受污染	contamination
有受污染的危险	risk for contamination
有职业性损伤的危险	risk for occupational injury
有中毒的危险	risk for poisoning
有碘造影剂不良反应的危险	risk for adverse reaction to iodinated contrast media
有过敏反应的危险	risk for allergy reaction
有乳胶过敏反应的危险	risk for latex allergy reaction
体温过高	hyperthermia
体温过低	hypothermia
有体温过低的危险	risk for hypothermia
新生儿体温过低	neonatal hypothermia
有新生儿体温过低的危险	risk for neonatal hypothermia
有围手术期体温过低的危险	risk for perioperative hypothermia
体温失调	ineffective thermoregulation
有体温失调的危险	risk for ineffective thermoregulation

领域 12：舒适 comfort

舒适度减弱	impaired comfort
有舒适度增加的趋势	readiness for enhanced comfort
恶心	nausea
急性疼痛	acute pain
慢性疼痛	chronic pain
慢性疼痛综合征	chronic pain syndrome
分娩痛	labor pain
有孤独的危险	risk for loneliness
社交孤立	social isolation

领域 13：生长/发展 growth/development

儿童发育迟缓	delayed child development
有儿童发育迟缓的危险	risk for delayed child development
新生儿运动发育迟缓	delayed infant motor development
有新生儿运动发育迟缓的危险	risk for delayed infant motor development